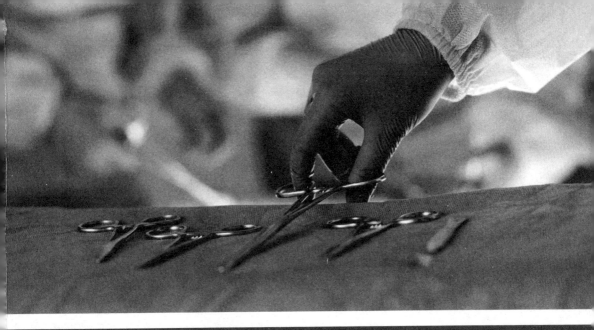

常见疾病护理
与护理管理

李南南　等/主编

U0340154

吉林科学技术出版社

图书在版编目（CIP）数据

常见疾病护理与护理管理 / 李南南等主编. -- 长春:
吉林科学技术出版社, 2023.3
ISBN 978-7-5744-0328-4

Ⅰ. ①常… Ⅱ. ①李… Ⅲ. ①常见病－护理 Ⅳ.
①R47

中国国家版本馆 CIP 数据核字(2023)第 066993 号

常见疾病护理与护理管理

主　　编	李南南等	
出 版 人	宛　霞	
责任编辑	孟　萌	
封面设计	济南诚誉图书有限公司	
制　　版	济南诚誉图书有限公司	
幅面尺寸	170mm×240mm	
开　　本	16	
字　　数	324 千字	
印　　张	17	
印　　数	1–1500 册	
版　　次	2023年3月第1版	
印　　次	2024年2月第1次印刷	

出　　版　吉林科学技术出版社
发　　行　吉林科学技术出版社
地　　址　长春市福祉大路5788号
邮　　编　130118
发行部电话/传真　0431-81629529 81629530 81629531
　　　　　　　　　81629532 81629533 81629534
储运部电话　0431-86059116
编辑部电话　0431-81629518
印　　刷　三河市嵩川印刷有限公司

书　　号　ISBN 978-7-5744-0328-4
定　　价　135.00元

主编简介

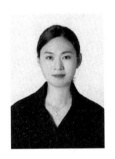

　　李南南,毕业于滨州医学院临床护理专业,学士学位。

　　现工作于山东省立医院集团东营医院东营市人民医院心血管内科。曾于山东省千佛山医院进修心内科专科护士,取得心内科专科护士证书。自2011年工作以来,本着"以病人为中心"的临床护理理念,工作中任劳任怨,兢兢业业,多次获得院级"五星级"护士,年度优秀个人等荣誉称号。

编委会

主　编

李南南　东营市人民医院
成　娟　临汾市人民医院
徐文华　临汾市人民医院
王永花　成武东大中医医院
曹福美　巨野县北城医院
王金凤　东明县中医医院
李　岩　胶州市心理康复医院
石　磊　青岛市黄岛区区立医院

副主编

余锡芬　宁波市第六医院
毕莉娟　成都市第五人民医院
简晓虹　四川大学华西第四医院
毛　平　成都西区医院
郭捷敏　临汾市中心医院
任荣华　临汾市中心医院
董文娜　临汾市人民医院
郭永贤　临汾市中心医院
周　倩　成都中医药大学附属医院（四川省中医院）
刘彬彬　海军青岛特勤疗养中心
郑小丹　成都市龙泉驿区第一人民医院
曾令梅　成都市龙泉驿区第一人民医院

编　委

孙树慧　胜利油田中心医院
黄金红　珠海市人民医院

前　言

随着现代医学技术的飞速发展,新的诊疗技术也在源源不断的涌现,现代医疗技术的发展也势必带动护理技术的提高。为了不断提升护理服务水平,延伸护理服务内容,保证护理安全,同时为患者提供高质量、高水平的护理,我们特组织编写了本书。

本书以简洁的叙述,将临床护理知识及专科护理技术融为一体。以临床护理学理论为基础,结合临床实践,系统的介绍了常见病、多发病的护理,包括内科疾病护理、外科疾病护理、妇科疾病护理、产科疾病护理、儿科疾病护理的临床应用。全书涵盖了临床护理的常用护理技术,指导临床护理工作,提高工作效率和工作质量。本书内容丰富,语言简洁,是一本实用性、科学性、知识性、专业性和可操作性较强的参考书,可作为临床医务工作者的参考用书。

尽管在本书编写过程中,各位编者均付出了巨大的努力,但由于编写经验不足,加之编写时间仓促,疏漏或不足之处恐在所难免,希望诸位同道不吝批评指正,以期再版时予以改进、提高,使之逐步完善。

目　录

第一章

内科疾病护理

第一节　急性呼吸道感染

一、急性上呼吸道感染

急性上呼吸道感染是指鼻腔、咽或喉部的急性炎症,是呼吸道最常见的传染病。本病全年均可发病,多为散发,以冬、春季多见。本病大多数由病毒引起,常见的有流感病毒(甲、乙、丙型)、副流感病毒、鼻病毒、腺病毒、呼吸道合胞病毒等;细菌可继发于病毒感染或直接感染,常见溶血性链球菌,其次为流感嗜血杆菌、肺炎链球菌和葡萄球菌等。病原体常通过飞沫或被污染的用具传播。

(一)病因

急性上呼吸道感染有 70%～80% 由病毒引起。其中主要包括流感病毒、副流感病毒、呼吸道合胞病毒、腺病毒、鼻病毒、埃克病毒、柯萨奇病毒、麻疹病毒、风疹病毒等。细菌感染占 20%～30%,可直接或继发于病毒感染之后发生,以溶血性链球菌最为多见,其次为流感嗜血杆菌、肺炎链球菌和葡萄球菌等,偶见革兰阴性杆菌。

各种可导致全身或呼吸道局部防御功能降低的原因,如受凉、淋雨、过度紧张或疲劳等均可诱发本病。

当机体或呼吸道局部防御功能降低时,原先存在于上呼吸道或由外界侵入的病毒和细菌迅速繁殖,引起本病。年老体弱者、儿童和有慢性呼吸道疾病者易患本病。

(二)临床表现

1.症状与体征

根据病因和临床表现不同,分为不同的类型。

(1)普通感冒:又称上呼吸道卡他,俗称伤风或上感。以鼻咽部卡他症状为主。

起病急,初期出现咽痒、咽干或咽痛,或伴有鼻塞、喷嚏,流清水样鼻涕,2～3 天后变稠。可有流泪、声嘶、干咳或少量黏液痰。全身症状较轻或无,可仅有低热、轻度畏寒、头痛、食欲差等。可见鼻腔黏膜充血、水肿、有分泌物,咽部轻度充血等体征。如无并发症,经 5～7 天后痊愈。

(2)咽炎和喉炎:常由病毒引起。急性咽炎表现为咽部发痒和有灼热感,有轻而短暂的咽痛,当有吞咽疼痛时,常提示有链球菌感染,咳嗽少见。急性喉炎表现为声嘶、说话困难、咳嗽时疼痛,常伴有发热或咽炎,可见喉部充血、水肿,局部淋巴结肿大伴触痛,可闻及喘息声。

(3)疱疹性咽峡炎:主要由柯萨奇病毒 A 所致。好发于夏季,多见于儿童。表现为咽痛明显,常伴有发热,可见咽充血,软腭、腭垂、咽和扁桃体表面有灰白色疱疹及浅表溃疡,周围有红晕。病程约 1 周。

(4)细菌性咽-扁桃体炎:多由溶血性链球菌引起。起病急,咽痛明显,伴畏寒、发热,体温可达 39℃ 以上。可见咽部明显充血,扁桃体肿大、充血,表面有黄色点状渗出物,颌下淋巴结肿大、有压痛。

2.并发症

本病如不及时治疗,可并发急性鼻窦炎、中耳炎、气管-支气管炎。部分患者可继发心肌炎、肾炎、风湿性疾病等。

(三)辅助检查

1.血常规

病毒感染者,白细胞计数正常或偏低,淋巴细胞比例升高。细菌感染者,可见白细胞和中性粒细胞增多,并有核左移现象。

2.病原学检查

病毒分离、病毒抗原的血清学检查等,有利于判断病毒类型。细菌培养可判断细菌类型和药物敏感试验。

(四)诊断

根据咽部的症状、体征和流行情况,血常规以及胸部 X 线检查,可作出临床诊断。通过病毒分离、血清学检查和细菌培养等,可明确病因诊断。

(五)治疗

1.对症治疗

重点是减轻症状、缩短病程和预防并发症。

2.抗感染治疗

目前尚无特异性抗病毒药物。由于常并发细菌感染,临床可根据病原菌和药敏试验选用抗生素。常用青霉素、头孢菌素、氨基糖苷类抗生素,也可口服大环内酯类或喹诺酮类及磺胺类抗菌药物。

3.中医治疗

常用的中成药有板蓝根冲剂、感冒清热冲剂、银翘解毒片等。

(六)护理诊断

1.舒适的改变

与鼻塞、流涕、咽痛,以及病毒和(或)细菌感染有关。

2.体温升高

与感染有关。

(七)护理措施

1.一般护理

保持室内适宜的温度、湿度和空气流通;患者应注意休息,减少消耗;给予高热量、丰富维生素、易消化的食物,鼓励患者每天摄入足够的饮水量,避免刺激性食物,戒烟限酒。

2.病情观察

观察鼻塞是双侧还是单侧、是清涕还是脓涕,咽痛是否伴声嘶;注意观察体温变化,有无咳嗽、咳痰及痰液的特点等。监测体温,体温超过 38.5℃时给予物理降温,或按医嘱给予解热药,预防高热惊厥,并观察记录用药效果。

3.对症护理

进食后漱口或口腔护理,防止口腔感染;高热时可行物理降温或遵医嘱选用解热镇痛药物;咽痛、声嘶时给予雾化吸入。出汗后及时给患者用温水擦净汗液,更换衣服。加强口腔护理。

4.观察并发症的早期表现

如高热持续不退或退而复升、淋巴结肿大、耳痛或外耳道流脓、咳嗽加重、呼吸困难等。

(八)健康教育

1.避免诱发因素

帮助患者及家属掌握上呼吸感染的常见诱因,避免受凉、过度疲劳,注意保暖;保持室内空气新鲜、阳光充足;在高发季节少去人群密集的公共场所;戒烟;防止交叉感染。

2.增强免疫力

注意劳逸结合,加强体育活动,提高机体抵抗力及抗寒能力。必要时注射疫苗预防,如流感疫苗。

3.识别并发症并及时就诊

药物治疗后,症状不缓解,或出现耳鸣、耳痛、外耳道流脓等中耳炎症状,或恢复期出现胸闷、心悸、眼睑水肿、腰酸或关节痛者,应及时就诊。

二、急性气管-支气管炎

急性气管-支气管炎是指感染、物理、化学、过敏等因素引起的气管-支气管黏膜的急性炎症。临床主要表现为咳嗽和咳痰,多见于寒冷季节或气候突变时。

(一)病因

1.感染

由病毒、细菌直接感染或上呼吸道感染迁延而来。病原体常为流感嗜血杆菌、肺炎链球菌、腺病毒、流感病毒等,奴卡菌感染有所上升。

2.理化因素

冷空气、粉尘、刺激性气体或烟雾(氨气、氯气、二氧化硫、二氧化碳等)可刺激气管、支气管黏膜而引起本病。

3.变态反应

花粉、有机粉尘、真菌孢子等的吸入以及对细菌蛋白质过敏等,均可引起气管-支气管的变态反应。寄生虫(如钩虫、蛔虫的幼虫)移行至肺,也可致病。

(二)临床表现

1.症状

起病较急,常先有鼻塞、流涕、咽痛、声嘶等上呼吸道感染症状,继之出现咳嗽、咳痰,先为干咳,胸骨下有闷痛感,1～2天后咳少量黏液性痰,以后转为黏液脓性痰,痰量增多,咳嗽加剧,偶可见痰中带血;气管受累时,可在深呼吸和咳嗽时感到胸骨后疼痛;伴支气管痉挛时,可有气促、胸部紧缩感。全身症状较轻,可伴低热、乏力等,一般3～5天后消退。咳嗽、咳痰可持续2～3周,吸烟者则时间延长。

2.体征

胸部听诊呼吸音正常或增粗,并有散在干、湿性啰音。咳嗽后,啰音部位、性质改变或消失。支气管痉挛时可闻及哮鸣音。

(三)辅助检查

病毒感染时,血常规白细胞计数多正常;细菌感染较重时,白细胞和中性粒细胞计数增高。痰涂片或培养发现致病菌。胸部X线检查多无异常改变,或仅有肺纹理增粗。

(四)诊断

根据病史咳嗽、咳痰等呼吸道症状,肺部啰音随咳嗽改变等体征,以及血常规和胸部 X 线检查,可作出临床诊断。痰涂片和痰培养有助于病因诊断。

(五)治疗

主要是控制感染和止咳、化痰、平喘等对症治疗。

1.对症治疗

(1)止咳:剧烈干咳者,可选用喷托维林、氢溴酸右美沙芬等止咳药;对于有痰患者,不宜给予可待因等强力镇咳药;兼有镇咳和祛痰作用的复方制剂,如复方甘草合剂在临床中应用较广泛。

(2)祛痰:咳嗽伴痰难咳出者,可用溴己新、复方氯化铵合剂或盐酸氨溴索等化痰药,也可用雾化吸入法祛痰,也可行超声雾化吸入。一般不用镇咳药或镇静药,以免抑制咳嗽反射,影响痰液咳出。

(3)平喘:如有支气管痉挛,可选用支气管舒张药,如茶碱类、β受体激动药等。

2.抗菌治疗

及时应用抗菌药物控制气管、支气管内炎症,一般选用青霉素、头孢菌素、大环内酯类、喹诺酮类抗菌药物,或根据细菌培养和药敏试验结果选择药物。以口服为主,必要时可静脉滴注。

(六)护理诊断

1.清理呼吸道无效

与呼吸道感染、痰液黏稠有关。

2.气体交换受损

与过敏引起支气管痉挛有关。

(七)护理措施

1.一般护理

(1)病室环境要保持舒适、洁净,室温维持在 18~20 ℃,湿度为 50%~60%。保持空气新鲜,冬季注意保暖,防止受凉。

(2)给予高蛋白、高维生素、足够热量、易消化饮食;少量多餐,避免油腻、刺激性强、易于产气的食物,防止便秘、腹胀影响呼吸。张口呼吸、痰液黏稠者,应补充足够水分,一般每天饮水 1 500 mL 以上,以保证呼吸道黏膜的湿润和病变黏膜的修复。做好口腔护理。

(3)适当多休息,体位要保持舒适。

2.病情观察

密切观察患者咳、痰、喘的发作,痰液的性质和量,详细记录痰液的颜色、量和性质,正确收集痰标本并及时送检。

3.对症护理

主要为指导、协助患者有效排痰。

4.对老年患者的护理

高度重视老年患者,因为随着年龄的增长,老年人各器官的生理功能逐渐发生衰老和变化。其肺泡数量减少,且泡壁变薄,泡腔增大,弹性降低,呼吸功能也不断下降,对缺氧和呼吸系统的调节功能也随之减低,咳嗽反射减弱,免疫力低下,使老年人容易出现呼吸道感染,加之老年人常患有其他慢性病变,如脑血管病等,一旦卧床,并发合并症,常可危及生命。其护理要点如下。

(1)保持呼吸道通畅:鼓励咳嗽、咳痰,可应用化痰药物治疗,以稀释痰液,便于咳出,禁用或慎用镇咳药,以防抑制呼吸中枢,引起呼吸抑制甚至昏迷。加强体位护理,勤翻身、叩背或使用其他物理排痰法。当出现症状时,应尽量取侧卧位。一般健侧卧位利于引痰,可左右交替卧位。

(2)观察生命体征:注意呼吸、脉搏及节律的改变,注意痰的颜色、性质和量的变化,如发现患者精神不振或嗜睡、懒言、不喜活动或呼吸困难及发绀等现象出现,应高度重视,急查血气分析。

(3)正确指导老年人用药:按时服药,正确使用吸入药物或雾化吸入器,定时留取痰标本,及时检查痰细菌培养,及时调整抗生素的应用。

(八)健康教育

1.增强体质

积极参加体育锻炼,根据患者情况选择合适的体育活动,如健身操、太极拳、慢跑等;可增加耐寒训练,如凉水洗脸、冬泳等。

2.避免复发

患者咳嗽、咳痰明显时注意休息,避免劳累;多饮水,进食清淡、富有营养的饮食;保持适当的温度、湿度;改善劳动生活环境,防止有害气体污染,避免烟雾、化学物质等有害理化因素的刺激,避免吸入环境中的变应原。

第二节　支气管扩张

支气管扩张是指直径大于 2 mm 的支气管由于管壁的肌肉和弹性组织破坏引起的慢性异常扩张。临床特点为慢性咳嗽、咳大量脓痰和(或)反复咯血。患者多有幼年麻疹、百日咳或支气管肺炎等病史。由于生活条件的改善、麻疹和百日咳疫苗的预防接种及抗生素的应用等,本病的发病率已明显降低。

一、病因

(1)支气管扩张的主要病因是支气管-肺组织感染和支气管阻塞。两者相互影响,促使支气管扩张的发生和发展。

(2)支气管扩张也可能是由先天发育障碍及遗传因素引起的,但较少见。

(3)另有约30%的支气管扩张患者病因未明。

细菌反复感染可使支气管黏膜充血、水肿,分泌物阻塞管腔,引流不畅又加重感染。肺结核纤维组织增生、异物、感染、肿瘤均可引起支气管管腔内阻塞,支气管周围淋巴结肿大或肿瘤压迫等引起管腔狭窄、阻塞。

二、临床表现

(一)症状

1.慢性咳嗽、大量脓痰

与体位改变有关,这是由于支气管扩张部位分泌物积聚,改变体位时,分泌物刺激支气管黏膜引起咳嗽和排痰。其严重程度可用痰量估计:轻度<10 mL/d,中度10~150 mL/d,重度>150 mL/d。急性感染发作时,黄绿色脓痰量每日可达数百毫升。感染时,痰液收集于玻璃瓶中静置后出现分层的特征:上层为泡沫,下悬脓性成分,中层为浑浊黏液,下层为坏死组织沉淀物。引起感染的常见病原体为铜绿假单胞菌、金黄色葡萄球菌、流感嗜血杆菌、肺炎链球菌和卡他莫拉菌。

2.反复咯血

50%~70%的患者有程度不等的咯血,从痰中带血至大量咯血,咯血量与病情严重程度、病变范围有时不一致。部分患者以反复咯血为唯一症状,临床上称为干性支气管扩张,其病变多位于引流良好的上叶支气管。

3.反复肺部感染

其特点是同一肺段反复发生肺炎并迁延不愈。这是由于扩张的支气管清除分泌物的功能丧失,引流差,易于反复发生感染。

4.慢性感染中毒症状

如反复感染,可出现发热、乏力、食欲减退、消瘦、贫血等,儿童可影响发育。

5.并发症

可并发慢性呼吸衰竭和慢性肺源性心脏病,是支气管扩张的主要死因。大咯血不能控制者易发生失血性休克或窒息。

(二)体征

早期或干性支气管扩张可无异常肺部体征,病变重或继发感染时常可闻及下胸部、背部固定而持久的局限性粗湿啰音,有时可闻及哮鸣音,部分慢性患者伴有杵状指(趾)。出现肺气肿、肺心病等并发症时有相应体征。

三、辅助检查

(一)影像学检查

胸部 X 线平片检查时,囊状支气管扩张的气道表现为显著的囊腔,腔内可存在气液平面。CT 检查显示管壁增厚的柱状或成串成簇的囊状扩张。支气管造影可以明确支气管扩张的部位、形态、范围和病变严重的程度,主要用于准备外科手术的患者。

(二)纤维支气管镜检查

有助于发现患者的出血部位或阻塞原因。还可局部灌洗,取灌洗液进行细菌学和细胞学检查。

四、诊断

根据慢性咳嗽、大量脓痰、反复咯血和肺部反复感染等病史,肺部闻及固定而持久的局限性湿粗啰音,幼年有诱发支气管扩张的疾病史(如麻疹、百日咳等),可作出初步诊断,结合影像学检查,可明确诊断。

五、治疗

(一)保持呼吸道通畅

可应用祛痰药及支气管舒张药稀释脓液和促进排痰,再经体位引流清除痰液,痰液引流和抗生素治疗同样重要。

(二)控制感染

这是急性期的主要治疗措施。可依据临床表现和痰培养选用有效的抗生素。存在铜绿假单胞菌感染时,可选择口服喹诺酮类,静脉给予氨基糖苷类或第三代头孢菌素。对于慢性咳脓痰的患者,除使用短程抗生素外,还可考虑使用疗程更长的抗生素,如口服阿莫西林或吸入氨基糖苷类,或间断并规则使用单一抗生素以及轮换使用抗生素。

(三)手术治疗

反复呼吸道急性感染或大咯血,病变局限在一叶或一侧肺组织,经内科治疗仍顽固反复发作,且全身状况良好者,可考虑外科手术切除病变肺组织。

六、护理诊断

（一）清理呼吸道无效

与痰量多、无效咳嗽引起痰液不易排出有关。

（二）有窒息的危险

与痰多黏稠、大咯血而痰液、血液不能及时排出有关。

七、护理措施

（一）病情观察

密切观察患者咳、痰、喘的发作，痰液的性质和量，详细记录痰液的颜色、量和性质，正确收集痰标本并及时送检。

（二）一般护理

病室环境要保持舒适、洁净，室温维持在 18～20 ℃，湿度为 50％～60％。保持空气新鲜，冬季注意保暖，防止受凉。给予高蛋白、高维生素、足够热量、易消化饮食；少量多餐，避免油腻、刺激性强、易于产气的食物，防止便秘、腹胀影响呼吸。张口呼吸、痰液黏稠者，应补充足够水分，一般每天饮水 1 500 mL 以上，以保证呼吸道黏膜的湿润和病变黏膜的修复。做好口腔护理。要适当多休息，体位要保持舒适。

（三）对症护理

主要为指导、协助患者有效排痰，保持气道清洁。对长期卧床的患者，应经常帮助其变换体位及叩拍背部，指导患者深吸气后用力咳痰。对咳大量脓痰的患者，应指导患者采取体位引流，其方法如下。

（1）引流前向患者解释治疗目的、操作过程，消除患者顾虑，取得患者合作。

（2）依病变部位不同、患者经验（自觉有利于咳痰的体位），采取相应的引流体位。原则上，病肺处于高处，引流支气管开口向下，以利于痰液流入大支气管排出。病变位于右肺上叶者，取坐位或健侧卧位；病变位于右肺中叶者，取仰卧位稍向左侧；病变位于左肺上叶舌叶者，取仰卧位稍向右侧；病变位于左肺下叶者，取俯卧位。对于以上 3 种体位，床脚均抬高 30～50 cm。对于病变位于下叶各底段者，床脚抬高 30～50 cm。

（3）引流时间为每次 15～30 分钟，每天 2～3 次，宜在饭前进行，以免饭后引流引起呕吐。

（4）引流时鼓励患者咳嗽，若痰液黏稠，可先用生理盐水超声雾化吸入或用化痰药(如氯化铵、溴己新)稀化痰液,提高引流效率。引流时辅以胸部叩击等措施,指导患者进行有效咳嗽,以提高引流效果。

(5)引流过程中,注意观察患者,如有咯血、面色青紫、呼吸困难、胸闷、出汗、疲劳等情况,应立即终止体位引流。

(6)引流完毕,给予漱口,并记录排出的痰量及性质,必要时送检。复查生命体征与肺部呼吸音和啰音变化,评价治疗效果。

八、健康教育

(1)指导患者和家属了解疾病的发生、发展与治疗、护理过程,防止病情进一步恶化。与患者和家属共同制订长期防治的计划。

(2)指导患者建立良好的生活习惯,劳逸结合,培养业余兴趣爱好,消除紧张心理,防止病情进一步加重。补充足够的营养,以增强机体抵抗力。多饮水稀释痰液,有利于排痰。戒烟。

(3)告知患者避免烟雾、灰尘刺激,注意保暖,预防感冒,防止呼吸道感染。

(4)指导患者和家属掌握有效咳嗽、雾化吸入、体位引流方法,以及抗生素的作用、用法、不良反应等。

(5)指导患者和家属学会感染、咯血等症状的监测,定期门诊复查,症状加重时应及时就诊。

第三节　心力衰竭

心力衰竭(简称心衰)是指在静脉回流正常情况下,由于心肌收缩力下降,心室舒张功能受限、排出受阻,使心排血量不足以维持机体代谢需要的一组临床综合征。心力衰竭按其病程和发展速度分为急性心力衰竭和慢性心力衰竭,以慢性心力衰竭多见;按其发生部位分为左心衰竭、右心衰竭和全心衰竭,以左心衰竭较常见。

一、慢性心力衰竭

(一)病因

1.基本病因

(1)原发性心肌损害(心肌收缩力减弱),常见于冠心病、心肌炎、心肌病、糖尿病等。

（2）心脏负荷过重,常见于高血压、主动脉瓣关闭不全、肺动脉高压等引起的后负荷过重;心脏瓣膜关闭不全、室间隔缺损等引起的前负荷过重。

2.诱因

感染是最重要的诱因,特别是呼吸道感染。心律失常尤其是心房颤动、过度劳累和情绪激动、血容量增加、治疗和用药不当等也常诱发心衰。

（二）临床表现

1.左心衰竭

主要是由肺循环淤血及心排血量降低所引起的症状。

（1）心源性呼吸困难、劳力性呼吸困难出现最早,夜间阵发性呼吸困难最典型,严重时发生急性肺水肿,晚期表现端坐呼吸。

（2）有咳嗽、咳痰、咯血,咳嗽、咳痰常发生在夜间。

（3）心排血量减低引起心悸、疲乏、头晕和少尿,严重时可出现精神症状。

（4）体检,主要有心率增快、第一心音减弱、心尖区舒张期奔马律,以及双肺底有湿啰音等。

2.右心衰竭

主要是由体循环淤血所引起的表现。

（1）腹胀、食欲不振、恶心、呕吐等消化道症状是最常见的表现,还可有少尿、肝区胀痛等症状。

（2）体检,颈静脉充盈或怒张是主要体征,肝颈静脉反流征阳性具有特征性,还可出现肝大、心源性水肿等。

3.全心衰竭

同时出现左、右心衰的表现。当出现右心衰时,右心排血量减少,使阵发性呼吸困难等肺循环淤血症状有所减轻。

4.心功能分级

Ⅰ级是患者患有心脏病,但活动量不受限制,平时一般活动不引起疲乏、心悸、呼吸困难或心绞痛;Ⅱ级是患者体力活动稍受限制,休息时无自觉症状,但平时一般活动下可引起疲乏、心悸、呼吸困难或心绞痛;Ⅲ级是患者体力活动明显受限,小于平时一般活动即引起上述症状;Ⅳ级是患者不能从事任何体力活动,休息状态下也出现心衰的症状,体力活动后加重。

（三）治疗

治疗目的是提高运动耐量,阻止或延缓心室重塑,防止心肌损害进一步加重,降低病死率。

1.治疗病因

去除诱因。

2.一般治疗

包括控制体力活动,避免精神刺激;减少钠盐的摄入。

3.药物治疗

利尿药是心力衰竭治疗中最常用的药物,能减轻心脏的容量负荷、减轻水肿。血管紧张素转换酶抑制药(ACEI)或血管紧张素Ⅱ受体阻滞药,除扩张血管、减轻淤血外,更重要的是降低心衰患者神经-体液因子的不利影响,保护心功能。正性肌力药,主要是增强心肌收缩力、增加心排血量。β受体阻滞药,可对抗交感神经的作用而提高患者的运动耐量。

二、急性心力衰竭

急性心力衰竭是指急性心脏病变引起的心排血量显著、急骤降低,导致组织器官灌注不足和急性淤血的综合征。以急性左心衰最常见,多表现为急性肺水肿。

(一)病因

多见于急性广泛心肌梗死、高血压急症等。严重心律失常、静脉输液过多过快等为其常见诱因。

(二)临床表现

(1)严重的呼吸困难,伴极度的烦躁不安,有窒息感,大汗淋漓。

(2)频繁地咳嗽,咳出大量粉红色泡沫痰。

(3)两肺满布湿性啰音和哮鸣音,心前区舒张期奔马律,严重者可出现心源性休克。

(三)治疗

(1)高流量吸氧。

(2)镇静,可皮下或肌内注射吗啡或哌替啶,使患者安静,扩张外周血管,减少回心血量,减轻呼吸困难。

(3)减少静脉回流,可取两下肢下垂坐位或半坐位。

(4)利尿,可给予作用快而强的利尿药静脉注射。

(5)血管扩张药,静脉滴注硝普钠、酚妥拉明或舌下含化硝酸酯制剂,以降低肺静脉压。

(6)强心药,可静脉注射快速作用的洋地黄类制剂。

(7)氨茶碱,可减轻支气管痉挛,扩张冠状动脉和加强利尿。

(8)糖皮质激素,有助于控制肺水肿。

(9)治疗原有疾病和去除诱发因素。

三、护理诊断

(1)活动无耐力。

(2)气体交换受损。

(3)体液过多。

(4)潜在并发症:洋地黄中毒等。

四、护理措施

(一)一般护理

1.休息与活动

保持病室环境安静、舒适、空气新鲜、温度适宜。休息可以减少心肌耗氧量和对交感神经的刺激,减轻心脏负荷。根据患者心功能状况安排休息与活动,如心功能Ⅰ级,可进行一般的体力活动,避免剧烈运动和重体力劳动;心功能Ⅱ级,稍事轻微活动,增加午睡时间,强调下午休息;心功能Ⅲ级,严格限制活动量,以卧床休息为宜;心功能Ⅳ级,严格卧床休息,患者采取坐位或半卧位。病情好转后,逐渐增加活动量,以防止长期卧床导致肌肉萎缩、静脉血栓形成、皮肤损伤及消化功能减退等不良反应。但活动中如有呼吸困难、胸痛、心悸、疲劳等不适时,应立即停止活动,并以此作为限制最大活动量的指征。

2.饮食护理

给予低热量、低盐、低动物脂肪、低胆固醇、适量蛋白质、富含维生素C、适量纤维素的食物。少食多餐,避免刺激性食物,戒烟限酒。应用排钾利尿药时,应适量补充含钾丰富的食物并适当放宽对盐的限制。病情好转后适当增加热量摄入。

3.保持大便通畅

心衰患者由于肠道淤血、进食减少、长期卧床、焦虑及排便方式改变等因素,常发生便秘现象,而用力排便可增加心脏负荷和诱发心律失常。因此,应多吃富含纤维素的蔬菜和水果;进行腹部按摩;指导患者在床上使用便盆或在床边使用便椅排便;病情许可时让患者适当增加活动量;每日清晨给予蜂蜜20 mL加适量温开水饮服或遵医嘱应用缓泻剂;必要时给予开塞露塞肛、低压灌肠或人工取便。

4.合理吸氧

通常以2～4 L/min的氧流量吸入。但肺心病心衰应给1～2 L/min的氧流量持续吸入;急性左心衰竭应给6～8 L/min的氧流量,经25%～70%的乙醇湿化吸入(乙醇能降低泡沫的表面张力使泡沫破裂,从而改善通气);病情特别严重者可给加压吸氧(加压可减少肺泡内液体渗出),也可使用有机硅消泡剂消除泡沫。

（二）心理护理

主要措施是增强安全感,减少不良刺激。

（三）病情观察

(1)注意心力衰竭早期征象及严重表现。

(2)观察出入液量及体重变化。

(3)观察并发症及洋地黄中毒表现。

(4)定时监测血清电解质及酸碱平衡情况。

（四）并发症的护理

常见并发症有呼吸道感染、下肢静脉血栓形成和动脉栓塞等。在心功能改善后,鼓励患者尽早活动,增加肺活量,注意保暖,保持气道通畅可防止呼吸道感染;协助长期卧床患者做下肢被动运动或用温水浸泡下肢、局部按摩,以防止下肢静脉血栓形成;心力衰竭加重时警惕心腔内血栓脱落引起脑、肾、四肢或肺动脉栓塞,需加强有关症状的观察。

（五）用药护理

1.使用洋地黄类药物

(1)严格按时、按医嘱给药。

(2)老年人、心肌缺血、缺氧、肝肾衰竭、低血钾、高血钙时尤其要注意观察洋地黄中毒症状。

(3)使用毛花苷丙或毒毛花苷 K 时,务必稀释后缓慢静脉注射。

(4)用药后注意观察疗效,如出现心率减慢、呼吸困难减轻、肝缩小、尿量增加、水肿减退、体重下降、食欲增加等心衰改善的表现,表示洋地黄治疗有效。

(5)每次给药前应询问患者有无胃肠道和神经系统症状及心律变化,若出现食欲下降、恶心、呕吐,各种心律失常(特别是室早二联律),头痛、头晕、视物模糊和黄绿视等,应考虑为洋地黄中毒。

(6)发现洋地黄中毒时,应遵医嘱立即停用洋地黄及排钾利尿药,出现低钾、低镁血症可予静脉补充钾盐和镁盐,出现快速性心律失常首选苯妥英钠或利多卡因,出现心率缓慢者可静脉注射阿托品或安置临时起搏器。

2.应用利尿药

准确记录 24 小时出入量,测量体重变化;观察药物不良反应;除非紧急情况,一般利尿药的应用时间宜选择在早晨或日间,避免夜间用药后排尿过频而影响患者的休息。

3.应用血管扩张药

密切观察血压及心率变化,随时调整静脉滴入的速度和剂量,当血压下降超过原有血压的20%或心率增加20次/分时应及时停药,并与医师联系;告知患者在用药过程中,起床动作宜缓慢,以防发生直立性低血压;使用血管紧张素转换酶抑制药主要应注意咳嗽、间质性肺炎、直立性低血压、蛋白尿等不良反应;硝普钠静脉滴注时应用避光纸包裹。

五、健康教育

(1)避免感冒,合理饮食,合理安排活动与休息。

(2)育龄妇女避孕或在医生的指导下控制妊娠与分娩。

(3)严格遵医嘱服药。

(4)指导患者加强病情监测。

(5)定期门诊随访,出现频繁咳嗽、气急、咳粉红色泡沫痰时及时就医。

(6)积极治疗原有心脏疾病。

第四节 心律失常

心律失常是指由各种原因使心脏冲动的频率、节律、起源部位、传导速度与激动次序出现异常。

一、窦性心律失常

(一)窦性心动过速

窦性心动过速是指窦性心率的频率超过100次/分。健康人可以出现,某些病理状态如发热、甲状腺功能亢进、休克、心肌病变、心力衰竭,以及某些药物如阿托品、肾上腺素等作用也常会发生。一般无需处理,仅对原发病治疗。必要时可用β受体阻滞药如普萘洛尔等以减慢心率。

(二)窦性心动过缓

窦性心动过缓是指窦性心律的频率低于60次/分。常见于健康人、运动员、睡眠状态,病理状态下可见器质性病变,以及抗心律失常药物、拟胆碱药物等引起。窦性心动过缓无症状者通常无需治疗。如因心率过慢而出现症状者,可使用阿托品、异丙肾上腺素、麻黄碱等药物,严重者可考虑心脏起搏治疗。

(三)病态窦房结综合征

病态窦房结综合征是由于窦房结和(或)其周围组织的器质性病变导致功能障碍,从而产生多种心律失常的临床综合征。对无症状的病态窦房结综合征除病因治疗外,应严密观察,不进行抗心律失常治疗。有症状者,尤其是有晕厥史者,应选择起搏治疗。

二、期前收缩

除窦性心动过速外,期前收缩是临床上最常见的心律失常。可分为房性、房室交界性和室性期前收缩三类。期前收缩可为功能性,亦可为器质性心脏病的表现及药物和电解质的影响所致。

(一)症状和体征

患者可无症状或有心悸、乏力、头晕等。体检心律不规则,心搏提前出现,其第一心音增强、第二心音减弱,之后有一较长的代偿间期,可有脉搏短绌。

(二)心电图特征

(1)房性期前收缩,提前出现 P',形态略异于窦性 P 波,P'-R 间期≥0.12 秒;P'波后的 QRS 波群及 T 波形态正常;代偿间歇不完全。

(2)房室交界性期前收缩,逆行 P'波可出现在 QRS 波之前、之后或融合在 QRS 波群中,QRS 波群形态与窦性者基本相同,代偿间歇多完全。

(3)室性期前收缩,提前出现的 QRS 波宽大畸形,时限≥0.12 秒,其前无相关 P 波,T 波与 QRS 波群主波方向相反,代偿间歇完全。

(三)治疗

主要是针对引起期前收缩的病因和诱因;无症状通常无需治疗;房性和房室交界性期前收缩可选用维拉帕米、β受体阻滞药、普罗帕酮、胺碘酮等;室性期前收缩可选用美西律、β受体阻滞药、胺碘酮等,潜在危险较大者首选利多卡因。

三、阵发性心动过速

一系列期前收缩以较高频率连续发生,即称为阵发性心动过速。可分为室上性(房性、房室交界性)和室性阵发性心动过速。前者常发生于无器质性心脏病患者,也可见于各种器质性心脏病患者。后者多见于各种器质性心脏病患者,尤多见于冠心病急性心肌梗死。

(一)症状和体征

特点是突发突止。室上性阵发性心动过速持续时间较长者可有心悸、乏力、头晕,甚至可有晕厥、心力衰竭、心绞痛等发生。体检:心率快、心律规则、第一心音强弱一致。室性阵发性心动过速临床症状的轻重视发作时的心室率、持续时间、心功能状态及基础心脏病的不同而异。体检心律略不规则、第一心音强弱不一致。

（二）心电图特征

阵发性室上性心动过速为 3 个或 3 个以上的房性或房室交界性期前收缩连续出现，频率为 160～220 次/分，节律规则，QRS 波群形态正常。阵发性室性心动过速为 3 个或 3 个以上的室性期前收缩连续出现，频率为 140～220 次/分，节律可略不规则，QRS 波群宽大、畸形。

（三）治疗

室上性阵发性心动过速发作时首选刺激迷走神经的方法治疗，包括刺激咽部引起呕吐反射、屏气法、按压颈动脉窦、按压眼球。也可选用升压药、洋地黄类药物及维拉帕米、普罗帕酮、ATP 等药物。频繁发作者，可行射频消融术。室性阵发性心动过速应紧急施行同步直流电复律，或选用利多卡因静脉注射。

四、扑动和颤动

当自发性异位搏动的频率超过阵发性心动过速范围时就形成了扑动和颤动。临床以颤动更多见。

（一）心房扑动和颤动

心房扑动和颤动常见于器质性心脏病患者，如风湿性心脏瓣膜病、冠心病、高血压性心脏病、甲状腺功能亢进（简称甲亢）等。阵发性者也可见于无器质性心脏病者。

1.症状和体征

房扑患者若心室率不快可无症状，极快的心室率可诱发心绞痛和心力衰竭。听诊心律可规则或不规则。房颤患者若心室率不快则症状不明显，心室率较快者可有心悸、胸闷、气促、乏力等。体检心率快慢不一、心音强弱不等、脉搏短绌。

2.心电图特征

房扑时心房活动呈规律的锯齿状扑动波，称 F 波，扑动波之间的等电线消失，心房率通常是 240～300 次/分；心室律规则或不规则，取决房室传导比例；QRS 波群形态一般正常。房颤时 P 波消失，代之以 350～600 次/分，形态、间隔及振幅绝对不规则的 f 波；心室率常在 100～160 次/分，R-R 间隔绝对不等，QRS 波群形态多正常。

3.治疗

急性期首选直流电复律。心室率不快者主要是针对病因和诱因治疗，若心室率较快、发作时间较长，可选用洋地黄类药物、钙通道阻滞药维拉帕米、地尔硫䓬，或 β 受体阻滞药等治疗。顽固性病例药物治疗无效者，可选择射频消融法。对持久性房颤如有复律指征可用同步直流电复律或药物复律。

(二)心室扑动和颤动

心室扑动和颤动是致命性心律失常。严重影响排血功能,常为临终前的表现。多见于缺血性心脏病。

1.症状和体征

迅速出现意识丧失、抽搐、心脏停搏、呼吸停止,脉搏、心音消失,血压无法测得。

2.心电图特征

心室扑动呈正弦波,波幅大而规则,频率为 150～300 次/分。心室颤动,P-QRS-T 波群消失,代之以形态、频率、振幅完全不规则的室颤波。

3.治疗

室扑和室颤一旦发生应立即实施同步直流电除颤,同时配合心脏骤停复苏和抗心律失常药物治疗。

五、房室传导阻滞

冲动在心房与心室之间发生阻滞,称房室传导阻滞。一度、二度房室传导阻滞统称为不完全性房室传导阻滞;三度房室传导阻滞又称完全性房室传导阻滞。常为各种器质性心脏病、洋地黄等药物中毒及迷走神经张力增高所引起。

(一)症状和体征

一度房室传导阻滞通常无自觉症状,听诊可出现第一心音强弱不等。二度房室传导阻滞可有心悸或乏力、头晕,听诊可有心搏脱漏,Ⅰ型者第一心音逐渐减弱、Ⅱ型者则强度恒定。三度房室传导阻滞取决于心室率的快慢与患者的基础疾病,可有阿-斯综合征,甚至可致猝死,听诊心率慢而规则,第一心音强度有变化,间或可听到心房音和响亮清晰的第一心音(大炮音)。

(二)心电图特征

一度房室传导阻滞,P-R 间期延长至大于 0.20 秒,每个 P 波后均有 1 个 QRS 波群。二度房室传导阻滞有Ⅰ型(莫氏Ⅰ型或文氏现象)和Ⅱ型(莫氏Ⅱ型)。前者 P-R 间期在相继的心搏中逐渐延长,直至 P 波后脱漏 1 个 QRS 波群,以后又周而复始;后者 P-R 间期固定,每隔 1、2 或 3 个 P 波后有 1 个 QRS 波群脱漏,形成所谓 2∶1、3∶2 或 4∶3 房室传导阻滞。三度房室传导阻滞 P 波完全不能下传,P 波与 QRS 波群各自独立无关,P-P 间隔相等,R-R 间隔相等;P 波频率大于 QRS 波群频率。

(三)治疗

针对不同的病因进行治疗。显著缓慢时可用阿托品、异丙肾上腺素静脉给药,必要时安置心脏临时或永久起搏器。

六、护理诊断

(1)活动无耐力。

(2)有受伤的危险。

(3)潜在并发症:心力衰竭、猝死。

七、护理措施

(一)一般护理

(1)发作时患者要卧床休息,通常可取高枕卧位、半卧位或其他舒适体位。

(2)对伴有气促、发绀者应给氧。

(3)给予低脂、低盐、清淡、多纤维素饮食,少量多餐,保持大便通畅。

(4)避免不良刺激,减轻焦虑,消除恐惧。

(二)病情观察

观察患者临床症状及神志的变化,定时测量生命体征,尤其应仔细检查心率、心律和脉搏,观测的时间每次不少于1分钟,以及时发现心律失常、心源性休克、阿-斯综合征、心脏骤停等。

(三)用药护理

遵医嘱给药,用药过程中应询问患者的反应,以及时了解疗效及药物不良反应。

(四)心电监护

心电监护过程中,如果发现频发性、多源性、成联律的室性期前收缩,室性期前收缩的R波落在前一心搏的T波上(R on T现象),以及出现随时有猝死危险的严重心律失常如室性阵发性心动过速、第三度房室传导阻滞、心室颤动等,应立即通知医生紧急处理。

(五)其他

做好各种治疗技术的护理配合,包括电复律术、电除颤术、射频消融术、安装人工心脏起搏器等。

八、健康教育

(1)教育患者积极治疗各种器质性心脏病,避免情绪激动、吸烟、酗酒、喝浓茶等诱发因素,调节自主神经功能。

（2）指导患者坚持服药，不得随意增减或中断治疗，平时加强锻炼、预防感冒。

（3）向患者介绍饮食中应补充维生素，多食新鲜蔬菜和水果，保持大便通畅。

（4）告知患者要定期随访，检测心电图，以及早发现、及时处理病情变化。

第五节　食管癌

食管癌是原发于食管的恶性肿瘤，以鳞状上皮癌多见。临床上以进行性吞咽困难为其最典型的症状。

一、病因

食管癌的确切病因目前尚不清楚。但认为食管癌的发生与所在地区的生活条件、饮食习惯、存在强致癌物、缺乏一些抗癌因素及食管癌的遗传易感性（家族性聚集现象）等有关。亚硝胺类化合物和真菌毒素是公认的化学致癌物。

二、临床表现

（一）症状和体征

1.早期症状

早期食管癌症状多不典型，易被忽略。主要症状为胸骨后不适、烧灼感、针刺样或牵拉样痛，进食通过缓慢并有滞留的感觉或轻度哽噎感。早期症状时轻时重，症状持续时间长短不一，甚至可无症状。

2.中晚期症状

进行性咽下困难是绝大多数患者就诊时的主要症状，但已是本病的较晚期表现。由不能咽下固体食物发展至液体食物亦不能咽下。因食管梗阻的近段有扩张与潴留，故可发生食物反流。进食尤其是进热食或酸性食物后可出现咽下疼痛。

长期摄食不足导致明显的慢性脱水、营养不良、消瘦与恶病质。有左锁骨上淋巴结肿大，或因癌肿扩散转移引起的其他表现，如压迫喉返神经所致的声嘶、骨转移引起的疼痛、肝转移引起的黄疸等。当肿瘤侵及相邻器官并发生穿孔时，可发生食管支气管瘘、纵隔脓肿、肺炎、肺脓肿及主动脉穿破大出血，导致死亡等。

（二）临床分型

食管癌的病变部位以中段居多，下段次之，上段最少。部分贲门癌延伸至食管下段，常与食管下段癌在临床上不易区别，故又称食管贲门癌。

三、辅助检查

(一)食管黏膜脱落细胞检查

主要用于食管癌高发区现场普查。

(二)内镜检查与活组织检查

这是发现与诊断食管癌首选方法。可直接观察病灶的形态,并可在直视下做活组织病理学检查,以确定诊断。

(三)食管 X 线检查

早期食管癌 X 线钡剂造影的征象有黏膜皱襞增粗、迂曲及中断、小充盈缺损与小龛影等,中晚期病例可见病变处管腔不规则狭窄、充盈缺损、管壁蠕动消失、黏膜紊乱、软组织影以及腔内型的巨大充盈缺损。

(四)食管 CT 扫描检查

可清晰显示食管与邻近器官的关系。

(五)超声内镜

能准确判断食管癌的壁内浸润深度、异常肿大的淋巴结以及明确肿瘤对周围器官的浸润情况。对肿瘤分期、治疗方案的选择以及预后判断有重要意义。

四、治疗

根治本病的关键在于对食管癌的早期诊断和治疗。治疗方法包括手术治疗、放疗、化疗、综合治疗和内镜介入治疗。

(一)手术治疗

我国食管癌外科手术切除率达 $80\%\sim90\%$,术后 5 年存活率达 30% 以上,而早期切除常可达到根治效果。

(二)放疗

主要适用于手术难度大的上段食管癌和不能切除的中、下段食管癌。上段食管癌放疗效果不亚于手术,故放疗常作为首选。手术前放疗可使癌块缩小,提高切除率和存活率。

(三)化疗

一般用于食管癌切除术后,联合用药。

(四)综合治疗

通常是放疗加化疗,两者可同时进行也可序贯应用,能提高食管癌的局部控制率,减少远处转移,延长生存期。化疗可增强放疗的作用,但严重不良反应的发生率较高。

(五)内镜介入治疗

(1)对于高龄或因其他疾病不能行外科手术的早期食管癌患者,内镜治疗是一项有效的治疗手段。①内镜下黏膜切除术:适用于病灶<2 cm,无淋巴转移的黏膜内癌。②内镜下消融术:Nd·YAG激光、微波等也有一定疗效,缺点是治疗后不能得到标本用于病理检查。

(2)进展期食管癌。①单纯扩张:方法简单,但作用时间短且需反复扩张,对病变范围广泛者常无法应用。②食管内支架置放术:在内镜直视下放置合金或塑胶的支架,是治疗食管癌性狭窄的一种姑息疗法,可达到较长时间缓解梗阻、提高生活质量的目的,但上端食管癌与食管胃连接部肿瘤者不易放置。③内镜下实施癌肿消融术等。

五、护理评估

(一)一般情况

患者的年龄、性别、职业、婚姻状况、健康史、心理、自理能力等。

(二)身体状况

(1)进食情况:吞咽困难、可进食物性状,咽下疼痛、呕吐等情况。

(2)全身情况:生命体征,神志、精神状态,有无衰弱、消瘦、恶病质、水与电解质平衡紊乱等表现。

(3)评估疾病临床类型、严重程度及病变范围。

六、护理措施

(一)饮食营养支持

因不同程度吞咽困难而出现摄入不足,营养不良,水及电解质失衡,导致机体对手术的耐受力下降,故应保证患者的营养素的摄入。

1.口服

能口服者,进食高热量、高蛋白质、丰富维生素的流质或半流质饮食,若患者进食时感食管黏膜有刺痛,可给予清淡无刺激的食物;若不易进食较大、较硬的食物,可食半流质或水分多的软食。

2.静脉营养

暂时不能经口进食者,可根据情况给予静脉营养支持治疗。

3.胃肠造瘘术后的护理

观察造瘘管周围有无渗出液或渗液漏出。由于胃液对皮肤刺激性较大,应及时更换渗湿的敷料并在瘘口周围涂氧化锌或置凡士林纱布保护皮肤,防止发生皮炎。妥善固定用于管饲的暂时性或永久性胃造瘘管,防止脱出或阻塞。

(二)放、化疗期间护理

观察放、化疗的毒性及不良反应,给予对症处理。合理饮食,鼓励患者摄入高蛋白质、低脂肪、易消化的清淡饮食,多饮水,多吃水果。少食多餐。

观察血常规变化,监测体温,预防和控制感染,严格执行无菌操作,注意保暖,做好保护性隔离,预防交叉感染。注意有无皮肤淤斑、牙龈出血、血尿、血便等全身出血倾向。选择合适的给药途径和方法,有计划地合理选择静脉并加以保护,防止药物外渗、静脉炎、静脉血栓的发生,必要时行大静脉置管以保护外周血管。

(三)内镜介入治疗护理

(1)评估一般情况,向患者及家属讲解内镜治疗的目的、方法、注意事项,消除恐惧、紧张心理。

(2)常规检查血常规、血清四项、凝血四项、肝功能、肾功能、心电图、胸部 X 线检查、血型等,必要时备血。

(3)如服用非甾体抗炎药(NASID)和抗血小板凝集药物者视病情决定术前停药 7～10 天。

(4)术前禁食水 12 小时。送患者至内镜中心进行治疗。术后监测生命体征,卧床休息,保持呼吸道通畅,必要时持续低流量吸氧。视病情禁食水,给予抗炎、抑酸治疗、静脉营养支持等处理。注意观察患者有无呕血、黑便、疼痛等症状,预防出血、穿孔等并发症。

七、健康教育

(1)向患者讲解食管癌的诊断、主要症状、病因、治疗方案、预后等,给予心理疏导,增强其与疾病斗争的信心。

(2)化疗期间饮食应清淡,少食多餐;输注化疗药物过程中要特别观察液体有无外渗。

(3)放射治疗中应加强放疗部位的皮肤护理,减少直接日晒、刺激等;着宽松衣服,减少摩擦。

(4)饮食指导。少食多餐,细嚼慢咽,进食易消化食物,低盐饮食,不宜进食生冷或刺激性食物,忌烟、烈性酒。

(5)内镜介入治疗后告知患者饮食要以低渣、温和、易消化为原则,少食多餐,并避免过甜、过咸、过浓、含纤维多的饮食。介入治疗 1 个月内禁止剧烈运动,如游泳、爬山等。定期复查,如有大便带血、腹痛及其他不适,应及早咨询医生或送院就诊。

第六节　消化性溃疡

消化性溃疡主要指发生在胃和十二指肠的慢性溃疡,即胃溃疡(GU)和十二指肠溃疡(DU),因溃疡形成与胃酸/胃蛋白酶的消化作用有关而得名。

一、病因

目前认为,胃、十二指肠黏膜屏障的这一完善而有效的防御和修复机制,足以抵抗胃酸或胃蛋白酶的侵蚀,只有当某些因素损害了这一机制才可能发生胃酸或胃蛋白酶侵蚀黏膜而导致溃疡形成。近年的研究已经明确,幽门螺杆菌和非甾体抗炎药(NSAID)是损害胃十二指肠黏膜屏障从而导致消化性溃疡发病的最常见病因。

二、临床表现

上腹痛是消化性溃疡的主要症状,但部分患者可无症状或症状较轻以至不为患者所注意,而以出血、穿孔等并发症为首发症状。

(一)症状

上腹痛为主要症状,性质多为灼痛,多位于中上腹,可偏右或偏左。一般为轻至中度持续性痛。疼痛常有典型的节律性。腹痛多在进食或服用抗酸药后缓解。

部分患者无上述典型表现的疼痛,而仅表现为无规律性的上腹隐痛或不适。具或不具典型疼痛者均可伴有反酸、嗳气、上腹胀等症状。

(二)体征

溃疡活动时上腹部可有局限性轻压痛,缓解期无明显体征。

(三)特殊类型的消化性溃疡

1.复合溃疡

指胃和十二指肠同时发生的溃疡。DU 往往先于 GU 出现。幽门梗阻发生率较高。

2.幽门管溃疡

幽门管溃疡上腹痛的节律性不明显,对药物治疗反应较差,呕吐较多见,较易发生幽门梗阻、出血和穿孔等并发症。

3.球后溃疡

DU 大多发生在十二指肠球部。发生在球部远段十二指肠的溃疡称球后溃疡,多发生在十二指肠乳头的近端,具 DU 的临床特点,但午夜痛及背部放射痛多见,对药物治疗反应较差,较易并发出血。

4.巨大溃疡

指直径>2 cm 的溃疡。对药物治疗反应较差、愈合时间较慢,易发生慢性穿透或穿孔。胃的巨大溃疡注意与恶性溃疡鉴别。

5.老年人消化性溃疡

临床表现多不典型,GU 多位于胃体上部甚至胃底部、溃疡常较大,易误诊为胃癌。

6.无症状性溃疡

约 15% 消化性溃疡患者可无症状,而以出血、穿孔等并发症为首发症状。可见于任何年龄,以老年人较多见;NSAID 引起的溃疡近半数无症状。

三、辅助检查

(一)胃镜检查

这是确诊消化性溃疡首选的检查方法,胃镜检查不仅可对胃十二指肠黏膜直接观察、摄像,还可在直视下取活组织做病理学检查及幽门螺杆菌检测。内镜下溃疡可分为活动期(A)、愈合期(H)和瘢痕期(S)3 个病期。

(二)X 线钡剂检查

适用于对胃镜检查有禁忌或不愿接受胃镜检查者。溃疡的 X 线征象有直接和间接两种,其中龛影是直接征象,对溃疡有确诊价值。

(三)幽门螺杆菌检测

幽门螺杆菌检测应列为消化性溃疡诊断的常规检查项目。检测方法通过胃镜检查取胃黏膜活组织进行检测、^{13}C 或 ^{14}C 尿素呼气试验、大便幽门螺杆菌抗原检测及血清学检查(定性检测血清抗幽门螺杆菌 IgG 抗体)。

(四)胃液分析和血清胃泌素测定

一般仅在疑有胃泌素瘤时做鉴别诊断之用。

四、治疗

治疗目的是消除病因、缓解症状、愈合溃疡、防止复发和防治并发症。针对病因的治疗如根除幽门螺杆菌,有可能彻底治愈溃疡病,是近年消化性溃疡治疗的一大进展。

(一)一般治疗

生活规律,戒烟酒,避免过度劳累和精神紧张。服用 NSAID 者尽可能停用,未用者告诫慎用。

(二)治疗消化性溃疡的药物及其应用

治疗消化性溃疡的药物可分为抑制胃酸分泌的药物和保护胃黏膜的药物两大类,常与根除幽门螺杆菌治疗配合使用。

(三)根除幽门螺杆菌治疗

根除幽门螺杆菌不但可促进溃疡愈合,而且可预防溃疡复发,从而彻底治愈溃疡。因此,凡有幽门螺杆菌感染的消化性溃疡,均应予以根除幽门螺杆菌治疗。一般联合用药。

(四)NSAID 溃疡的治疗、复发预防及初始预防

对服用 NSAID 后出现的溃疡,如情况允许应立即停用 NSAID,如病情不允许可换用对黏膜损伤少的 NSAID,如特异性 COX-2 抑制药(如塞来昔布)。

(五)溃疡复发的预防

有效根除幽门螺杆菌及彻底停服 NSAID,可消除消化性溃疡的两大常见病因,因而能大大减少溃疡复发。对溃疡复发同时伴有幽门螺杆菌感染复发(再感染或复燃)者,可予根除幽门螺杆菌再治疗。

(六)外科手术指征

(1)大量出血经内科治疗无效。

(2)急性穿孔。

(3)瘢痕性幽门梗阻。

(4)胃溃疡癌变。

(5)严格内科治疗无效的顽固性溃疡。

五、护理评估

(一)一般情况

患者年龄、性别、职业、婚姻状况、健康史、心理、自理能力等。

(二)身体评估

营养状况、体重,有无疼痛及上腹压痛体征。

（三）有关检查

了解患者血常规、大便隐血、胃液分析、X线钡剂检查及胃镜检查的结果。

六、护理措施

（1）腹痛护理：指导患者使用松弛术，局部热敷、针灸、理疗等方法，必要时可给予相应镇痛药物。

（2）饮食护理：饮食原则包括定时定量、少食多餐、细嚼慢咽。应以清淡、易于消化、富有营养的饮食为主，避免粗糙、过冷、过热、刺激性食物或饮料。

（3）当发生急性穿孔和瘢痕性幽门梗阻时，做好术前准备。亚急性穿孔和慢性穿孔时，观察疼痛性质，指导患者按时服药；急性幽门梗阻时，需禁食水，胃肠减压，静脉补充液体治疗。

（4）心理支持：关心患者，尽可能地满足患者合理的护理要求。

七、健康教育

（1）护理人员应向患者及家属宣传全面治疗的重要性，同时使其了解有关溃疡病的知识，做到有效的自我预防及护理。

（2）用药指导。指导患者慎用或者不用致溃疡药物，如阿司匹林、咖啡因、泼尼松等；指导患者按医嘱正确服药，学会观察药效及不良反应，不擅自停药或减量，防止溃疡复发。

（3）告知患者合理安排工作和生活，注意劳逸结合，保持乐观情绪，嗜烟酒患者应戒烟酒。

（4）在寒冷季节注意保暖，避免受凉，在季节转换和气候骤变时更应注意。

（5）对于年龄偏大的胃溃疡患者应定期到门诊复查，防治癌变。

第七节　胃癌

胃癌是最常见的胃肿瘤。在胃的恶性肿瘤中，腺癌占95%。这也是最常见的消化道恶性肿瘤，该病在我国仍是最常见的恶性肿瘤之一，病死率下降并不明显。

一、病因

胃癌的发生是一个多步骤、多因素进行性发展的过程。幽门螺杆菌（Hp）感染与胃癌有共同的流行病学特点：胃癌高发区人群 Hp 感染率高；Hp 抗体阳性人群发生胃癌的危险率高于阴性人群;胃癌有明显的家族聚集倾向,家族发病率高于一般人群 2~3 倍。

二、临床表现

早期胃癌多无症状,或者仅有一些非特异性消化道症状。因此,仅凭临床症状,诊断早期胃癌十分困难。

进展期胃癌最早出现的症状是上腹痛,同时伴有食欲缺乏、厌食、体重减轻。开始仅为上腹饱胀不适,餐后更甚,继之有隐痛不适,偶呈节律性溃疡样疼痛,但这种疼痛不能被进食或服用制酸药缓解,患者常有早饱感及软弱无力。

三、辅助检查

(一)实验室检查

血常规及便常规:缺铁性贫血较常见,是长期失血所致。如有恶性贫血,可见巨幼细胞性贫血。大便隐血持续阳性,有辅助诊断意义。

(二)内镜检查

内镜检查结合黏膜活检,是目前最可靠的诊断方法。对早期胃癌,内镜检查更是最佳的诊断方法。一般应在病灶边缘与正常交界处至少取 6 块以上组织。

四、治疗

(一)手术治疗

外科手术切除加区域淋巴结清扫是目前治疗胃癌的主要手段。胃切除范围可分为近端胃切除、远端胃切除及全胃切除。目前国内普遍将胃癌根治术(D_2)手术作为进展期胃癌淋巴结清扫的标准手术。手术效果取决于胃癌的分期、浸润的深度和扩散范围。对那些无法通过手术治愈的患者,部分切除仍然是缓解症状最有效的手段,特别是有梗阻的患者。因此,即使是进展期胃癌,如果无手术禁忌证或远处转移,应尽可能手术切除。

(二)内镜下治疗

早期胃癌可在内镜下行电凝切除或剥离切除术(EMR 或 EPMR)。由于早期胃癌可能有淋巴结转移,故需对切除的癌变息肉进行病理检查,如癌变累及到根部或表浅型癌肿侵袭到黏膜下层,需追加手术治疗。

(三)化学治疗

早期胃癌且不伴有任何转移灶者,手术后一般不需要化疗。胃癌对化疗并不敏感,但有转移者,视情况而定。

(四)其他治疗

(1)体外试验及动物实验表明,生长抑素类似物及 COX-2 抑制药能抑制胃癌生长。

(2)中医中药治疗:中药扶正抗癌方可以配合治疗,但其对人类胃癌的治疗尚需进一步的临床研究。

五、护理评估

(1)一般情况。患者的年龄、性别、职业、婚姻状况、健康史、既往史、心理、自理能力等。

(2)身体状况。①疼痛情况:疼痛位置、性质、时间等情况。②全身情况:生命体征、神志、精神状态,有无衰弱、消瘦、焦虑、恐惧等表现。

(3)评估疾病临床类型、严重程度及病变范围。

六、护理措施

(一)减轻疼痛

关心患者,给予其心理支持。提供非药物治疗方法。疼痛剧烈时,可按医嘱给予镇痛药和镇静药,并评估镇痛药的效果。

(二)营养支持

供给患者足够的蛋白质、糖类和丰富维生素食物,保证足够热量。对不能进食者,行肠外营养。

(三)预防感染及合并症的发生

保持患者口腔、皮肤的清洁,预防感染。

(四)心理护理

护理人员应给予患者心理支持,建立良好的医患、护患关系。尽可能地满足患者合理的护理要求。帮助患者树立战胜疾病的信心。

第二章

外科疾病护理

第一节　甲状腺疾病

甲状腺有合成、储存和分泌甲状腺素的功能。甲状腺素对机体能量代谢和物质代谢都有显著的影响，不但可以加速细胞的氧化率、全面增强机体的代谢，同时促进蛋白质、碳水化合物和脂肪的分解，并且严重影响体内水的代谢。

一、甲状腺功能亢进

按引起甲状腺功能亢进（甲亢）的原因，可分为三类。①原发性甲亢：最常见，患者在甲状腺肿大同时出现功能亢进症状。以 20～40 岁多见。腺体多呈弥漫性肿大，两侧对称，常伴有眼球突出，故又称"突眼性甲状腺肿"。可伴胫前黏液性水肿。②继发性甲亢：较少见，如继发于结节性甲状腺肿的甲亢，患者先有结节性甲状腺肿多年，以后逐渐出现功能亢进症状。年龄多在 40 岁以上。腺体呈结节状肿大，两侧不对称，无眼球突出，容易发生心肌损害。③高功能腺瘤：少见，甲状腺内有单个的自主性高功能结节，结节周围的甲状腺组织呈萎缩改变。患者无眼球突出。放射性碘扫描显示结节的聚碘量增加，呈现"热结节"。

（一）病因

目前认为原发性甲亢是一种自身免疫性疾病。除了自身免疫以外，精神因素、遗传、交感神经刺激等均与本病的发生有关。继发性甲亢和高功能腺瘤的发病原因未完全明确，患者血中长效甲状腺刺激激素的浓度不高，可能与结节本身自主性分泌紊乱有关。

（二）临床表现

甲亢是全身性疾病，各个系统均可有异常。典型表现有甲状腺激素分泌过多综合征、甲状腺肿大及眼征三大主要表现。

1.甲状腺激素分泌过多综合征

由于甲状腺激素分泌增多和交感神经兴奋,患者可出现高代谢综合征和各系统功能受累,表现为性情急躁、易激动、失眠、双手细微颤动、怕热多汗、皮肤潮湿;食欲亢进却体重减轻、肠蠕动亢进和腹泻;女性月经失调,男性阳痿;心悸,脉快有力(脉率常在100次/分以上,休息与睡眠时仍快),脉压增大。其中脉率增快及脉压增大常作为判断病情程度和治疗效果的重要指标。合并甲状腺功能亢进性心脏病时,可出现心律失常、心脏增大和心力衰竭。

2.甲状腺肿大

呈弥漫性、对称性肿大,质地不等,无压痛,多无局部压迫症状。甲状腺触诊可有震颤,听诊时闻及血管杂音。

3.眼征

原发性甲亢患者常伴有不同程度的突眼。典型者双侧眼球突出、眼裂增宽。严重者上、下眼睑难以闭合,甚至不能盖住角膜。除此之外尚有瞬目减少;眼向下看时上眼睑不随眼球下闭;上视时无额纹出现;两眼内聚能力差;甚至伴眼睑肿胀、结膜充血水肿等表现。

(三)辅助检查

1.基础代谢率测定

用基础代谢率测定器测定,较为可靠。临床上常根据脉压和脉率计算,较简便,计算公式为:基础代谢率％＝(脉率＋脉压)－111。正常值为±10％,＋20％～＋30％为轻度甲亢,＋30％～＋60％为中度甲亢,＋60％以上为重度甲亢。为减少误差,应在清晨、空腹和静卧时测定。

2.甲状腺摄^{131}I率测定

正常甲状腺24小时内摄取的^{131}I为人体总量的30％～40％,如摄碘率增高,2小时大于25％或24小时大于50％,且摄碘高峰提前出现,均可诊断为甲亢。

3.血清中T_3、T_4的测定

有确诊价值。甲亢时T_3高于正常的4倍,T_4仅为正常的2.5倍。T_3测定对甲亢的诊断具有较高的敏感性。

(四)治疗

1.甲亢治疗的基本方法

(1)以内科治疗为主。

(2)手术治疗。

2.手术指征

(1)继发性甲亢或高功能腺瘤。

(2)中度以上的原发性甲亢。

(3)腺体较大,有压迫症状,或胸骨后甲状腺肿等类型的甲亢。

(4)内科治疗无效、复发或不能坚持长期服药。

(5)妊娠早、中期的甲亢患者有上述指征者。

3.手术禁忌证

(1)症状轻者。

(2)青少年患者。

(3)老年人或不能耐受手术者。

(五)护理评估

1.术前评估

(1)健康史:通过收集资料,评估以下内容。

①基本资料。

②目前主要的症状或体征:以便判断甲状腺疾病的种类。

③发病的缓急、持续时间与伴随症状。

④家族史、疾病史。

⑤饮食习惯和居住环境。

⑥女性患者询问月经周期是否正常。

⑦了解有无影响手术效果的因素存在。

⑧了解发病后的诊疗、护理经过,从而判断患者的发病原因。

(2)身体状况

①局部体征:如甲状腺肿大的程度;甲状腺肿块部位及患侧颈部淋巴结有无肿大和压痛;眼裂有无增宽、眼球突出等。

②全身表现:有无心悸、睡眠、进食等情况;有无体重减轻、消瘦;心、肺、肝、肾等重要器官功能等。

(3)辅助检查:甲状腺疾病常用的诊断检查方法有B超检查,核素扫描,血清中T_3、T_4测定,穿刺细胞学检查,病理切片检查。除此以外,还有判断病情或手术耐受力的检查:①测定基础代谢率。②心电图检查了解心脏功能。③颈部透视或X线了解有无气管压迫或移位。④五官科会诊,喉镜检查了解声带功能。⑤测定血清钙、磷了解甲状旁腺功能。评估患者对手术的耐受力和可能出现的并发症,以助病情判断和制订护理计划。

(4)心理-社会支持状况

①患者对疾病的认知程度,对手术及手术可能导致的并发症,自我形象失常和生理功能改变的恐惧、焦虑程度和心理承受能力。

②家属对患者的关心程度、支持力度,家庭对手术的经济承受能力。

2.术后评估

(1)术中情况:了解手术、麻醉方式与效果、病变组织切除情况、术中出血、补液、输血情况和术后诊断。

(2)全身情况:着重了解患者的生命体征是否平稳,有无出现高热、脉快、烦躁不安、呼吸困难;全身生理恢复情况等。

(3)颈部情况:了解颈部切口情况,切口是否干燥,有无渗液、渗血;引流是否通畅,引流量、性质与颜色等。

(4)术后恢复情况:了解患者术后恢复是否顺利,有无并发症发生。

(5)预后判断:根据患者的临床症状、特殊检查、手术情况和术后病理学检查结果,评估预后情况。

(六)护理诊断

1.焦虑

与担心预后、害怕手术有关。

2.自我形象紊乱

与突眼、甲状腺肿大等引起患者外貌改变有关。

3.营养失调,低于机体需要量

与机体消耗量增高有关。

4.清理呼吸道无效

与咽喉部及气管受到刺激分泌物增多,术后切口疼痛不敢咳嗽有关。

5.潜在并发症

呼吸困难和窒息、喉返神经损伤、喉上神经损伤、甲状旁腺损伤、甲状腺危象等。

(七)护理措施

1.术前护理

充分而完善的术前准备和护理是保证手术顺利进行和预防术后并发症的关键。

(1)休息与心理护理:多与患者交谈,消除顾虑和恐惧心理,避免情绪激动。精神过度紧张或失眠者,适当应用镇静药或催眠药物。保持病房安静,指导患者减少活动,适当卧床,以免体力消耗。

(2)配合术前检查:除常规检查外,还包括:①颈部摄片,了解气管有无受压或移位。②心电图检查。③喉镜检查,确定声带功能。④测定基础代谢率。

(3)用药护理:术前通过药物降低基础代谢率是甲亢患者手术准备的重要环

节。通常有以下几种方法。

①单用碘剂:a.碘剂的作用:抑制蛋白水解酶,减少甲状腺球蛋白的分解,逐渐抑制甲状腺素的释放,有助于避免甲状腺危象在术后的发生。但不准备施行手术治疗的甲亢患者不宜服用碘剂。b.常用的碘剂与用法:复方碘化钾溶液口服,从每次 3 滴、每日 3 次开始,逐日每次增加 1 滴至 16 滴,每日 3 次,并维持此剂量,直至手术。服药 2～3 周后甲亢症状得到基本控制,表现为患者情绪稳定,睡眠好转,体重增加,脉率稳定在每分钟 90 次以下,脉压恢复正常,基础代谢率＋20％以下,便可进行手术。

②硫脲类药物加用碘剂:先用硫脲类药物,待甲亢症状基本控制后停药,再单独服用碘剂 1～2 周后再行手术。由于硫脲类药物能使甲状腺肿大充血,手术时极易发生出血,增加手术困难和危险;而碘剂能减少甲状腺的血流量,减少腺体充血,使腺体缩小变硬,因此服用硫脲类药物后必须加用碘剂。

③碘剂加用硫脲类药物后再单用碘剂:少数患者服碘剂 2 周后症状改善不明显,可加服硫脲类药物,待甲亢症状基本控制、停用硫脲类药物后再继续单独服用碘剂 1～2 周后手术。在此期间应严密观察用药效果与不良反应。

④普萘洛尔单用或合用碘剂:对于不能耐受碘剂或硫脲类药物,或对此两类药物都不能耐受或无反应的患者,主张单用普萘洛尔或与碘剂合用做术前准备,每 6 小时服药 1 次,每次 20～60 mg,一般服用 4～7 天后脉率即降至正常水平。由于普萘洛尔半衰期不到 8 小时,故最后 1 次须在术前 1～2 小时服用,术后继续口服 4～7 天。术前不用阿托品,以免引起心动过速。

(4)突眼护理:突眼者注意保护眼,常滴滴眼液。外出戴墨镜以免强光、风沙及灰尘刺激;睡前用抗生素眼膏敷眼,戴黑眼罩或以油纱布遮盖,以免角膜过度暴露后干燥受损,发生溃疡。

(5)饮食护理:给予高热量、高蛋白质和富含维生素的食物,加强营养支持,纠正负氮平衡,保证术前营养;给予足够的液体摄入以补充出汗等丢失的水分,但有心脏疾病患者应避免大量摄入水,以防水肿和心力衰竭。禁用对中枢神经有兴奋作用的浓茶、咖啡等刺激性饮料,戒烟酒,勿进食富含粗纤维的食物以免增加肠蠕动而导致腹泻。

(6)其他措施:术前教会患者头低肩高体位,可用软枕每日练习数次,使机体适应术时颈过伸的体位。指导患者深呼吸,学会有效咳嗽的方法,有助于术后保持呼吸道通畅。患者接往手术室后备麻醉床,床旁备引流装置、无菌手套、拆线包及气管切开包等。

2.术后护理

(1)体位和引流:术后取平卧位,待血压平稳或全麻清醒后取半坐卧位,以利呼吸和引流。指导患者在床上变换体位、起身、咳嗽时可用手固定颈部以减少震动。术野常规放置橡皮片或胶管引流 24～48 小时,注意观察引流液的量和颜色,保持引流通畅,及时更换浸湿的敷料,估计并记录出血量。

(2)保持呼吸道通畅:鼓励和协助患者进行深呼吸和有效咳嗽,必要时行超声雾化吸入,使痰液稀释易于排出。因切口疼痛而不敢或不愿意咳嗽排痰者,遵医嘱适当给予镇痛药。

(3)并发症的观察与护理

①呼吸困难和窒息:是术后最危急的并发症。多因切口内出血压迫气管、喉头水肿、气管塌陷、痰液阻塞、双侧喉返神经损伤等原因引起。发生在术后 48 小时内。术后应严密观察患者的呼吸、脉搏、血压及切口渗血情况。如发现患者有颈部紧压感、切口大量渗血、呼吸费力、气急烦躁、心率加快、发绀等,应立即床边拆除切口缝线,敞开伤口,去除血块。如出血严重,应急送手术室彻底止血。指导、鼓励患者进行有效的咳嗽、咳痰。当痰液黏稠不易咳出时,可行雾化吸入,必要时吸痰。床边备好气管切开包及抢救药品、器械,以备气管插管或气管切开时用。

②喉返神经损伤:一侧喉返神经损伤会出现声音嘶哑;双侧喉返神经损伤会导致严重呼吸困难。术后应鼓励患者及早发音,以观察患者有无声音嘶哑,根据损伤程度给予药物、理疗、针灸等方法促进康复。

③喉上神经损伤:喉上神经外支损伤可引起声带松弛,音调降低。如损伤内支,则喉部黏膜感觉丧失,进食时,特别是饮水时易发生呛咳、误咽。术后首次进食时应在床边指导、协助患者进食,观察患者进水及流质时有无呛咳。

④甲状旁腺损伤:术后 1～3 天应密切观察患者有无面部、口唇周围、手、足针刺感和麻木感或强直感。重者可出现面肌和手足阵发性、疼痛性痉挛或手足抽搐,甚至发生喉及膈肌痉挛,引起窒息死亡。给予葡萄糖酸钙及维生素 D 或双氢速变固醇油剂口服,同时分管护士耐心向患者解释,消除其紧张情绪,指导患者限制含磷较高食物,如乳制品、鱼类、蛋黄、瘦肉等的摄入。抽搐发作时,立即遵医嘱静脉注射 10% 葡萄糖酸钙或氯化钙 10～20 mL。

⑤甲状腺危象:指危及生命的严重甲状腺功能亢进状态。术后 12～36 小时内体温在 39℃ 以上,一般解热措施无效;脉快而弱,在 120 次/分以上;大汗、烦躁、焦虑、谵妄甚至昏迷。处理措施:a.降温:应使用物理降温、退热药物、冬眠药物等综合措施,使体温控制在 37℃ 左右。b.吸氧:必要时进行辅助呼吸。c.静脉输液:以保证水、电解质和酸碱平衡。d.碘剂:口服复方碘化钾溶液 3～5 mL,紧急时将 10% 碘化钠加入葡萄糖注射液中静脉滴注。e.降低应激反应:应用肾上腺皮质激素,首选氢化可的松。f.降低组织对甲状腺素的反应:如利血平、普萘洛尔等。g.对症治疗:镇静、抗心力衰竭等。

(4)特殊药物的应用:甲亢患者术后继续服用复方碘化钾溶液,每日 3 次,从每次 16 滴开始,逐日每次减少 1 滴,直至病情平稳。年轻患者术后常口服甲状腺素,每日 30～60 mg,连服 6～12 个月,以抑制促甲状腺激素的分泌和预防复发。

(5)饮食与营养:术后清醒患者,即可给予少量温水或凉水。若无呛咳、误咽等不适,可逐步给予便于吞咽的微温流质饮食,注意饮食温度过高可使手术部位血管扩张,加重创口渗血。以后逐步过渡到半流质和软食。甲状腺手术对胃肠道功能影响很小,只是在吞咽时感觉疼痛不适,应鼓励患者少量多餐,加强营养,促进愈合。

(八)健康教育

1.康复与自我护理指导

指导患者正确面对疾病,自我控制情绪,保持心情愉快、心境平和。合理安排休息与饮食,维持机体代谢需求。鼓励患者尽可能生活自理,促进康复。

2.用药指导

说明甲亢术后继续服药的重要性并督促执行。教会患者正确服用碘剂的方法,如将碘剂滴在饼干、面包等食物上,一并服下,以保证剂量准确,减轻胃肠道不良反应。

3.复诊指导

嘱出院患者定期至门诊复查,以了解甲状腺的功能,出现心悸、手足震颤、抽搐等情况及时就诊。

二、甲状腺癌

甲状腺癌是头颈部较常见的恶性肿瘤,约占全身恶性肿瘤的 1%,女性发病率高于男性。除髓样癌外,多数甲状腺癌起源于滤泡上皮细胞。

(一)分类

按肿瘤的病理类型可分为以下四种。

1.乳头状癌

约占成人甲状腺癌的 70%,而儿童甲状腺癌一般是乳头状癌。多见于中青年女性,低度恶性,生长较缓慢,较早可出现颈淋巴结转移,但预后较好。

2.滤泡状癌

约占甲状腺癌的 15%。多见于 50 岁左右的女性,肿瘤生长较迅速,属中度恶性;可经血液转移至肺、肝、骨和中枢神经系统,预后较乳头状癌差。

3.未分化癌

占甲状腺癌的 5%～10%,多见于老年人。发展迅速,高度恶性,其中约 50%

早期即有颈淋巴结转移。肿瘤除侵犯气管、喉返神经或食管外,还常经血液转移至肺和骨,预后很差。

4.髓样癌

约占甲状腺癌的 7%,常伴家族史。来源于滤泡旁细胞(C 细胞),可分泌降钙素,瘤内有淀粉样物质沉积;较早出现淋巴结转移,且可经血行转移至肺和骨,恶性程度中等。预后比乳头状癌和滤泡状癌差,但略好于未分化癌。

(二)临床表现

发病初期多无明显症状,仅在颈部出现单个、质地硬而固定、表面高低不平、随吞咽上下移动的肿块。未分化癌肿块可在短期内迅速增大,并侵犯周围组织;因髓样癌组织可产生激素样活性物质,患者可出现腹泻、心悸、面部潮红和血清钙降低等症状,并伴其他内分泌腺体的增生。晚期癌肿除伴颈淋巴结肿大外,常因喉返神经、气管或食管受压而出现声音嘶哑、呼吸困难或吞咽困难等;若颈交感神经节受压可引起霍纳(Horner)综合征;若颈丛浅支受累可出现耳、枕和肩等处疼痛。甲状腺癌远处转移多见于扁骨(颅骨、椎骨、胸骨、盆骨等)和肺。

(三)辅助检查

1.实验室检查

除血生化和尿常规检查外,测定甲状腺功能和血清降钙素有助于髓样癌的诊断。

2.影像学检查

(1)B 超检查:可测定甲状腺大小,探测结节的位置、大小、数目及与邻近组织的关系。结节若为实质性且呈不规则反射,则恶性可能大。

(2)X 线检查:颈部 X 线摄片可了解有无气管移位、狭窄、肿块钙化及上纵隔增宽。胸部及骨骼摄片有助于排除肺和骨转移的诊断。

3.细针穿刺细胞学检查

明确甲状腺结节性质的有效方法,该诊断的正确率可达 80%以上。

4.放射性核素扫描

甲状腺癌的放射性^{131}I 或^{99m}Tc 扫描多提示为冷结节且边缘较模糊。

(四)治疗

手术切除是除未分化癌以外各型甲状腺癌的基本治疗方式,并辅助应用核素、甲状腺激素和放射外照射等治疗。手术治疗包括甲状腺本身的手术,以及颈淋巴结清扫术。甲状腺癌行次全切或全切除者应终身服用甲状腺素片,以预防甲状腺功能减退和抑制 TSH,应注意药物不良反应。未分化型甲状腺癌恶性程度高,发展迅速,常在发病 2~3 个月后出现局部压迫或远处转移症状,故对该类患者通常以外放射治疗为主,不宜手术,以免增加手术并发症和促进癌肿转移。

（五）护理评估

1.术前评估

(1)健康史和相关因素:除评估患者的一般资料,如年龄、性别等外,还应询问其是否曾患有结节性甲状腺肿或伴有其他自身免疫性疾病;了解其既往健康状况及有无手术史和相关疾病的家族史。

(2)身体状况:①局部:肿块与吞咽运动的关系;肿块的大小、形状、质地和活动度;肿块的生长速度;颈部有无肿大淋巴结。②全身:有无压迫症状,如声音嘶哑、呼吸困难、吞咽困难、Horner 综合征等;有无骨和肺转移征象;有无腹泻、心悸、脸面潮红和血清钙降低等症状;是否伴有其他内分泌腺体的增生。③辅助检查:包括基础代谢率,甲状腺摄^{131}I 率,血清 T_3、T_4 含量,核素扫描和 B 超等检查。

(3)心理-社会支持状况:①心理状态:患者常在无意中发现颈部肿块、病史短且突然,或因已存有多年的颈部肿块在短期内迅速增大,因而担忧肿块的性质和预后,表现为惶恐、焦虑和不安,故需正确了解和评估患者患病后的情绪、心情和心理变化状况。②认知程度:患者和家属对疾病、手术和预后的不同认知程度会影响患者对手术和治疗的依从性及疗效。护士对患者和家属应分别做好评估:对甲状腺疾病的认知态度;对手术的接受程度;对术后康复知识的了解程度。

2.术后评估

(1)一般情况:包括麻醉方式,手术方式,术中情况,术后生命体征、切口和引流情况等。

(2)呼吸和发音:加强对甲状腺术后患者的呼吸节律、频率和发音状况的评估,以利早期发现并发症。

(3)并发症:甲状腺术后常见并发症有呼吸困难和窒息、喉返神经损伤、喉上神经损伤和手足抽搐等。

（六）护理诊断

1.焦虑
与颈部肿块性质不明、环境改变、担心手术及预后有关。

2.潜在并发症
呼吸困难和窒息、喉返和(或)喉上神经损伤、手足抽搐等。

3.清理呼吸道无效
与咽喉部及气管受刺激、分泌物增多及切口疼痛有关。

（七）护理措施

1.术前护理

（1）心理护理:热情接待患者,介绍住院环境,告知患者有关甲状腺肿瘤及手术方面的知识,说明手术必要性及术前准备的意义;多与患者交谈,消除其顾虑和恐惧;了解其对所患疾病的感受、认识和对拟行治疗方案的想法。

（2）一般护理:指导患者进行手术体位的练习,将软枕垫于肩部,保持头低、颈过伸位,以利术中手术野的暴露。

（3）术前准备:对精神过度紧张或失眠者,遵医嘱适当应用镇静药或催眠药物,使其处于接受手术的最佳身心状态。

2.术后护理

（1）一般护理:①体位:患者回病室后取平卧位,待其血压平稳或全麻清醒后取高坡卧位,以利呼吸和引流。②饮食:颈丛麻醉者,术后6小时起可进少量温或凉流质,禁忌过热流质,以免诱发手术部位血管扩张,加重创口渗血。③对手术范围较大,如行颈淋巴结清扫术者,可遵医嘱给予适量镇痛剂,以减轻患者因切口疼痛而不敢或不愿意咳嗽排痰的现象,以保持呼吸道通畅和预防肺部并发症。

（2）病情观察:①监测患者的生命体征,尤其是呼吸、脉搏的变化。②了解患者术后发音和吞咽情况,及早发现甲状腺术后常见并发症,一旦发生并发症,及时通知医师并配合抢救。③保持创面敷料清洁无渗出,及时更换潮湿敷料,并估计渗血量。④妥善固定颈部引流管,保持引流通畅;观察并记录引流液的量、颜色及性状。

（3）心理护理:根据患者术后病检结果,疏导患者,调整心态,配合后续治疗。

（八）健康教育

1.功能锻炼

为促进颈部功能恢复,术后患者在切口愈合后可逐渐进行颈部活动,直至出院后3个月。颈淋巴结清扫术者,因斜方肌不同程度受损,功能锻炼尤为重要,故在切口愈合后即应开始肩关节和颈部的动能锻炼,并随时保持患侧上肢高于健侧的体位,以防肩下垂。

2.治疗

甲状腺全切除者应遵医嘱坚持服用甲状腺素制剂,以预防肿瘤复发;术后需加行放射治疗者,应遵医嘱按时治疗。

3.随访

教会患者颈部自行体检的方法;患者出院后须定期随访,复诊颈部、肺部和甲状腺功能等。若发现结节、肿块或异常应及时就诊。

第二节　乳腺疾病

成年女性乳房是两个半球形的性征器官,位于胸大肌浅面,约在第 2 肋骨和第 6 肋骨水平的浅筋膜浅层和深层之间。外上方形成乳腺,腋尾部伸向腋窝。乳头位于乳房的中心,周围的色素沉着区称为乳晕。

每侧乳腺有 15~20 个腺叶,每个腺叶分成很多乳腺小叶,乳腺小叶由小乳管和腺泡组成,是乳腺的基本单位。每一腺叶有其单独的导管,腺叶和导管均以乳头为中心呈放射状排列。小乳管汇至乳管,乳管开口于乳头,乳管靠近开口处的 1/3 段略为膨大,称为输乳管窦,是乳管内乳头状瘤的好发部位。腺叶、小叶和腺泡之间有结缔组织间隔,腺叶间还有与皮肤垂直的纤维束,上连浅筋膜浅层,下连浅筋膜深层,称为 Cooper 韧带(乳房悬韧带)。

乳腺是许多内分泌腺的靶器官,其生理活动受垂体、卵巢和肾上腺皮质等分泌的激素影响。妊娠及哺乳时乳腺明显增生,腺管延长,腺泡分泌乳汁。哺乳期后,乳腺又处于相对静止状态。平时,育龄期妇女在月经周期的不同阶段,乳腺的生理状态在各激素影响下,呈周期性变化。绝经后腺体逐渐萎缩,被脂肪组织替代。

乳房的淋巴网非常丰富,其淋巴液输出有 4 个途径:①乳房大部分淋巴液经胸大肌外侧缘淋巴管回流至腋窝淋巴结,再流向锁骨下淋巴结。②部分乳房内侧的淋巴液通过肋间淋巴管流向胸骨旁淋巴结(在第 1、第 2、第 3 肋间比较恒定存在)。③两侧乳房间皮下存在交通淋巴管,一侧乳房的淋巴液可流向另一侧。④乳房深部的淋巴网可沿腹直肌鞘和肝镰状韧带通向肝。

一、急性乳房炎

急性乳房炎指乳房的急性化脓性感染。多发生于产后哺乳期妇女,以初产妇最为常见,好发于产后 3~4 周。致病菌主要为金黄色葡萄球菌,少数为链球菌。

(一)病因

1.乳汁淤积

乳汁淤积有利于入侵细菌的生长繁殖。引起乳汁淤积的主要原因有以下三点。

(1)乳头发育不良(过小或凹陷):妨碍正常哺乳。

(2)乳汁过多或婴儿吸乳过少:以致不能完全排空乳汁。

(3)乳管不通畅:影响乳汁排出。

2.细菌入侵

乳头破损或皲裂是使细菌沿淋巴管入侵感染的主要原因。婴儿患口腔炎或含乳头睡眠,易使细菌直接侵入乳管,上行至腺小叶而致感染。

(二)临床表现

1.局部

患侧乳房胀痛,局部红、肿、热,并有压痛性肿块。常伴患侧腋窝淋巴结肿大和触痛。

2.全身

随炎症发展,患者可有寒战、高热和脉搏加快。

(三)辅助检查

1.实验室检查

血常规检查示,白细胞计数及中性粒细胞比例升高。

2.诊断性穿刺

在乳房肿块波动最明显的部位或压痛最明显的区域穿刺,抽到脓液表示脓肿已形成,脓液应做细菌培养及药物敏感试验。

(四)治疗

控制感染,排空乳汁。脓肿形成前主要以抗菌药物等治疗为主;脓肿形成后,则需及时行脓肿切开引流。

1.非手术处理

(1)局部处理:①患乳停止哺乳,排空乳汁。②热敷、药物外敷或理疗,以促进炎症的消散;外敷药可用金黄散或鱼石脂软膏;局部皮肤水肿明显者,可用 25％硫酸镁溶液湿热敷。

(2)抗感染

①抗菌药物:原则为早期、足量应用抗菌药物。首选青霉素类抗菌药物,或根据脓液的细菌培养和药物敏感试验结果选用。由于抗菌药物可被分泌至乳汁,故应避免使用对婴儿有不良影响的抗菌药物,如四环素、氨基糖苷类、磺胺药和甲硝唑等。

②中药治疗:服用清热解毒类中药。

③终止乳汁分泌:感染严重、脓肿引流后或并发乳瘘者应终止乳汁分泌。常用方法:a.口服溴隐亭 1.25 mg,每日 2 次,服用 7～14 天;或己烯雌酚 1～2 mg,每日 3 次,共 2～3 天。b.肌内注射苯甲酸雌二醇,每次 2 mg,每日 1 次,至乳汁分泌停止。c.中药炒麦芽,每日 60 mg 水煎,分 2 次服用,共 2～3 天。

2.手术处理

脓肿切开引流。脓肿形成后,应及时做脓肿切开引流。脓肿切开引流时应注意:①切口呈放射状,以避免损伤乳管发生乳瘘;乳晕部脓肿可沿乳晕边缘做弧形切口;乳房深部或乳房后脓肿可在乳房下缘做弓形切口。②分离多房脓肿的房间隔膜以利引流。③为保证引流通畅,引流条应放在脓腔最低部位,必要时另加切口做对口引流。

(五)护理诊断

1.疼痛

与乳房炎症、肿胀、乳汁淤积有关。

2.体温过高

与乳房炎症有关。

3.焦虑

与担心婴儿喂养有关。

(六)护理措施

1.缓解疼痛

(1)防止乳汁淤积:患乳暂停哺乳,定时用吸乳器吸净或挤净乳汁。

(2)局部托起:用宽松的胸罩托起乳房,以减轻疼痛和减轻肿胀。

(3)局部热敷、药物外敷或理疗:以促进局部血循环和炎症的消散;局部皮肤水肿明显者,可用 25％硫酸镁溶液湿热敷。

2.控制体温和感染

(1)控制感染:遵医嘱早期应用抗菌药物。

(2)病情观察:定时测量体温、脉搏、呼吸,监测血白细胞计数及分类变化,必要时做血培养及药物敏感试验。

(3)采取降温措施:高热者,予以物理降温,必要时遵医嘱应用解热镇痛药物。

(4)脓肿切开引流后的护理:保持引流通畅,定时更换切口敷料。

3.心理护理

向患者及家属说明病情变化及有关治疗方法、护理措施的意义,进行有效沟通及心理疏导,稳定患者的情绪,使其能积极配合治疗。

(七)健康教育

(1)保持乳头和乳晕清洁:在妊娠期经常用肥皂及温水清洗两侧乳头,妊娠后期每日清洗一次;产后每次哺乳前后均需清洗乳头,保持局部清洁和干燥。

(2)纠正乳头内陷:经常挤捏、提拉乳头以矫正乳头内陷。

(3)养成良好的哺乳习惯:定时哺乳,每次哺乳时应将乳汁吸净,如有乳汁淤积,应及时用吸乳器或手法按摩排空乳汁。养成婴儿不含乳头睡眠的良好习惯。

(4)保持婴儿口腔卫生,及时治疗婴儿口腔炎。

(5)及时处理乳头破损:乳头、乳晕破损或皲裂时暂停哺乳,用吸乳器吸出乳汁哺乳婴儿;局部用温水清洗后涂以抗菌药软膏,待愈合后再行哺乳;症状严重时应及时诊治。

二、乳腺囊性增生病

乳腺囊性增生病是女性多发病,常见于育龄妇女,是乳腺组织的良性增生,病理形态复杂,增生可发生于腺管周围并伴有大小不等的囊肿形成;也可发生于腺管内,表现为不同程度的乳头状增生伴乳管囊性扩张,也有发生在小叶实质者,主要为乳管及腺泡上皮增生。本病是否有癌变可能,目前尚有争议,但有资料表明,乳腺上皮不典型增生属于癌前病变,与部分乳腺癌的发生有关。

(一)病因

本病的发生与内分泌失调有关。一是体内雌、孕激素比例失调,黄体素分泌减少,雌激素量增多导致乳腺实质增生过度和复旧不全;二是部分乳腺实质中女性雌激素受体的质与量的异常,致乳腺各部分发生不同程度的增生。

(二)临床表现

1.乳房疼痛

特点是胀痛,具有周期性,表现为月经来潮前疼痛加重,月经来潮后减轻或消失,有时整个月经周期都有疼痛。

2.乳房肿块

一侧或双侧乳腺有弥漫性增厚,可呈局限性改变,多位于乳房外上象限,轻度触痛;也可分散于整个乳腺。肿块呈结节状或片状,大小不一,质韧而不硬,增厚区与周围乳腺组织分界不明显。

3.乳头溢液

少数患者可有乳头溢液,呈黄绿色或血性,偶为无色浆液。

(三)辅助检查

钼钯X线摄片、B超或活组织病理学检查等均有助于本病的诊断。

(四)治疗

1.非手术治疗

主要是观察、随访和药物治疗。观察期间可用中医中药调理,或口服乳康片、乳康宁等;抗雌激素治疗仅在症状严重时采用,可口服他莫昔芬。由于本病有恶变可能,应嘱患者每隔2~3个月到医院复查,有对侧乳腺癌或有乳腺癌家族史者应密切随访。

2.手术治疗

病变局限者,可予以局部切除;对有乳腺癌家族史者,或病理检查发现上皮细胞增生活跃者,则以乳房单纯切除为宜;已证实癌变者,须立即行乳腺癌根治术,或根据病理分型、疾病分期及辅助治疗条件综合确定处理方式。

(五)护理诊断

1.疼痛

与内分泌失调致乳腺实质过度增生有关。

2.焦虑或恐惧

与担心癌变及疾病预后有关。

3.知识缺乏

缺乏乳房保健知识。

(六)护理措施

(1)心理护理:解释疼痛发生的原因,消除患者的思想顾虑,使其保持心情舒畅。

(2)指导患者用宽松乳罩托起乳房。

(3)指导患者按医嘱服用中药调理或其他对症治疗药物。

(4)告知患者定期复查和乳房自我检查,以便及时发现恶变。

三、乳房肿瘤

(一)乳腺纤维腺瘤

乳腺纤维腺瘤是女性常见的乳房良性肿瘤,好发年龄为20~25岁。

1.病因

本病的发生与雌激素的作用活跃密切相关。

2.临床表现

主要为无痛性乳房肿块。肿块多发生于乳房外上象限,约75%为单发,少数为多发。肿块增长缓慢,质似硬橡皮球的弹性感,表面光滑,易于推动。月经周期对肿块大小的影响不大。患者常无自觉症状,多为偶然扪及。

3.治疗

乳腺纤维腺瘤虽属良性,但有恶变可能,故手术切除是唯一有效的治疗方法。由于妊娠可使纤维腺瘤增大,所以妊娠前后发现的乳腺纤维腺瘤一般应手术切除。手术切除的肿块必须常规做病理学检查。

4.护理诊断

(1)知识缺乏:缺乏乳腺纤维腺瘤诊治的相关知识。

(2)焦虑或恐惧:与担心发生乳腺癌有关。

5.护理措施

(1)告知患者乳腺纤维腺瘤的病因及治疗方法。

(2)行肿瘤切除术后,嘱患者保持切口敷料清洁、干燥。

(3)暂不手术者应密切观察肿块的变化,明显增大者应及时到医院诊治。

(二)乳管内乳头状瘤

乳管内乳头状瘤多见于40~50岁妇女。75％发生在乳管近乳头的壶腹部,瘤体很小,且有很多壁薄的血管,容易出血。乳管内乳头状瘤属良性,但有恶变的可能,恶变率为6％~8％。

1.临床表现

一般无自觉症状,乳头溢血性液体为主要表现。因瘤体小,常不能触及;偶可在乳晕区扪及质软、可推动的小肿块,轻压此肿块,常可见乳头溢出血性液体。

2.治疗

诊断明确者以手术治疗为主,行乳腺区段切除并做病理学检查,若有恶变应施行根治性手术。

3.护理诊断

(1)知识缺乏:缺乏乳管内乳头状瘤诊治的相关知识。

(2)焦虑:与担心发生乳腺癌有关。

4.护理措施

(1)告知患者乳头溢液的病因、手术治疗的必要性,解除患者的思想顾虑。

(2)术后保持切口敷料清洁、干燥,按时回院换药。

(3)告知患者定期回院复查。

(三)乳腺癌

乳腺癌是女性最常见的恶性肿瘤之一。在我国占全身各种恶性肿瘤的7％~10％。国家癌症中心2017年最新统计数据表明,乳腺癌已成为女性发病率第一的恶性肿瘤。

1.病因

乳腺癌的病因尚不清楚。目前认为与下列因素有关:①雌酮和雌二醇:与乳腺癌的发生直接相关。20岁以前本病少见,20岁以后发病率迅速上升,45~50岁较高,绝经后发病率继续上升,可能与年老者雌酮含量升高相关。②乳腺癌家族史:一级亲属中有乳腺癌病史者,发病危险性是普通人群的2~3倍。③内分泌因素:月经初潮早、绝经年龄晚、不孕、初次足月产年龄较大、未哺乳者发病机会增加。④乳房良性疾病:乳房良性疾病与乳腺癌的关系尚有争论,多数认为乳腺小叶上皮高度增生或不典型增生可能与乳腺癌发病有关。⑤饮食因素:营养过剩、肥胖、高脂肪饮食可增加乳腺癌的发病机会。⑥环境因素和生活方式:北美、北欧地区乳腺癌的发病率为亚洲地区的4倍。

2.病理

(1)病理分型:根据乳腺癌的病理特点分型。

①非浸润性癌:包括导管内癌(癌细胞未突破导管壁基底膜)、小叶原位癌(癌细胞未突破末梢乳管或腺泡基底膜)及乳头湿疹样乳腺癌。此型属早期,预后较好。

②早期浸润性癌:包括早期浸润性导管癌(癌细胞突破管壁基底膜,向间质浸润),早期浸润性小叶癌(癌细胞突破末梢乳管或腺泡基底膜;向间质浸润,但未超过小叶范围)。此期仍属早期,预后较好。

③浸润性特殊癌:包括乳头状癌、髓样癌(伴大量淋巴细胞浸润)、小管癌(高分化腺癌)、腺样囊性癌、黏液腺癌、大汗腺样癌、鳞状细胞癌等。此型一般分化较高,预后尚好。

④浸润性非特殊癌:包括浸润性小叶癌、浸润性导管癌、硬癌、髓样癌(无大量淋巴细胞浸润)、单纯癌、腺癌等。此型一般分化较低,预后较上述类型差,且是乳腺癌中最常见的类型,占70%～80%。

⑤其他罕见癌或特殊类型乳腺癌:炎性乳腺癌和乳头湿疹样乳腺癌。

(2)转移途径:主要有局部浸润、淋巴转移和血行转移。

①局部浸润:癌细胞沿导管或筋膜间隙蔓延,继而浸润皮肤、胸肌、胸膜等周围组织。

②淋巴转移:主要途径有以下两条。a.癌细胞经胸大肌外侧淋巴管→同侧腋窝淋巴结→锁骨下淋巴结→锁骨上淋巴结→胸导管(左)或右淋巴导管→静脉→远处转移。b.癌细胞沿内侧淋巴管→胸骨旁淋巴结→锁骨上淋巴结,再经同样途径侵入静脉血流而发生远处转移。

③血行转移:癌细胞可经淋巴途径进入静脉,也可直接侵入血液循环而致远处转移。早期乳腺癌亦可发生血行转移。最常见的远处转移部位依次为肺、骨和肝。

3.临床表现

(1)乳房肿块:早期表现为患侧乳房无痛性、单发小肿块,患者多在无意中(洗澡、更衣)发现。肿块多位于乳房外上象限,质硬、表面不甚光滑,与周围组织分界不清,不易推动。

(2)乳房外形改变:乳房肿瘤增大可致乳房局部隆起。若肿瘤累及乳房Cooper韧带,可使其缩短而致肿瘤表面皮肤凹陷,即所谓"酒窝征"。邻近乳头或乳晕的癌肿因侵及乳管使之缩短,将乳头牵向癌肿一侧,可使乳头扁平、回缩、内陷。若皮下淋巴管被癌细胞堵塞,可引起淋巴回流障碍,出现真皮水肿,乳房皮肤呈"橘皮样改变"。乳腺癌发展至晚期,癌肿侵入胸膜和胸肌时,使得肿块固定于胸壁而不易推动。若癌细胞侵犯大片乳房皮肤,皮肤表面出现多个坚硬小结或条索,如卫星一般围绕原发病灶,称为"卫星结节"。有时癌肿侵犯皮肤并破溃形成溃疡,常有恶臭,易出血。

(3)转移征象

①淋巴转移:最初多见于患侧腋窝。肿大淋巴结先是少数散在,质硬、无痛、可被推动,继之数目增多并融合成团,甚至与皮肤或深部组织粘连。

②血行转移:乳腺癌转移至肺、骨、肝时,可出现相应受累器官的症状。肺转移者可出现胸痛、气急,骨转移者可出现局部疼痛,肝转移者可出现肝大或黄疸。

(4)特殊类型乳腺癌的临床表现。

①炎性乳腺癌:多见于年轻女性。表现为患侧乳房皮肤红、肿、热且硬,犹似急性炎症,但无明显肿块。癌肿迅速浸润整个乳房,常可累及对侧乳房。该型乳腺癌恶性程度高,早期即发生转移,预后极差,患者常在发病数月内死亡。

②乳头湿疹样乳腺癌(Paget 病):少见,恶性程度低,发展慢。乳头有瘙痒、烧灼感,之后出现乳头和乳晕区皮肤发红、糜烂、潮湿,如同湿疹样,进而形成溃疡;有时覆盖黄褐色鳞屑样痂皮,病变皮肤较硬。部分患者于乳晕区可扪及肿块。腋窝淋巴结转移晚。

4.临床分期

乳腺癌的临床分期多采用国际抗癌联盟(UICC)建议的 T(原发癌肿)、N(区域淋巴结)、M(远处转移)分期法。简要如下。

(1)原发肿瘤

T_x:原发肿瘤情况不详细。

T_0:原发肿瘤未扪及。

Tis:原位癌包括导管内癌、小叶原位癌、无肿块的乳头 Paget 病(伴有肿块的 Paget 病根据肿瘤大小分类)。

T_1:肿瘤最大直径≤2 cm。

T_2:肿瘤最大直径>2 cm,但≤5 cm。

T_3:肿瘤最大直径>5 cm。

T_4:任何大小的肿瘤,直接侵犯胸壁或皮肤(胸壁包括肋骨、肋间肌、前锯肌,不包括胸肌)。炎性乳腺癌亦属之。

(2)区域淋巴结

N_x:局部淋巴结情况不详。

N_0:同侧腋窝淋巴结未扪及。

N_1:同侧腋窝淋巴结肿大,尚可活动。

N_2:同侧腋窝淋巴结肿大,相互融合或与其他组织粘连固定。

N_3:同侧胸骨旁淋巴结转移,或同侧锁骨上淋巴结转移。

(3)远处转移

M_0:无远处转移。

M_1:有远处转移。

(4)分期

0 期:$T_{is}N_0M_0$。

Ⅰ期:$T_1N_0M_0$。

Ⅱ期:$T_{0\sim1}N_1M_0$,$T_2N_{0\sim1}M_0$,$T_3N_0M_0$。

Ⅲ期:$T_{0\sim2}N_2M_0$,$T_3N_{1\sim2}M_0$,T_4 任何 NM_0,任何 TN_3M_0。

Ⅳ期:包括 M_1 的任何 TN。

5.辅助检查

(1)影像学检查

①X 线检查:乳房钼靶 X 线摄片可作为乳腺癌的普查方法,是早期发现乳腺癌最有效的方法。可发现乳房内密度增高的肿块影,边界不规则,或呈毛刺状,或见细小钙化灶。

②B 超检查:能清晰显示乳房各层次软组织结构及肿块的形态和质地,能显示直径在0.5 cm 以上的乳房肿块。

(2)细胞学和活组织病理学检查:对疑为乳腺癌者,可用以下方法。

①细针穿刺肿块:将抽吸出的细胞做细胞学诊断。

②用空芯针穿刺肿块:将取出的肿瘤组织做病理学检查。

③完整切下肿块连同周围乳腺组织做快速病理学检查。

(3)乳腺导管内镜检查:可直接观察患者乳腺导管上皮及导管腔内的情况,提高了乳头溢液患者病因诊断的准确性,并对病变导管准确定位,给手术治疗提供极大的帮助。

6.治疗

手术治疗为主,辅以化学药物、放射、内分泌、生物等综合治疗措施。

(1)手术治疗:最根本的治疗方法。手术适应证为 TNM 分期的 0、Ⅰ、Ⅱ期及部分Ⅲ期患者。已有远处转移、全身情况差、主要脏器有严重疾病及不能耐受手术者属手术禁忌。1894 年 Halsted 提出的乳腺癌根治术是治疗乳腺癌的标准术式,20 世纪 50 年代扩大根治术问世,但发现扩大手术范围对术后生存率并无明显改善,目前主张缩小手术范围,同时加强术后综合辅助治疗。

①乳腺癌改良根治术:有两种术式,一种是保留胸大肌,切除胸小肌;另一种是保留胸大、小肌。该术式适用于Ⅰ、Ⅱ期乳腺癌患者。由于该术式保留了胸肌,术

后外观效果好,目前已成为常用的手术方式。

②保留乳房的乳腺癌切除术:完整切除肿块及肿块周围1~2 cm的组织,并行腋窝淋巴结清扫。术后必须辅以放疗、化疗。适用于Ⅰ、Ⅱ期乳腺癌患者。

③乳腺癌根治术:切除整个乳房、胸大肌、胸小肌、腋窝及锁骨下淋巴结。适用于局部晚期乳腺癌,中、高位腋窝淋巴结转移或肿瘤浸润胸大肌、胸小肌的患者。

④单纯乳房切除术:切除整个乳房,包括腋尾部及胸大肌筋膜。适宜于原位癌、微小癌及年迈体弱不宜做根治术或晚期乳腺癌尚能局部切除者。

⑤乳腺癌扩大根治术:在传统根治术的基础上再行胸廓内动、静脉及其周围淋巴结(即胸骨旁淋巴结)清除术。该术式目前较少应用。

(2)化学药物治疗:重要的全身性辅助治疗,可以提高生存率。一般主张术后早期应用,治疗期为6个月左右,能达到杀灭亚临床转移灶的目的。常用的化疗药物有环磷酰胺(C)、甲氨蝶呤(M)、氟尿嘧啶(F)、阿霉素(A)、表柔比星(E)、紫杉醇类如紫杉醇(T)等。传统联合化疗方案有CMF、CAF,目前临床常用CAF、CEF、AT等。术前化疗(新辅助化疗)目前多用于Ⅲ期病例,可探测肿瘤对化疗药物的敏感性,并使肿瘤缩小,降低临床分期。

(3)内分泌治疗

①他莫昔芬:最常用的药物,可降低乳腺癌术后复发及转移,同时可减少对侧乳腺癌的发生率;适用于雌激素受体(ER)、孕酮受体(PgR)阳性的绝经妇女。他莫昔芬的用量为每日20 mg,至少服用3年,一般为5年。该药的主要不良反应有潮热、恶心、呕吐、静脉血栓形成、眼部不良反应、阴道干燥或分泌物多。

②芳香化酶抑制药(如来曲唑等):能抑制肾上腺分泌的雄激素转变为雌激素过程中的芳香化环节,从而降低雌二醇水平,达到治疗乳腺癌的目的。适用于ER受体阳性的绝经后妇女。

③卵巢去势治疗:包括药物、手术或放射去势,目前临床少用。

(4)放射治疗:属局部治疗手段。可降低Ⅱ期以上患者的局部复发率。

(5)生物治疗:近年临床上推广应用的曲妥珠单抗注射液,通过转基因技术,对HER2过度表达的乳腺癌患者有一定效果。

7.护理评估

(1)术前评估

①健康史及相关因素:患者的月经史、孕育史、哺乳情况、饮食习惯、生活环境等;既往有无患乳房良性肿瘤;有无乳腺癌家族史。

②身体状况

a.局部:乳房外形和外表:两侧乳房的形状、大小是否对称,乳头是否在同一水平,近期有无出现一侧乳头内陷的现象;乳房浅表静脉是否扩张;乳房皮肤有无红、肿及橘皮样改变,乳头和乳晕有无糜烂。乳房肿块:了解有无乳房肿块,肿块大小、质地和活动度,肿块与深部组织的关系,表面是否光滑、边界是否清楚;有无局限性隆起或凹陷等改变情况。

b.全身:有无癌症远处转移的征象,如锁骨上、腋窝淋巴结和其他部位有无肿大淋巴结,淋巴结的位置、大小、数目、质地及活动性;有无肺、骨和肝转移的征象。全身的营养状况以及心、肺、肝、肾等重要器官的功能状态。

辅助检查:包括特殊检查及与手术耐受性有关的检查结果。

c.心理-社会支持状况:患者面对恶性肿瘤对生命的威胁、不确定的疾病预后、乳房缺失致外形受损、各种复杂而痛苦的治疗(手术、放疗、化疗、内分泌治疗等)、婚姻生活可能受影响等问题所产生的心理反应,如焦虑、恐惧程度,能否很好地应对;患者对拟采取的手术方式以及手术后康复锻炼知识的了解和掌握程度;家属尤其是配偶对本病及其治疗、疾病预后的认知程度及心理承受能力。

(2)术后评估:皮瓣和切口愈合情况;有无皮下积液;患侧上肢有无水肿、肢端血液循环情况、患肢功能锻炼计划的实施情况及肢体功能恢复情况;患者对康复期保健和疾病相关知识的了解和掌握程度。

8.护理诊断

(1)焦虑或恐惧:与对癌症的恐惧、担心预后、担心乳房缺失、害怕死亡等有关。

(2)自我形象紊乱:与手术切除乳房和术后瘢痕形成等有关。

(3)有组织完整性受损的危险:与留置引流管、患侧上肢淋巴引流不畅、头静脉被结扎、腋静脉栓塞或感染有关。

(4)知识缺乏:缺乏有关术后患肢功能锻炼等的知识。

9.护理措施

(1)做好心理护理,让患者正确对待手术引起的自我形象改变:护理人员应有针对性地进行心理护理,多了解和关心患者,向患者和家属耐心解释手术的必要性和重要性,鼓励患者表述手术创伤对自己今后角色的影响,介绍患者与曾接受过类似手术且已经痊愈的妇女联系,通过成功者的现身说法帮助患者度过心理调适期,使之相信一侧乳房切除将不影响正常的家庭生活、工作和社交;告知患者今后行乳房重建的可能,鼓励其树立战胜疾病的信心,以良好的心态面对疾病和治疗。对已婚患者,应同时对其丈夫进行心理辅导,鼓励夫妻双方坦诚相待,让丈夫认识其手术的必要性和重要性以及手术对患者的影响,取得丈夫的理解、关心和支持,并能接受妻子手术后身体形象的改变。

(2)促进伤口愈合,预防术后并发症。

①术前严格备皮:对手术范围大、需要植皮的患者,除常规备皮外,同时做好供皮区(如腹部或同侧大腿区)的皮肤准备。乳房皮肤溃疡者,术前每日换药至创面

好转,乳头凹陷者应清洁局部。

②体位:术后麻醉清醒、血压平稳后取半坐卧位,以利呼吸和引流。

③加强病情观察:术后严密观察生命体征的变化,观察切口敷料渗血、渗液情况,并予以记录。乳腺癌扩大根治术有损伤胸膜可能,患者若感胸闷、呼吸困难,应及时报告医师,以便早期发现和协助处理肺部并发症,如气胸等。

④加强伤口护理:保持皮瓣血供良好。a.手术部位用弹性绷带加压包扎,使皮瓣紧贴胸壁,防止积液积气。包扎松紧度以能容纳一手指、维持正常血运、不影响患者呼吸为宜。b.观察皮瓣颜色及创面愈合情况。正常皮瓣的温度较健侧略低,颜色红润,并与胸壁紧贴;若皮瓣颜色黯红,则提示血液循环欠佳,有可能坏死,应报告医生及时处理。c.观察患侧上肢远端血液循环情况,若手指发麻、皮肤发绀、皮温下降、动脉搏动不能扪及,提示腋窝部血管受压,应及时调整绷带的松紧度。d.绷带加压包扎一般维持7~10天,包扎期间告知患者不能自行松解绷带,瘙痒时不能将手指伸入敷料下搔抓。若绷带松脱,应及时重新加压包扎。

⑤维持有效引流:乳腺癌根治术后,皮瓣下常规放置引流管并接负压吸引,以便及时、有效地吸出残腔内的积液、积血,并使皮肤紧贴胸壁,从而有利于皮瓣愈合。护理时应注意以下五点。a.保持有效的负压吸引:负压吸引的压力大小要适宜。若负压过高会使引流管腔瘪陷,导致引流不畅;过低则不能达到有效引流的目的,易致皮下积液、积血。若引流管外形无改变,但未闻及负压抽吸声,应观察连接是否紧密,压力调节是否适当。b.妥善固定引流管:引流管的长度要适宜,患者卧床时将其固定于床旁,起床时固定于上身衣服。c.保持引流通畅:防止引流管受压和扭曲。引流过程中若有局部积液、皮瓣不能紧贴胸壁且有波动感,应报告医师,及时处理。d.观察引流液的颜色和量:术后1~2天,每日引流血性液50~200 mL,以后颜色量逐渐变淡、减少。e.拔管:术后4~5日,每日引流液转为淡黄色、量少于10~15 mL,创面与皮肤紧贴,一手指按压伤口周围皮肤无空虚感,即可考虑拔管。若拔管后仍有皮下积液,可在严格消毒后抽液并局部加压包扎。f.预防患侧上肢肿胀:患侧上肢肿胀是患侧腋窝淋巴结切除、头静脉被结扎、腋静脉栓塞、局部积液或感染等因素导致的上肢淋巴回流不畅、静脉回流障碍引起的。护理方法如下。第一,勿在患侧上肢测血压、抽血、做静脉或皮下注射等。第二,指导患者保护患侧上肢:平卧时患肢下方垫枕抬高10°~15°,肘关节轻度屈曲;半坐卧位时屈肘90°放于胸腹部;下床活动时用吊带托或用健侧手将患肢抬高于胸前;需他人扶持时只能扶健侧,以防腋窝皮瓣滑动而影响愈合;避免患肢下垂过久。第三,按摩患侧上肢或进行握拳、屈、伸肘运动,以促进淋巴回流。肢体肿胀严重者,可戴弹力袖促进淋巴回流;局部感染者,及时应用抗菌药物治疗。

(3)指导患者做患侧肢体功能锻炼:由于手术切除了胸部肌肉、筋膜和皮肤,使患侧肩关节活动明显受限制。随时间推移,肩关节挛缩可导致冰冻肩。术后加强肩关节活动可增强肌肉力量,松解和预防粘连,最大限度地恢复肩关节的活动范围。为减少和避免术后残疾,鼓励和协助患者早期开始患侧上肢的功能锻炼。

①术后 24 小时内:活动手指及腕部,可做伸指、握拳、屈腕等锻炼。

②术后 1～3 天:进行上肢肌肉的等长收缩,利用肌肉泵作用促进血液、淋巴回流;可用健侧上肢或他人协助患侧上肢进行屈肘、伸臂等锻炼,逐渐过渡到肩关节的小范围前屈、后伸运动(前屈小于 30°,后伸小于 15°)。

③术后 4～7 天:患者可坐起,鼓励患者用患侧手洗脸、刷牙、进食等,并做以患侧手触摸对侧肩部及同侧耳朵的锻炼。

④术后 1～2 周:术后 1 周皮瓣基本愈合后,开始做肩关节活动,以肩部为中心,前后摆臂。术后 10 天左右皮瓣与胸壁黏附已较牢固,循序渐进地做抬高患侧上肢(将患侧的肘关节伸屈、手掌置于对侧肩部,直至患侧肘关节与肩平)、手指爬墙(每日标记高度,逐渐递增幅度,直至患侧手指能高举过头)、梳头(以患侧手越过头顶梳对侧头发、扪对侧耳朵)等的锻炼。指导患者做患肢功能锻炼时应注意锻炼的内容和活动量应根据患者的实际情况而定,一般以每日 3～4 次,每次 20～30 分钟为宜;应循序渐进,功能锻炼的内容应逐渐增加;术后 7～10 天内不外展肩关节,不要以患侧肢体支撑身体,以防皮瓣移动而影响创面愈合。

10.健康教育

(1)活动:术后近期避免用患侧上肢搬动、提取重物,继续行功能锻炼。

(2)避孕:术后 5 年内应避免妊娠,以免促使乳腺癌复发。

(3)放疗或化疗:放疗期间应注意保护皮肤,出现放射性皮炎时及时就诊;放疗、化疗期间因抵抗力低,应少到公共场所,以减少感染机会;加强营养,多食高蛋白质、高维生素、高热量、低脂肪的食物,以增强机体的抵抗力。

(4)义乳或假体:为患者提供改善自我形象的方法。

①介绍假体的作用和应用。

②出院时暂佩戴无重量的义乳(有重量的义乳在治愈后佩带),乳房硕大者,为保持体态匀称,待伤口一期愈合后即可佩带有重量的义乳。

③避免衣着过度紧身。

④根治后 3 个月可行乳房再造术,但有肿瘤转移或乳腺炎者,严禁假体植入。

(5)乳房自我检查:20 岁以上的女性应每月自查乳房一次,宜在月经干净后4～7 天进行。乳房自查方法如下。

①视诊:站在镜前取各种姿势(两臂放松垂于身体两侧、向前弯腰或双手上举置于头后),观察双侧乳房的大小和外形是否对称;有无局限性隆起、凹陷或皮肤橘皮样改变;有无乳头回缩或抬高。

②触诊：仰卧，肩下垫软薄枕，被查侧的手臂枕于头下，使乳房完全平铺于胸壁。对侧手指并拢后放于乳房，从乳房外上象限开始检查，依次为外上、外下、内下、内上象限，然后检查乳头、乳晕，最后检查腋窝注意有无肿块，乳头有无溢液。若发现肿块和乳头溢液，应及时到医院做进一步检查。

第三节　胸部损伤

一、肋骨骨折

肋骨骨折是指肋骨的完整性和连续性中断，是最常见的胸部损伤。肋骨骨折可分为单根或多根骨折，同一肋骨也可有一处或多处骨折。肋骨骨折多见于第4～7肋，因其长而薄，最易折断；第1～3肋因较粗短，且有锁骨、肩胛骨及胸肌保护而较少发生骨折，但一旦骨折，常提示致伤暴力巨大；第8～10肋虽然长，但其前端肋软骨形成肋弓，与胸骨相连，弹性大，不易骨折；第11～12肋前端不固定而且游离，弹性也较大，故也较少发生骨折。

（一）病因

1.外来暴力

多数肋骨骨折为外来暴力所致。外来暴力又分为直接和间接两种。直接暴力是打击力直接作用于骨折部位，间接暴力则是胸部前后受挤压而导致的骨折。

2.病理因素

多见于恶性肿瘤发生肋骨转移的患者或严重骨质疏松者。此类患者可因咳嗽、打喷嚏或病灶肋骨处轻度受力而发生骨折。

（二）临床表现

1.症状

骨折部位疼痛，深呼吸、咳嗽或体位改变时加重；部分患者可有咯血。多根、多处肋骨骨折者可出现气促、呼吸困难、发绀或休克等。

2.体征

受伤胸壁肿胀，可有畸形；局部压痛；有时可触及骨折断端和骨摩擦感；多根多处肋骨骨折者，伤处可有反常呼吸运动；部分患者可有皮下气肿。

（三）辅助检查

1.实验室检查

肋骨骨折伴血管损伤致大量出血者的血常规检查可示血红蛋白容量和血细胞

比容下降。

2.影像学检查

胸部 X 线检查可显示肋骨骨折的断裂线或断端错位、血气胸等,但不能显示前胸肋软骨折断征象。

(四)治疗

1.闭合性肋骨骨折

(1)固定胸廓:目的是限制肋骨断端活动,减轻疼痛。可用多条胸带、弹性胸带或宽胶布条叠瓦式固定。

(2)止痛:必要时给予口服吲哚美辛、布洛芬、地西泮、可待因、曲马朵、吗啡等镇痛镇静药,或中药三七片、云南白药等;也可用 1% 普鲁卡因做肋间神经阻滞或封闭骨折部位。

(3)处理合并症:处理反常呼吸。主要是牵引固定,即在伤侧胸壁放置牵引支架,或用厚棉垫加压包扎,以减轻或消除胸壁的反常呼吸运动,促进患侧肺复张。

(4)建立人工气道:对有闭合性多根多处肋骨骨折、咳嗽无力、不能有效排痰或呼吸衰竭者,应实施气管插管或切开、呼吸机辅助呼吸。

(5)应用抗菌药物,预防感染。

2.开放性肋骨骨折

此类患者除经上述相关处理外,还需及时处理伤口。

(1)清创与固定:彻底清洁胸壁骨折处的伤口,缝合后包扎固定。多根多处肋骨骨折者,清创后可用不锈钢丝对肋骨断端行内固定术。

(2)胸膜腔闭式引流术:用于胸膜穿破者。

(3)预防感染:应用敏感的抗菌药物。

(五)护理评估

1.健康史

(1)一般情况:患者的性别、年龄、职业、文化背景等。

(2)受伤史:了解患者受伤部位、时间、经过,暴力大小、方向,受伤后意识状况,是否接受过处理等。

(3)既往史:包括手术史、过敏史、用药史等。

2.身体状况

(1)局部:评估受伤部位及性质;有无开放性伤口;有无活动性出血,是否有肿胀淤血;骨折端是否外露;有无反常呼吸运动和纵隔扑动。

(2)全身:评估生命体征是否平稳,是否有呼吸困难或发绀,有无意识障碍;是否有咳嗽、咳痰,痰量和性质;有无咯血,咯血次数和量等。

（3）辅助检查:根据胸部 X 线等检查结果,评估骨折的部位、类型、数量;评估有无气胸、血胸或胸腔内其他脏器损伤。

（六）护理诊断

1.气体交换受损

与肋骨骨折导致的疼痛、胸廓运动受限、反常呼吸运动有关。

2.疼痛

与胸部组织损伤有关。

3.潜在并发症

肺部和胸腔感染。

（七）护理措施

1.维持有效气体交换

（1）现场急救:采取紧急措施对危及生命的患者给予急救。对于出现反常呼吸的患者,可用厚棉垫加压包扎,以减轻或消除胸壁的反常呼吸运动,促进患侧肺复张。

（2）清理呼吸道分泌物,鼓励患者咳出分泌物和血性痰,对气管插管或切开者,应用呼吸机辅助呼吸者,加强呼吸道护理,包括吸痰和湿化。

（3）密切观察生命体征、神志、胸腹部活动以及气促、发绀、呼吸困难等情况,若有异常,及时报告医师并协助处理。

2.减轻疼痛

遵医嘱行胸带或宽胶布条固定,后者固定时必须由下向上叠瓦式固定,后起健侧脊柱旁,前方越过胸骨;遵医嘱应用镇痛、镇静药或用 1% 普鲁卡因做肋间神经封闭;患者咳痰时,协助或指导其用双手按压患侧胸壁。

3.预防感染

（1）密切观察体温,若体温超过 38.5℃,应通知医师及时处理。

（2）鼓励并协助患者有效咳痰。

（3）对开放性损伤者,及时更换创面敷料,保持敷料洁净、干燥和引流管通畅。

（4）遵医嘱合理使用抗菌药物。

二、气胸

气胸即指胸膜腔内积气。多由于肺组织、气管、支气管、食管破裂,空气逸入胸膜腔,或因胸壁伤口穿破胸膜,外界空气进入胸膜腔所致。在胸部损伤中气胸的发生率仅次于肋骨骨折。

根据胸膜腔压力情况,一般分为闭合性气胸、开放性气胸和张力性气胸三类。

闭合性气胸:多并发于肋骨骨折,由于肋骨断端刺破肺,空气进入胸膜腔所致。

开放性气胸:多并发于因刀刃、锐器、弹片或火器等导致的胸部穿透伤。胸膜腔通过胸壁伤口与外界大气相通,外界空气可随呼吸自由出入胸膜腔。

张力性气胸:主要原因是较大的肺泡破裂、较深较大的肺裂伤或支气管破裂。

(一)病因

1.闭合性气胸

空气通过胸壁或肺的伤道进入胸膜腔后,伤道立即闭合,气体不再进入胸膜腔,胸腔内负压被抵消,但胸膜腔内压仍低于大气压,使患侧肺部分萎陷、有效气体交换面积减少,影响肺的通气和换气功能。

2.开放性气胸

患侧胸膜腔与大气直接相通后负压消失,胸膜腔内压几乎等于大气压,伤侧肺被压缩而萎陷致呼吸功能障碍;若双侧胸膜腔内压力不平衡,患侧显著高于健侧时可致纵隔向健侧移位,使健侧肺受压、扩张受限。表现为:吸气时,健侧负压增大,与患侧的压力差增加,纵隔进一步向健侧移位;呼气时,两侧胸腔内压力差减少,纵隔又移回患侧,导致其位置随呼吸而左右摆动,称为纵隔扑动,可影响静脉血回流,造成严重的循环功能障碍。同时,此类患者在吸气时健侧肺扩张,不仅吸入从气管进入的空气,而且吸入由患侧肺排出的含氧量低的气体;而呼气时健侧肺气体不仅排出体外,同时亦排至患侧支气管和肺内,使低氧气体在双侧肺内重复交换而致患者严重缺氧。

3.张力性气胸

气管、支气管或肺损伤裂口与胸膜腔相通,且形成活瓣,气体随每次吸气时从裂口进入胸腔,而呼气时活瓣关闭,气体只能入不能出,致使胸膜腔内积气不断增多,压力不断升高,导致胸膜腔压力高于大气压,称为高压性气胸。胸腔内高压使患侧肺严重萎陷,纵隔显著向健侧移位,并挤压健侧肺组织,影响腔静脉回流,导致严重的呼吸和循环障碍。有些患者,由于高于大气压的胸膜腔内压,驱使气体经支气管、气管周围疏松结缔组织或壁层胸膜裂伤处进入纵隔或胸壁软组织,并向皮下扩散,导致纵隔气肿或颈、面、胸部等处的皮下气肿。

(二)临床表现

1.闭合性气胸

(1)症状:胸闷、胸痛、气促和呼吸困难,其程度随胸膜腔积气量和肺萎陷程度而不同。肺萎陷在30%以下者为小量气胸,患者可无明显呼吸和循环功能紊乱的症状;肺萎陷在30%~50%者为中量气胸;肺萎陷在50%以上者为大量气胸。后两者均可出现明显的低氧血症表现。

(2)体征:可见气管向健侧移位,患侧胸部饱满,叩诊呈鼓音,听诊呼吸音减弱甚至消失。

2.开放性气胸

(1)症状:表现为气促、明显呼吸困难、鼻翼扇动、口唇发绀,重者伴有休克症状。

(2)体征:可见患侧胸壁的伤道,呼吸时可闻及空气进出胸腔伤口的吸吮样音;颈静脉怒张;患侧胸部叩诊呈鼓音,听诊呼吸音减弱甚至消失;气管向健侧移位。

3.张力性气胸

(1)症状:患者表现为严重或极度呼吸困难、发绀、烦躁、意识障碍、大汗淋漓、昏迷、休克,甚至窒息。

(2)体征:气管明显向健侧偏移,颈静脉怒张,患侧胸部饱满,肋间隙增宽,呼吸幅度减低,多有皮下气肿;叩诊呈鼓音;听诊呼吸音消失。

(三)辅助检查

1.影像学检查

胸部 X 线检查显示肺压缩和胸膜腔积气及纵隔移位情况,并可反映伴随的肋骨骨折、血胸等情况。

2.诊断性胸腔穿刺

既能明确有无气胸的存在,又能抽出气体降低胸膜腔内压力,缓解症状。

(四)治疗

以抢救生命为首要原则。处理包括封闭胸壁开放性伤口,通过胸膜腔闭式引流排出胸腔内积气和防治感染。

1.不同类型气胸的处理

(1)闭合性气胸:①小量气胸者的积气一般可在 1～2 周内自行吸收,无须处理。②中量或大量气胸者,可先行胸腔穿刺抽尽积气减轻肺萎陷,必要时行胸腔闭式引流术,排出积气,促使肺尽早膨胀。③应用抗菌药物防治感染。

(2)开放性气胸:①紧急封闭伤口:使开放性气胸立即转变为闭合性气胸,赢得抢救生命的时间。可用无菌敷料如凡士林纱布、纱布、棉垫或其他清洁器材封盖伤口,再用胶布或绷带包扎固定,然后迅速转送至医院。②行胸膜腔穿刺抽气减压,暂时解除呼吸困难。③清创、缝合胸壁伤口,并做胸膜腔闭式引流。④开胸探查:对疑有胸腔内器官损伤或进行性出血者,经手术止血、修复损伤或清除异物。⑤预防和处理并发症:吸氧,补充血容量,纠正休克,应用抗菌药物预防感染。

(3)张力性气胸:是可迅速致死的危急重症,需紧急抢救处理。①迅速排气减压:危急者可在患侧锁骨中线第 2 肋间,用粗针头穿刺胸膜腔排气减压,并外接单向活瓣装置。②胸膜腔闭式引流:目的是排出气体,促使肺膨胀。放置胸腔引流管的位置是在积气最高部位(通常于锁骨中线第 2 肋间)。③开胸探查:若胸腔引流管内持续不断逸出大量气体,呼吸困难未改善,提示可能有肺和支气管的严重损伤,应手术探查并修补裂口。④应用抗菌药物防治感染。

2.胸膜腔闭式引流目的

目的包括:①引流胸腔内积气、积血和积液。②重建负压,保持纵隔的正常位置。③促进肺膨胀。

(1)适应证:外伤性或自发性气胸、血胸、脓胸或心胸外科手术后引流。

(2)置管和置管位置:通常在手术室置管,紧急情况下可在急诊室或患者床旁进行。可根据体征和胸部 X 线检查结果决定置管位置。①积气:由于积气多向上聚集,宜在前胸膜腔上部引流,因此常选锁骨中线第 2 肋间置管引流。②低位积液:一般于腋中线和腋后线之间第 6~第 7 肋间插管引流。③脓胸:常选择脓液积聚的最低位置置管。

(3)胸管种类:①用于排气:引流管应选择质地较软,既能引流,又可减少局部刺激和疼痛的、管径为 1 cm 的塑胶管。②用于排液:引流管应选择质地较硬,不易折叠和堵塞,且利于通畅引流的、管径为 1.5~2 cm 的橡皮管。

(4)胸膜腔引流的装置:传统的胸膜腔闭式引流装置有单瓶、双瓶和三瓶 3 种,目前临床广泛应用的是各种一次性使用的胸膜腔引流装置。①单瓶水封闭式引流:集液瓶的橡胶瓶塞上有两个孔,分别插入长、短塑料管。瓶中盛有无菌生理盐水约 500 mL,长管的下口插至液面下 3~4 cm,短管下口则远离液面,使瓶内空气与外界大气相通。使用时,将长管上的橡皮管与患者的胸膜腔引流管相连接,接通后即可见长管内水柱升高,高出液平面 8~10 cm,并随着患者呼吸上下波动;若无波动,则提示引流管道不通畅,有阻塞。②双瓶水封闭式引流:包括上述收集瓶和一个水封瓶,在引流胸膜腔内液体时,水封下的密闭系统不会受到引流量的影响。③三瓶水封闭式引流:在双瓶式基础上增加一个施加抽吸力的测压瓶。抽吸力通常取决于通气管没入液面的深度。若没入液面的深度是 15~20 cm,则对该患者所施加的负压抽吸力为 1.47~1.96 kPa(15~20 cmH$_2$O)。若抽吸力超过没入液面的通气管的高度,就会将外界空气吸入此引流系统中,所以压力控制瓶中必须始终有水泡产生方表示其具有功能并处于工作状态。

(五)护理评估

1.术前评估

(1)健康史和相关因素:①一般情况:患者的年龄、性别、婚姻、职业、经济状况、社会、文化背景等。②受伤史:受伤时间和经过、暴力大小、受伤部位,有无昏迷、恶心、呕吐等;接受过何种处理。③有无胸部手术史、服药史和过敏史等。

(2)身体状况。

①局部:a.受伤部位及性质、有无肋骨骨折;是否有开放性伤口,伤口是否肿胀,有无活动性出血。b.有无反常呼吸运动,气管位置有否偏移。c.有无颈静脉怒张或皮下气肿。d.有无肢体活动障碍。

②全身:a.生命体征是否平稳,是否有呼吸困难或发绀,为何种呼吸型态,有无休克或意识障碍。b.是否有咳嗽、咳痰,痰量和性质;有无咯血,咯血次数和量等。

③辅助检查:根据胸部 X 线等检查结果,评估气胸的程度、性质以及有无胸内器官损伤等。

(3)心理-社会支持状况:患者有无恐惧或焦虑,程度如何。患者及家属对损伤及其预后的认知、心理承受程度及期望。

2.术后评估

(1)术中情况:了解手术、麻醉方式和效果,术中出血、补液、输血情况和术后诊断。

(2)生命体征:生命体征是否平稳,麻醉是否清醒,末梢循环和呼吸状态,有无胸闷、呼吸浅快和发绀。

(3)心理状态与认知程度:有无紧张,能否配合进行术后早期活动和康复锻炼,对出院后的继续治疗是否清楚。

(六)护理诊断

1.气体交换受损

与疼痛、胸部损伤、胸廓活动受限或肺萎陷有关。

2.疼痛

与组织损伤有关。

3.潜在并发症

肺或胸腔感染。

(七)护理措施

1.维持有效气体交换

(1)现场急救:胸部损伤患者若出现危及生命的征象,护士应协同医师施以急救。

(2)维持呼吸功能:①对开放性气胸者,立即用敷料(最好是凡士林纱布)封闭胸壁伤口,使之成为闭合性气胸,阻止气体继续进入胸腔。②闭合性或张力性气胸积气量多者,应立即行胸膜腔穿刺抽气或闭式引流。③供氧:及时给予气促、呼吸困难和发绀患者吸氧。④体位:病情稳定者取半坐卧位,以使膈肌下降,有利呼吸。

⑤人工呼吸机辅助呼吸:密切观察呼吸机工作状态和各项参数,根据病情及时调整参数。

(3)加强观察:密切观察、记录生命体征。观察患者有无气促、呼吸困难、发绀和缺氧等症状;呼吸的频率、节律和幅度等;气管移位或皮下气肿有无改善。

2.减轻疼痛与不适

(1)当患者咳嗽咳痰时,协助或指导患者及其家属用双手按压患侧胸壁,以减轻咳嗽时疼痛。

(2)遵医嘱给予止痛药。

3.预防肺部和胸腔感染

(1)密切监测体温:每4小时测量1次,若有异常,及时通知医师并配合处理。

(2)严格无菌操作:①及时更换引流瓶,避免胸腔引流管受压、扭曲,保持胸腔闭式引流通畅。②及时更换和保持胸壁伤口敷料清洁、干燥。

(3)协助患者咳嗽咳痰:帮助患者翻身、坐起、拍背、咳嗽,指导其做深呼吸运动,以促进肺扩张,减少肺不张或肺部感染等并发症。

(4)遵医嘱合理使用抗菌药物。

(5)加强对气管插管或切开的护理:对于做气管插管或气管切开、人工呼吸机辅助呼吸的患者做好呼吸道护理,包括清洁、湿化和保持通畅,以维持有效气体交换。

4.做好胸膜腔闭式引流的护理

(1)保持管道密闭:①随时检查引流装置是否密闭、引流管有无脱落。②保持水封瓶长管没入水中3~4 cm并直立。③用油纱布严密包盖胸膜腔引流管周围。④搬动患者或更换引流瓶时,应双重夹闭引流管,防止空气进入。⑤若引流管连接处脱落或引流瓶损坏,应立即用双钳夹闭胸壁引流导管,并更换引流装置。⑥若引流管从胸腔滑脱,应立即用手捏闭伤口处皮肤,消毒处理后,用凡士林纱布封闭伤口,并协助医师进一步处理。

(2)严格无菌技术操作,防止逆行感染:①保持引流装置无菌。②保持胸壁引流口处敷料清洁、干燥,一旦渗湿应及时更换。③引流瓶应低于胸壁引流口平面60~100 cm,防止瓶内液体逆流入胸膜腔。④按时更换引流瓶,更换时严格遵守无菌技术操作规程。

(3)保持引流通畅:①体位:患者取半坐卧位和经常改变体位,依靠重力引流。②定时挤压胸膜腔引流管,防止其阻塞、扭曲和受压。③鼓励患者咳嗽和深呼吸,以便胸腔内气体和液体排出,促进肺扩张。

(4)观察和记录:①密切观察长管中水柱随呼吸上下波动的情况,有无波动是提示引流管是否通畅的重要标志。水柱波动幅度反映无效腔的大小和胸膜腔内负压的情况。一般情况下,水柱上下波动的范围为 4～6 cm。若水柱波动过大,提示可能存在肺不张;若无波动,提示引流管不通畅或肺已经完全扩张;若患者表现为气促、胸闷、气管向健侧偏移等肺受压症状,则提示血块阻塞引流管,应积极采取措施,捏挤或用负压间断抽吸引流瓶中的短管,促使其通畅,并及时通知医师处理。②观察并准确记录引流液的颜色、性质和量。

(5)拔管:①拔管指征:置管引流 48～72 小时后,临床观察引流瓶中无气体溢出且颜色变浅、24 小时引流液量少于 50 mL、脓液少于 10 mL、胸部 X 线摄片显示肺膨胀良好无漏气、患者无呼吸困难或气促时,即可终止引流,考虑拔管。②协助医师拔管:嘱患者先深吸一口气,在其吸气末迅速拔管,并立即用凡士林纱布和厚敷料封闭胸壁伤口并包扎固定。③拔管后观察:拔管后 24 小时内应密切观察患者是否有胸闷、呼吸困难、发绀、切口漏气、渗液、出血和皮下气肿等,若发现异常及时通知医师处理。

(八)健康教育

1.急救知识

(1)变开放性气胸为闭合性气胸:即在发生胸腔开放性损伤的危急情况下,立即用无菌或清洁的敷料或棉织物加压包扎,阻止外界空气通过伤口不断进入胸腔内而压迫心肺和大血管、危及生命。

(2)采取合适体位:当胸部损伤患者合并昏迷或休克时取平卧位。

2.出院指导

(1)注意安全,防止发生意外事故。

(2)肋骨骨折患者在 3 个月后应复查胸部 X 检查,以了解骨折愈合情况。

(3)合理休息,加强营养的摄入。

三、血胸

血胸指胸部损伤导致的胸膜腔积血。血胸可与气胸同时存在,称为血气胸。

(一)病因

多数因胸部损伤所致。肋骨断端或利器损伤胸部均可能刺破肺、心脏、血管而导致胸膜腔积血。大量持续出血导致的胸膜腔积血称为进行性血胸。

随损伤部位、程度和范围而有不同的病理生理变化。肺裂伤出血时,常因循环压力低,出血量少而缓慢,多能自行停止;肋间血管、胸廓内血管或压力较高的动脉损伤出血时,常不易自行停止;心脏和大血管受损破裂,出血量多且急,易造成有效循环血量减少而致循环障碍或衰竭,甚至短期内死于失血性休克。

胸膜腔内血液积聚和压力的增高,使伤侧肺受压萎陷,纵隔被推向健侧,致健侧肺也受压,从而阻碍腔静脉血回流,严重影响呼吸和循环。由于心包、肺和膈肌的运动具有去纤维蛋白作用,故积血不易凝固。但短期内胸腔内迅速积聚大量血液时,去纤维蛋白作用不完善,即可凝固成血块,形成凝固性血胸。凝血块机化后形成的纤维组织束缚肺和胸廓,并影响呼吸运动和功能。由于血液是良好的培养基,细菌可通过伤口或肺破裂口进入,在积血中迅速滋生繁殖,并发感染,引起感染性血胸,最终形成脓胸。

(二)临床表现

血胸的临床表现与出血速度和出血量有关。

(1)小量血胸(胸腔内积血量≤500 mL),症状不明显。

(2)中量血胸(胸腔内积血量 500～1 000 mL)和大量血胸(胸腔内积血量＞1 000 mL),特别是急性出血时,可出现以下两种症状。①低血容量性休克表现,表现为面色苍白、脉搏快弱、血压下降、四肢湿冷、末梢血管充盈不良等。②伴有胸水表现,如呼吸急促、肋间隙饱满、气管移向健侧、患侧胸部叩诊呈浊音、心界向健侧移位、呼吸音减低或消失等。

(3)感染症状:血胸患者多可并发感染,表现为高热、寒战、出汗和疲乏。

(三)辅助检查

1.实验室检查

血常规检查显示血红蛋白含量和血细胞比容下降。继发感染者,血白细胞计数和中性粒细胞比例增高。

2.影像学检查

(1)胸部 X 线检查:小量血胸者,胸部 X 线检查仅显示肋膈角消失;大量血胸时,显示胸膜腔内大片阴影,纵隔移向健侧;合并气胸者可见液平面。

(2)胸部 B 超检查:可明确胸部积液的位置和量。

3.胸膜腔穿刺

抽得血性液体即可确诊。

(四)治疗

包括非手术和手术处理。

1.非进行性血胸

小量积血可自行吸收;积血量多者,应早期行胸腹腔穿刺抽除积血,必要时行胸腹腔闭式引流,以促进肺膨胀,改善呼吸。

2.进行性血胸

及时补充血容量,防治低血容量性休克;立即开胸探查、止血。

3.凝固性血胸

为预防感染或血块机化,于出血停止后数日内经手术清除积血和血块;对于已机化血块,于病情稳定后早期行血块和胸膜表面纤维组织剥除术;血胸已感染应按脓胸处理,及时做胸腔引流。

4.抗感染

合理有效应用抗菌药物防治感染。

(五)护理诊断

1.组织灌注量改变

与失血引起的血容量不足有关。

2.气体交换受损

与肺组织受压有关。

3.潜在并发症

感染。

(六)护理措施

1.维持有效的心排血量和组织灌注量

(1)建立静脉通路并保持其通畅,积极补充血容量和抗休克;遵医嘱合理安排和输注晶体和胶体溶液,根据血压和心肺功能状态等控制补液速度。

(2)密切监测生命体征:重点监测生命体征和观察胸腹腔引流液的量、色和性质,若每小时引流量超过 200 mL 并持续 3 小时及以上,引流出的血液很快凝固,胸部 X 线显示胸腔大片阴影,说明有活动性出血的可能,应积极做好开胸手术的术前准备。

2.促进气体交换,维持呼吸功能

(1)观察:密切观察呼吸型态、频率、呼吸音变化和有无反常呼吸运动。

(2)吸氧:根据病情给予鼻导管或面罩吸氧,观察血氧饱和度。

(3)体位:若生命体征平稳,可取半坐卧位,以利呼吸。

(4)排痰:协助患者拍背、咳痰,有效清除呼吸道分泌物;指导患者有效呼吸和深呼吸。

(5)镇痛:对因胸部伤口疼痛影响呼吸者,按医嘱予以镇痛。

3.预防并发症

(1)合理足量使用抗菌药物,并保持药物的有效浓度。

(2)指导和协助患者咳嗽、咳痰,排出呼吸道分泌物,保持呼吸道通畅,预防肺部并发症。

(3)密切观察体温、局部伤口和全身情况的变化。

(4)在进行胸腹腔闭式引流护理过程中,严格无菌操作,保持引流通畅,以防胸部继发感染。

第四节　肺癌

肺癌多数起源于支气管黏膜上皮,因此也称支气管肺癌。近50年来,全世界肺癌的发病率明显增高,发病年龄大多在40岁以上,以男性多见,男女发病比为(3～5):1。但近年来,女性肺癌的发病率也明显增加。

一、病因

肺癌的病因尚不完全明确,现认为与下列因素有关。

(一)长期大量吸烟

这是肺癌的一个重要致病因素。资料表明,多年每日吸烟达40支以上者,肺鳞癌和小细胞癌的发病率比不吸烟者高4～10倍。

(二)某些化学物质、放射性物质

长期接触石棉、铬、镍、铜、锡、砷、放射性物质等致癌物质,肺癌的发病率较高。

(三)人体内在因素

如免疫状态、代谢活动、遗传因素、肺部慢性感染等,也可能与肺癌的发生相关。

(四)其他

近年来,在肺癌分子生物学方面的研究表明,如P53基因、nm23-H1基因等表达的变化及基因突变与肺癌的发病有密切的联系。

二、临床表现

肺癌的临床表现与肺癌的部位、大小、是否压迫和侵犯邻近器官以及有无转移等密切相关。

(一)早期

特别是周围型肺癌多无症状。癌肿增大后,常出现以下症状。

(1)刺激性咳嗽:最常见,抗感染治疗无效。当癌肿继续长大引起支气管狭窄时,咳嗽加重,呈高调金属音。

（2）血性痰：痰中可带血点、血丝或断续地少量咯血；侵蚀血管可引起大咯血。

（3）部分肺癌患者，由于肿瘤造成较大支气管不同程度的阻塞，可出现胸闷、哮鸣、气促、发热和胸痛等症状。

（二）晚期

除食欲减退、体重减轻、倦怠及乏力等全身症状外，还出现癌肿压迫、侵犯邻近器官和组织或发生远处转移时的征象。

1.压迫或侵犯膈神经

同侧膈肌麻痹。

2.压迫或侵犯喉返神经

声带麻痹、声音嘶哑。

3.压迫上腔静脉

面部、颈部、上肢和上胸部静脉怒张，皮下组织水肿，上肢静脉压升高。

4.侵犯胸膜

胸膜腔积液，常为血性；大量积液可引起气促。

5.侵犯胸膜及胸壁

有时可引起持续性剧烈胸痛。

6.侵入纵隔

压迫食管，引起吞咽困难。

7.霍纳（Horner）综合征

位于肺尖部的肺癌可压迫颈部交感神经，引起同侧上眼睑下垂、瞳孔缩小、眼球内陷、面部无汗等颈交感神经综合征。

8.少数患者可出现非转移性的全身症状

如骨关节病综合征（杵状指、骨关节痛、骨膜增生等）、库欣（Cushing）综合征、重症肌无力、男性乳腺肥大、多发性肌肉神经痛等。

三、辅助检查

（一）胸部 X 线和 CT 检查

在肺部可见块状阴影，边缘不清或呈分叶状，周围有毛刺。若有支气管梗阻，可见肺不张；若肿瘤坏死液化，可见空洞。

（二）痰细胞学检查

痰细胞学检查是肺癌普查和诊断的一种简便有效的方法，尤其较大支气管的中央型肺癌，表面脱落的癌细胞随痰咳出，故痰中找到癌细胞即可明确诊断。但周围型肺癌痰检的阳性率仅有 50％左右，因此痰细胞学检查阴性者不能排除肺癌的可能性。

（三）纤维支气管镜检查

诊断中心型肺癌的阳性率较高，可直接观察到肿瘤大小、部位及范围，并可钳取或穿刺组织做病理学检查，亦可经支气管取肿瘤表面组织或取支气管内分泌物进行细胞学检查。

（四）其他

有纵隔镜检查、放射性核素扫描、经胸壁穿刺活组织检查、转移病灶活组织检查、胸水检查等。

四、治疗

综合治疗。以手术治疗为主，结合放射、化学药物、中医中药以及免疫治疗等方法。

（一）手术治疗

目的是彻底切除肺部原发癌肿病灶和局部及纵隔淋巴结，尽可能保留健康的肺组织。据统计，我国目前肺癌的手术切除率为 85%～97%，总的 5 年生存率为 30%～40%。肺切除术的范围取决于病变的部位和大小。对周围型肺癌，一般施行肺叶切除加淋巴结切除术；对中央型肺癌，施行肺叶或一侧全肺切除加淋巴结切除术。

（二）放射治疗

在各种类型的肺癌中，小细胞癌对放射疗法敏感性较高，鳞癌次之，腺癌和细支气管肺泡癌最低。放射疗法可引起疲乏、食欲减退、低热、骨髓造血功能抑制、放射性肺炎、肺纤维化和癌肿坏死液化空洞形成等放射反应和并发症，应给予相应的处理。

（三）化学治疗

对分化程度低的肺癌，特别是小细胞癌，疗效较好。亦可单独用于晚期肺癌患者以缓解症状，或与手术、放射疗法综合应用，以防止癌肿转移复发，提高治愈率。

（四）免疫治疗

1.特异性免疫疗法

用经过处理的自体肿瘤细胞或加用佐剂后做皮下接种治疗。

2.非特异性免疫疗法

用卡介苗、短小棒状杆菌、转移因子、干扰素、胸腺素等生物制品，或左旋咪唑等药物激发和增强机体免疫功能。

五、护理评估

（一）术前评估

1.健康史及相关因素

（1）一般情况：年龄、性别、婚姻和职业，有无吸烟史、吸烟的时间和数量等。

（2）家庭史：家庭中有无肺部疾病、肺癌或其他肿瘤患者。

（3）既往史：有无其他部位肿瘤病史或手术治疗史，有无其他伴随疾病，如糖尿病、冠心病、高血压、慢性支气管炎等。

2.身体状况

（1）全身：患者有无咳嗽、是否为刺激性；有无咳痰，痰量及性状；有无痰中带血、咯血，咯血的量、次数；有无疼痛，疼痛部位和性质，如有无放射痛、牵扯痛；有无呼吸困难；营养状况。

（2）局部：患者有无发绀、贫血；有无杵状指（趾）。

（3）辅助检查：有无低蛋白血症；X线胸片、CT、各种内镜及其他有关手术耐受性检查等有无异常发现。

3.心理-社会支持状况

（1）患者对疾病的认知程度，对手术有何顾虑，有何思想负担。

（2）家属对患者的关心程度、支持力度，家庭对手术的经济承受能力。

（二）术后评估

术后有无大出血、感染、肺不张、支气管胸膜瘘等并发症。

六、护理诊断

（一）气体交换受损

与肺组织病变、手术、麻醉、肿瘤阻塞支气管、肺膨胀不全、呼吸道分泌物潴留、肺换气功能降低等因素有关。

（二）营养失调，低于机体需要量

与疾病消耗、手术创伤等有关。

（三）焦虑

与恐惧、担心手术、疼痛、疾病的预后等因素有关。

（四）潜在并发症

出血、感染、肺不张、心律失常、哮喘发作、支气管胸膜瘘、肺水肿、成人呼吸窘迫综合征。

七、护理措施

(一)改善肺泡的通气与换气功能

1.戒烟

指导并劝告患者停止吸烟。因为吸烟会刺激肺、气管及支气管,使气管支气管分泌物增加,妨碍纤毛的清洁功能,使支气管上皮活动减少或丧失活力而致肺部感染。

2.保持呼吸道通畅

若有大量支气管分泌物,应先行体位引流。痰液黏稠不易咳出者,可行超声雾化,必要时经支气管镜吸出分泌物。同时注意观察痰液的量、颜色、黏稠度及气味;遵医嘱给予支气管扩张药、祛痰剂等药物,以改善呼吸状况。

3.机械通气治疗

对呼吸功能失常的患者,根据需要应用机械通气治疗。

4.预防及治疗并发症

注意口腔卫生,若有龋齿或上呼吸道感染应先治疗,以免手术后并发肺部感染。遵医嘱给予抗菌药物。

5.手术前指导

(1)练习腹式深呼吸、有效咳嗽和翻身,可促进肺扩张,利于术后配合。

(2)练习使用深呼吸训练器,以便在手术后能有效配合术后康复,预防肺部并发症的发生。

(3)介绍胸腔引流的设备,并告知患者在手术后安放引流管(或胸管)的目的及注意事项。

6.加强手术后呼吸道护理

(1)氧气吸入。

(2)观察呼吸频率、幅度及节律,双肺呼吸音;有无气促、发绀等缺氧征象以及动脉血氧饱和度等情况,若有异常及时通知医师予以处理。

(3)对术后带气管插管返回病房者,应严密观察导管的位置,防止滑出或移向一侧支气管,造成通气量不足。

(4)鼓励并协助患者深呼吸及咳嗽,每1～2小时1次。定时给患者叩背,叩背时由下向上,由外向内轻叩震荡,使存在于肺叶、肺段处的分泌物松动流至支气管中并咳出。患者咳嗽时,固定胸部伤口,减轻疼痛。手术后最初几日由护士协助完成,以后可指导患者自己固定。

(5)稀释痰液:若患者呼吸道分泌物黏稠,可用糜蛋白酶、地塞米松、氨茶碱、抗菌药物行药物超声雾化,以达到稀释痰液、解痉、抗感染的目的。

(二)纠正营养和水分的不足

(1)建立令人愉快的进食环境,提供色香味齐全的均衡饮食,注意口腔清洁以促进食欲。

(2)伴营养不良者,经肠内或肠外途径补充营养,以改善其营养状况。

(3)术后维持液体平衡和补充营养:①严格掌握输液的量和速度,防止前负荷过重而导致肺水肿。全肺切除术后应控制钠盐摄入量,24 小时补液量宜控制在 2 000 mL 内,速度以 20～30 滴/分为宜。②记录出入液量,维持体液平衡。③当患者意识恢复且无恶心现象,拔除气管插管后即可开始饮水。④肠蠕动恢复后,即可开始进食清淡流质或半流质饮食;若患者进食后无任何不适可改为普食,饮食宜为高蛋白质、高热量、丰富维生素、易消化,以保证营养,提高机体抵抗力,促进伤口愈合。

(三)减轻焦虑

(1)给患者发问的机会,认真耐心地回答患者所提出的任何问题,以减轻其焦虑不安或害怕的程度。

(2)向患者及家属详细说明手术方案及手术后可能出现的问题,各种治疗护理的意义、方法、大致过程、配合要点及注意事项,让患者有充分的心理准备。

(3)给予情绪支持,关心、同情、体贴患者,动员家属给患者以心理和经济方面的全力支持。

(四)观察病情,预防和治疗并发症

1.观察和维持生命体征平稳

(1)手术后 2～3 小时内,每 15 分钟测生命体征 1 次。

(2)脉搏和血压稳定后改为 30 分钟至 1 小时测量 1 次。

(3)注意有无呼吸窘迫的现象。若有异常,立即通知医师。

(4)手术后 24～36 小时,血压常会有波动,需严密观察。若血压持续下降,应考虑是否为心脏疾病、出血、疼痛、组织缺氧或循环血量不足所造成。

2.予以合适体位

(1)麻醉未清醒时取平卧位,头偏向一侧,以免呕吐物、分泌物吸入而致窒息或并发吸入性肺炎。

(2)血压稳定后,采用半坐卧位。

(3)肺叶切除者,可采用平卧或侧卧位。

(4)肺段切除术或楔形切除术者,应避免手术侧卧位,尽量选择健侧卧位,以促进患侧肺组织扩张。

（5）全肺切除术者，应避免过度侧卧，可采取 1/4 侧卧位，以预防纵隔移位和压迫健侧肺而导致呼吸循环功能障碍。

（6）有血痰或支气管瘘管者，应取患侧卧位。

（7）避免采用头低足高仰卧位，以防因横膈上升而妨碍通气。若有休克现象，可抬高下肢及穿弹性袜以促进下肢静脉血液回流。

3.活动与休息

（1）鼓励患者早期下床活动：目的是预防肺不张，改善呼吸循环功能，增进食欲，振奋精神。术后第 1 日，生命体征平稳，鼓励及协助患者在床上坐起，坐在床边、双下肢下垂或在床旁站立移步；带有引流管者要妥善保护；严密观察患者病情变化，出现头晕、气促、心动过速、心悸和出汗等症状时，应立即停止活动。术后第 2 日起，可扶持患者围绕病床在室内行走 3～5 分钟，以后根据患者情况逐渐增加活动量。

（2）促进手臂和肩关节的运动：预防术侧胸壁肌肉粘连、肩关节强直及失用性萎缩。患者麻醉清醒后，可协助患者进行臂部、躯干和四肢的轻度活动，每 4 小时 1 次；术后第 1 日开始做肩、臂的主动运动。全肺切除术后的患者，鼓励取直立的功能位，以恢复正常姿势。

4.伤口护理

检查敷料是否干燥，有无渗血，发现异常，及时通知医师。

5.维持胸腔引流通畅

（1）按胸腔闭式引流常规进行护理。

（2）密切观察引流液的量、色和性状，当引流出多量血液（每小时 100～200 mL）时，应考虑有活动性出血，需立即通知医师。

（3）对全肺切除术后所置的胸腔引流管一般呈钳闭状态，以保证术后患侧胸腔内有一定的渗液，减轻或纠正明显的纵隔移位。一般酌情放出适量的气体或引流液，维持气管、纵隔于中间位置。每次放液量不宜超过 100 mL，速度宜慢，避免快速多量放液引起纵隔突然移位，导致心搏骤停。

6.采用相应的护理措施

预防肺部感染、出血、肺水肿及心律失常等并发症的发生。

八、健康教育

（一）早期诊断

对 40 岁以上者应定期进行胸部 X 线普查；中年以上，久咳不愈或出现血痰者，应提高警惕，做进一步的检查。

(二)戒烟

使患者了解吸烟的危害,建议戒烟。

(三)出院前指导

(1)告知患者出院回家后数星期内,仍应进行呼吸运动及有效的咳嗽。

(2)保持良好的口腔卫生,避免出入公共场所或与上呼吸道感染者接近,避免居住或工作于布满灰尘、烟雾及化学刺激物品的环境。

(3)保持良好的营养状况,注意每日保持充分休息与活动。

(4)若有伤口疼痛,剧烈咳嗽及咯血等症状,或有进行性倦怠情形,应返院复诊。

(5)接受化学药物治疗者,在治疗过程中应注意血常规的变化,定期复查血细胞和肝功能等。

第五节 食管癌

食管癌是一种常见的消化道癌肿,男多于女,发病年龄多在 40 岁以上。食管癌发病率在消化道恶性肿瘤中仅次于胃癌,而病死率各国差异很大,我国是世界上食管癌高发地区之一,河南、江苏、山西、河北、福建、陕西、安徽、湖北、山东、广东均为高发区。

一、病因

至今尚未明确,可能与下列因素有关。

(一)化学物质

如长期进食亚硝胺含量较高的食物。

(二)生物因素

如真菌,某些真菌能促使亚硝胺及其前体形成。

(三)缺乏微量元素

缺乏如铜、铁、锌、氟、硒等微量元素。

(四)缺乏维生素

缺乏维生素 A、维生素 B_2、维生素 C 等。

(五)饮食习惯

嗜好烟酒,喜食过烫、过硬的食物,进食过快等。

（六）慢性疾病

慢性食管炎、食管良性狭窄、食管黏膜白斑等。

（七）遗传易感因素

有数据显示，食管癌高发区，有家族史者达 27%～61%。

二、临床表现

（一）早期

常无明显症状，在吞咽粗硬食物时有不同程度的不适感觉，包括哽噎感，胸骨后烧灼样、针刺样或牵拉摩擦样疼痛。食物通过缓慢，并有停滞感或异物感。哽噎、停滞感常通过饮水而缓解消失。症状时轻时重，进展缓慢。

（二）中晚期

进行性吞咽困难为其典型症状，先是难咽干硬食物，继而只能进半流质、流质，最后滴水难进。患者逐渐消瘦、贫血、无力及营养不良。癌肿侵犯喉返神经时，可发生声音嘶哑；侵入主动脉、溃烂破裂时，可引起大量呕血；侵入气管时，可形成食管气管瘘；食管梗阻时可致食物反流入呼吸道，引起进食时呛咳及肺部感染。持续胸痛或背痛为晚期症状；最后出现恶病质。中晚期患者可有锁骨上淋巴结肿大，肝转移者可触及肝肿块，严重者有腹水征。

三、辅助检查

（一）影像学检查

(1)食管吞钡 X 线双重对比造影检查：①食管黏膜皱襞紊乱、粗糙或有中断现象。②充盈缺损。③局限性管壁僵硬，蠕动中断。④龛影。⑤食管有明显的不规则狭窄，狭窄以上食管有不同程度的扩张。

(2)CT、超声内镜检查(EUS)等可用于判断食管癌的浸润层次、向外扩展深度以及有无纵隔、淋巴结或腹内脏器转移等。

（二）脱落细胞学检查

采用带网气囊食管细胞采集器，做食管拉网检查脱落细胞，早期病变阳性率可达 90%～95%。这是一种简便易行的普查筛选方法。

（三）纤维食管镜检查

可直视肿块部位、大小及取活组织做病理组织学检查。

四、治疗

以手术为主,辅以放射、化学药物等综合治疗。

(一)手术治疗

全身情况和心肺功能储备良好、无明显远处转移征象者,可考虑采用手术治疗。对估计切除可能性不大的较大的鳞癌而全身情况良好的患者,可先做术前放疗,待瘤体缩小后再手术。食管下段癌切除后与代食管器官的吻合多在主动脉弓水平以上;而食管中段或上段癌切除后吻合口多在颈部。代食管的器官大多为胃,有时为结肠或空肠。

(二)放射疗法

(1)放射和手术综合治疗,可增加手术切除率,也能提高远期生存率。术前放疗后,间隔2~3周再做手术较为合适。对手术中切除不完全的残留癌组织处做金属标记,一般在手术后 3~6 周开始术后放疗。

(2)单纯放射疗法适用于食管颈段、胸上段癌或晚期癌。

(三)化学药物治疗

作为术后辅助治疗。

五、护理评估

(一)术前评估

1.健康史及相关因素

(1)一般情况:患者的年龄、性别、婚姻、职业、居住地和饮食习惯等。

(2)现病史:患者有无吞咽困难、呕吐;能否正常进食,饮食的性质;患者有无疼痛,疼痛的部位和性质;是否因疼痛而影响睡眠。

(3)既往史:患者有无糖尿病、冠心病、高血压等病史。

(4)家族史:家族中有无肿瘤患者等。

2.身体状况

(1)全身:患者有无体重减轻;有无消瘦、贫血、脱水或衰弱。

(2)有无触及锁骨上淋巴结肿大和肝肿大。

(3)辅助检查:了解食管吞钡 X 线双重对比造影、脱落细胞学检查、纤维食管镜检查、CT、超声内镜检查(EUS)等结果,以判断肿瘤的位置、有无扩散或转移。

3.心理-社会支持状况

(1)患者对该疾病的认知程度,有无心理问题。

(2)患者家属对患者的关心程度、支持力度、家庭经济承受能力等。

（二）术后评估

有无吻合口瘘、乳糜胸、出血、感染等并发症。

六、护理诊断

（一）营养失调，低于机体需要量

与进食量减少或不能进食、消耗增加等有关。

（二）体液不足

与吞咽困难、水分摄入不足有关。

（三）焦虑

与对癌症的恐惧和担心疾病预后等有关。

（四）潜在并发症

肺不张、肺炎、吻合口瘘、出血、乳糜胸等。

七、护理措施

（一）营养支持和维持水、电解质平衡

1.手术前

大多数食管癌患者因不同程度吞咽困难而出现摄入不足、营养不良、水电解质失衡，使机体对手术的耐受力下降，故术前应保证患者的营养素的摄入。①口服：能口服者，进食高热量、高蛋白质、丰富维生素的流质或半流质饮食；若患者进食时感食管黏膜有刺痛，可给予清淡无刺激的食物；不宜进食较大、较硬的食物，可食半流质或水分多的软食。②若患者仅能进食流质而营养状况较差，可补充液体、电解质或提供肠内、肠外营养。

2.手术后饮食护理

(1)术后吻合口处于充血水肿期，需禁饮、禁食3～5天。

(2)禁食期间持续胃肠减压，注意经静脉补充营养。

(3)术后3～5天待肛门排气、胃肠减压引流量减少后，拔除胃管。

(4)停止胃肠减压24小时后，若无呼吸困难、胸内剧痛、患侧呼吸音减弱及高热等吻合口瘘的症状，可开始进食。先试饮少量水，术后5～6天可给全清流质，每2小时给100 mL，每日6次，如无不适，逐渐增加至全量；流食1周后改半流质饮食；半流质饮食1周后改普食。注意少食多餐、细嚼慢咽，进食量不宜过多，速度不宜过快。

（5）避免进食生、冷、硬食物（包括质硬的药片和带骨刺的鱼肉类、花生、豆类等），以免导致后期吻合口瘘。

（6）因吻合口水肿导致进食时呕吐者应禁食，给予静脉营养，待3~4天水肿消退后再继续进食。

（7）食管癌、贲门癌切除术后，可发生胃液反流至食管，患者可有反酸、呕吐等症状，平卧时加重，嘱患者饭后2小时内勿平卧，睡眠时将床头抬高。

（8）食管胃吻合术后患者，可由于胃拉入胸腔、肺受压而出现胸闷、进食后呼吸困难，应建议患者少食多餐，经1~2个月后，症状多可缓解。

（二）心理护理

食管癌患者往往对进行性加重的进食困难、日渐减轻的体重焦虑不安；对所患疾病有部分认识，求生的欲望十分强烈，迫切希望能早日手术，恢复进食。但对手术能否彻底切除病灶、今后的生活质量、麻醉和手术意外、术后伤口疼痛及可能出现的术后并发症等表现出日益紧张、恐惧，甚至明显的情绪低落、失眠和食欲下降。护士应注意以下四点。

（1）加强与患者及家属的沟通，仔细了解患者及家属对疾病和手术的认知程度，了解患者的心理状况。根据患者的具体情况，实施耐心的心理疏导。讲解手术和各种治疗与护理的意义、方法、大致过程、配合与注意事项，尽可能减轻其不良心理反应。

（2）为患者营造安静舒适的环境，以促进睡眠。

（3）必要时使用催眠、镇静、镇痛类药物，以保证患者充分休息。

（4）争取家属在心理上、经济上的积极支持和配合，解除患者的后顾之忧。

（三）并发症的预防和护理

1.呼吸道护理

预防肺部并发症。

（1）术前呼吸道准备：对吸烟者，术前劝其严格戒烟。指导并训练患者有效咳痰和腹式深呼吸，以利减少术后呼吸道分泌物、有利排痰、增加肺部通气量、改善缺氧、预防术后肺炎和肺不张。

（2）术后呼吸道护理：食管癌术后患者易发生呼吸困难、缺氧，并发肺不张、肺炎，甚至呼吸衰竭。护理措施包括：①密切观察呼吸型态、频率和节律，听诊双肺呼吸音是否清晰，有无缺氧征兆。②气管插管者，及时吸痰，保持气道通畅。③术后第1日每1~2小时鼓励患者深呼吸、吹气球、使用深呼吸训练器，促使肺膨胀。④痰多、咳痰无力的患者若出现呼吸浅快、发绀、呼吸音减弱等痰阻塞现象，应立即行鼻导管深部吸痰，必要时行纤维支气管镜吸痰或气管切开吸痰。⑤胸腔闭式引流者,注意维持引流通畅,观察引流液量、性状并记录。

2.胃肠道护理

避免吻合口瘘和出血。吻合口瘘是食管癌手术后极为严重的并发症,死亡率高达50%。发生吻合口瘘的原因有:食管的解剖特点,如无浆膜覆盖、肌纤维呈纵形走向,易发生撕裂;食管血液供应呈节段性,易造成吻合口缺血;吻合口张力太大;感染、营养不良、贫血、低蛋白血症等。

(1)术前胃肠道准备:①食管癌出现梗阻和炎症者,术前1周遵医嘱给予患者分次口服抗菌药物溶液可起到局部抗感染作用。②术前3天改流质饮食,术前1天禁食。③对进食后有滞留或反流者,术前一晚遵医嘱予以生理盐水100 mL加抗菌药物经鼻胃管冲洗食管及胃,可减轻局部充血水肿,减少术中污染,防止吻合口瘘。④拟行结肠代食管手术患者术前3～5天口服肠道抗生素,如甲硝唑、庆大霉素或新霉素等;术前2天进食无渣流质,术前晚行清洁灌肠或全肠道灌洗后禁饮、禁食。⑤手术日晨常规留置胃管,胃管通过梗阻部位时不能强行进入,以免穿破食管,可置于梗阻部位上端,待手术中直视下再置于胃中。

(2)术后胃肠减压的护理:①术后3～4天内持续胃肠减压,妥善固定胃管,防止脱出。②严密观察引流量、性状、颜色并准确记录。术后6～12小时内可从胃管内抽吸出少量血性液或咖啡色液,以后引流液颜色将逐渐变浅。若引流出大量鲜血或血性液,患者出现烦躁、血压下降、脉搏增快、尿量减少等,应考虑吻合口出血,需立即通知医师并配合处理。③经常挤压胃管,勿使管腔堵塞。胃管不通畅者,可用少量生理盐水冲洗并及时回抽,避免胃扩张使吻合口张力增加而并发吻合口瘘。④胃管脱出后应严密观察病情,不应盲目再插入,以免戳穿吻合口,造成吻合口瘘。

(3)结肠代食管(食管重建)术后护理:①保持置于结肠袢内的减压管通畅。②注意观察腹部体征,发现异常及时通知医师。③若从减压管内吸出大量血性液体或呕吐大量咖啡样液体伴全身中毒症状,应考虑代食管的结肠袢坏死,应立即通知医师并配合抢救。④结肠代食管后,因结肠逆蠕动,患者常嗅到大便气味,需向患者解释原因,并指导其注意口腔卫生,一般此情况于半年后能逐步缓解。

(4)胃肠造瘘术后的护理:①观察造瘘管周围有无渗出液或胃液漏出。由于胃液对皮肤刺激性较大,应及时更换渗湿的敷料并在瘘口周围涂氧化锌软膏或置凡士林纱布保护皮肤,防止发生皮炎。②妥善固定用于管饲的暂时性或永久性胃造瘘管,防止脱出或阻塞。

3.严密观察病情

(1)吻合口瘘:多发生在术后5～10天,应注意观察患者有无吻合口瘘的临床表现,呼吸困难、胸水和全身中毒症状,如高热、寒战甚至休克等。一旦出现上述症状,应立即通知医师并配合处理。包括:嘱患者立即禁食;协助行胸腔闭式引流并常规护理;遵医嘱予以抗感染治疗及营养支持;严密观察生命体征,若出现休克症状,应积极抗休克治疗;需再次手术者,应积极配合医师完善术前准备。

(2)乳糜胸:食管、贲门癌术后并发乳糜胸是比较严重的并发症,多因伤及胸导管所致。乳糜胸多发生在术后2~10天,少数患者可在2~3周后出现。术后早期由于禁食,乳糜液含脂肪甚少,胸腔闭式引流可为淡血性或淡黄色液,但量较多;恢复进食后,乳糜液漏出量增多,大量积聚在胸腔内,可压迫肺及纵隔并使之向健侧移位。由于乳糜液中95%以上是水,并含有大量脂肪、蛋白质、胆固醇、酶、抗体和电解质,若未及时治疗,可在短时期内造成全身消耗、衰竭而死亡,故须积极预防和及时处理。措施包括:①加强观察:注意患者有无胸闷、气急、心悸,甚至血压下降。②协助处理:若诊断成立,迅速处理,即置胸腔闭式引流,及时引流胸腔内乳糜液,并使肺膨胀。可用负压持续吸引,以利胸膜形成粘连。③给予肠外营养支持治疗。

八、健康教育

(一)饮食指导

(1)少量多餐,由稀到干,逐渐增加食量,并注意进食后的反应。

(2)避免进食刺激性食物与碳酸饮料,避免进食过快、过量及硬质食物;质硬的药片可碾碎后服用,避免进食花生、豆类等,以免导致吻合口瘘。

(3)患者餐后取半坐卧位,以防止进食后反流、呕吐,利于肺膨胀和引流。

(二)活动与休息

保证充分睡眠,劳逸结合,逐渐增加活动量。活动时应注意掌握活动量,术后早期不宜下蹲大小便,以免引起直立性低血压或发生意外。

(三)加强自我观察

若术后3~4周再次出现吞咽困难,可能为吻合口狭窄,应及时就诊。

(四)其他

定期复查,坚持后续治疗。

第六节 腹外疝

体内某个脏器或组织离开其正常解剖部位,通过先天或后天形成的薄弱点、缺损或孔隙进入另一部位,即称为疝。全身各部位均可出现疝,但以腹外疝最为多见。腹外疝是由腹腔内的脏器或组织连同腹膜壁层,经腹壁薄弱点或孔隙,向体表突出所形成的。根据其发生部位不同,分为腹股沟疝(斜疝和直疝)、股疝、脐疝、切口疝等。腹股沟疝发生于男性者占大多数，男、女发病比约为15∶1。腹股沟斜疝最多见，占全部腹外疝的75%～90%。

一、病因

腹壁强度降低和腹内压力增高是腹外疝发病的两个主要原因。

(一)腹壁强度降低

1.先天性因素

某些组织穿过腹壁的部位，如精索或子宫圆韧带穿过腹股沟管、股动静脉穿过股管、脐血管穿过脐环，以及腹股沟三角区均为腹壁薄弱区。

2.后天性因素

腹部手术切口愈合不良，腹壁外伤或感染，老年体弱和过度肥胖致肌肉萎缩等，均导致腹壁强度降低。

(二)腹内压力增高

腹内压力增高既可引起腹壁解剖结构的改变，有利于疝的形成，也可促进腹腔内脏器经薄弱处突出形成疝。腹内压力增高的常见原因有慢性咳嗽、慢性便秘、排尿困难(如前列腺增生)、腹水、妊娠、举重、婴儿经常啼哭等。

典型的腹外疝由疝环、疝囊、疝内容物和疝外被盖等组成。疝囊是壁腹膜的憩室样的突出部，由疝囊颈、疝囊体和疝囊底组成。疝囊颈是疝囊较狭窄的部分，其位置为疝环所在。疝环，又称疝门，是疝突向体表的门户，即腹壁薄弱区或缺损所在。各种疝通常以作为命名依据，如腹股沟疝、股疝、脐疝、切口疝等。疝内容物是进入疝囊的腹内脏器或组织，以小肠为最多见，大网膜次之。较少见的，如盲肠、阑尾、乙状结肠、膀胱等也可作为疝内容物进入疝囊。疝外被盖指疝囊以外的各层组织。

二、临床表现

腹外疝有易复性、难复性、嵌顿性、绞窄性等临床类型。

(一)易复性疝

凡腹外疝在患者站立、行走或腹内压增高时突出，半卧、休息或用手向腹腔推送时疝内容物很容易回纳入腹腔的，称为易复性疝。

(二)难复性疝

疝内容物不能或不能完全回纳入腹腔内者，称为难复性疝。常见原因是疝内容物反复突出，致疝囊颈受摩擦而损伤，并产生粘连，导致内容物不能回纳，内容物多数是大网膜。

（三）嵌顿性疝

疝门较小而腹内压突然增高时,疝内容物可强行扩张疝环而向外突出,随后因疝环的弹性收缩,又将内容物卡住,使其不能回纳,称为嵌顿性疝。疝发生嵌顿后,如其内容物肠壁及系膜在疝门处受压,先使静脉回流受阻,导致肠壁淤血和水肿,疝囊内肠壁及系膜渐增厚,颜色由正常的淡红逐渐转为深红,囊内可有淡黄色渗液积聚。肠管受压情况加重,更难回纳。肠管嵌顿后,可导致急性机械性肠梗阻。

（四）绞窄性症

嵌顿如不能及时解除,疝内容物受压情况不断加重可使动脉血流减少,最终导致完全阻断,即为绞窄性疝。如疝内容物为肠管,此时肠系膜动脉搏动消失,肠壁逐渐失去光泽、弹性和蠕动能力,最终坏死变黑。疝囊内渗液变为淡红色或黯红色。如继发感染,疝囊内的渗液则为脓性。感染严重时,可引起疝外被盖组织的蜂窝组织炎。

三、治疗

腹股沟疝一般均应尽早施行手术治疗。

（一）非手术治疗

半岁以下婴幼儿可暂不手术。可采用棉线束带或绷带压住腹股沟管深环,防止疝块突出。年老体弱或伴有其他严重疾病而禁忌手术者,白天可在回纳疝内容物后,将医用疝带一端的软压垫对着疝环顶住,阻止疝块突出。

（二）手术治疗

基本原则是关闭疝门即内环口,加强或修补腹股沟管管壁。术前应积极处理引起腹内压力增高的情况,如慢性咳嗽、排尿困难、便秘等,否则术后易复发。疝手术主要可归为两大类,即单纯疝囊高位结扎术和疝修补术。①单纯疝囊高位结扎术:因婴幼儿的腹肌在发育中可逐渐强壮而使腹壁加强,单纯疝囊高位结扎常能获得满意的疗效,无须施行修补术。②疝修补术:成年腹股沟疝患者都存在程度不同的腹股沟管前壁或后壁的薄弱或缺损,只有在疝囊高位结扎后,加强或修补薄弱的腹股沟管前壁或后壁,治疗才彻底。常用的手术方法有传统的疝修补术、新兴的无张力疝修术及经腹腔镜疝修补术。

嵌顿性疝和绞窄性疝的处理有其特殊性,嵌顿性疝在下列情况下可先试行手法复位:①嵌顿时间在3～4小时内,局部压痛不明显,也无腹部压痛或腹肌紧张等腹膜刺激征者。②年老体弱或伴有其他较严重疾病而估计肠袢尚未绞窄坏死者。复位手法须轻柔,切忌粗暴;复位后还需严密观察腹部情况,如有腹膜炎或肠梗阻的表现,应尽早手术探查。除上述情况外,嵌顿性疝原则上需紧急手术治疗。如果绞窄性疝的内容物已坏死,更需手术。术前应纠正缺水和电解质紊乱。

四、护理诊断

(一)焦虑

与疝块突出影响日常生活有关。

(二)知识缺乏

缺乏腹外疝成因、预防腹内压升高及术后康复知识。

(三)潜在并发症

术后阴囊水肿、切口感染。

五、护理措施

(一)术前护理

1.休息与活动

疝块较大者减少活动,多卧床休息;建议患者离床活动时使用疝带压住疝环口,避免腹腔内容物脱出而造成疝嵌顿。

2.病情观察

患者若出现明显腹痛,伴疝块突然增大、紧张发硬且触痛明显,不能回纳腹腔,应高度警惕嵌顿疝发生的可能,立即报告医生,并配合紧急处理。

3.消除引起腹内压升高的因素

择期手术的患者,若术前有咳嗽、便秘、排尿困难等导致腹内压升高的因素,应相应处理,控制症状后再手术。指导患者注意保暖,预防呼吸道感染;多饮水、多吃蔬菜等粗纤维食物,保持排便通畅。吸烟者应在术前两周戒烟。

4.术前训练

对年老、腹壁肌肉薄弱、复发性疝的患者,术前应加强腹壁肌肉锻炼并练习卧床排便、使用便器等。

5.术前准备

(1)一般护理:术前备皮至关重要,既要剃净又要防止损伤皮肤,术日晨需再检查一遍有无毛囊炎等炎症表现,必要时应暂停手术。便秘者,术前晚灌肠,清除肠内积粪,防止术后腹胀及排便困难。患者进手术室前,嘱其排尿,以防术中误伤膀胱。

(2)特殊护理:嵌顿性疝及绞窄性疝患者多需急诊手术。除上述一般护理外,应予禁食、输液、抗感染,纠正水、电解质及酸碱平衡失调,必要时胃肠减压、备血。

6.心理护理

向患者解释造成腹外疝的原因和诱发因素、手术治疗的必要性,了解患者的顾虑所在,尽可能地予以解除,使其安心配合治疗。

(二)术后护理

1.休息与活动

患者回病房后取平卧位,膝下垫一软枕,使髋关节微屈,以降低腹股沟区切口的张力和减少腹腔内压力,利于切口愈合和减轻切口疼痛。次日可改为半坐卧位。术后1~2天卧床期间鼓励患者床上翻身及两上肢活动,一般术后3~5天可考虑离床活动。采用无张力疝修补术的患者可早期离床活动。年老体弱、复发性疝、绞窄性疝、巨大疝等患者可适当延迟下床活动。

2.饮食护理

术后6~12小时,若无恶心、呕吐,可根据患者食欲进流食,逐步改为半流质、软食及普食。行肠切除吻合术者术后应禁食,待肠功能恢复后,方可进食。

3.病情观察

注意体温和脉搏的变化,观察切口有无红、肿、疼痛,阴囊部有无出血、血肿。

4.伤口护理

术后切口一般不需加沙袋压迫,但如有切口血肿,应予适当加压。保持切口敷料清洁、干燥不被大小便污染,预防切口感染。

5.预防腹内压升高

术后仍需注意保暖,防止受凉引起咳嗽;指导患者在咳嗽时用手掌扶持、保护切口,在增加腹压(如咳嗽动作)时用手掌稍加压于切口。保持排便通畅。便秘者给予通便药物,避免用力排便。因麻醉或手术刺激引起尿潴留者,可肌内注射卡巴胆碱或针灸,促进膀胱平滑肌的收缩,必要时导尿。

6.预防并发症

为避免阴囊内积血、积液和促进淋巴回流,术后可用丁字带托起阴囊,并密切观察阴囊肿胀情况,预防阴囊水肿。切口感染是引起疝复发的主要原因之一。绞窄性疝行肠切除、肠吻合术,易发生切口感染。术后须应用抗生素,及时更换污染或脱落的敷料,一旦发现切口感染征象,应尽早处理。

六、健康教育

(一)活动指导

患者出院后应逐渐增加活动量,3个月内避免重体力劳动或提举重物等。

（二）预防复发

减少和消除引起腹外疝复发的因素,并注意避免增加腹内压的动作,如剧烈咳嗽、用力排便等,防止术后复发。调整饮食习惯,保持排便通畅。

（三）出院指导

定期随访,若疝复发,应及早诊治。

第七节　急性化脓性腹膜炎

急性化脓性腹膜炎是由化脓性细菌,包括需氧菌和厌氧菌或两者混合引起的腹膜的急性炎症。急性化脓性腹膜炎累及整个腹膜腔称为急性弥漫性腹膜炎,若仅局限于病灶局部称为局限性腹膜炎,并可形成脓肿。根据发病机制分为原发性腹膜炎和继发性腹膜炎。腹膜腔内无原发病灶,细菌经血行、泌尿道、女性生殖道等途径播散至腹膜腔,引起腹膜炎,称为原发性腹膜炎。原发性腹膜炎约占2%,病原菌多为溶血性链球菌、肺炎双球菌或大肠杆菌,多见于儿童,患者常伴有营养不良或抵抗力低下。临床所称急性腹膜炎多指继发性的化脓性腹膜炎,是急性化脓性腹膜炎中最常见的一种,约占98%,也是一种常见的外科急腹症。

一、病因

（一）继发性腹膜炎

最常见,约占98%。腹腔内有原发病灶,主要的致病菌是胃肠道内的常住菌群,其中以大肠杆菌最多见,其次为厌氧拟杆菌、链球菌等,大多为混合感染。

1.腹内脏器穿孔、破裂

急性阑尾炎穿孔和胃、十二指肠溃疡穿孔是继发性腹膜炎最为常见的原因,其他原因有急性胆囊炎并发穿孔、胃肠道肿瘤坏死穿孔等;腹部损伤引起内脏破裂也是常见原因。

2.腹内脏器炎症扩散

见于绞窄性疝、绞窄性肠梗阻、急性阑尾炎、急性胰腺炎,由于含有细菌的渗出液在腹腔内扩散,引起继发性腹膜炎。

3.其他

如手术后腹腔污染、吻合口瘘及医源性损伤等。

（二）原发性腹膜炎

不多见。腹腔内无原发病灶,细菌多由血源性感染进入腹腔而引起腹膜炎,多见于儿童、肝硬化并发腹水或肾病等,患者常伴有营养不良或抵抗力低下。

腹膜受胃肠内容物或细菌刺激后,立即发生充血、水肿,随之产生大量浆液性渗出液。一方面可以稀释腹腔内毒素及消化液,以减轻对腹膜的刺激;另一方面也可以导致严重脱水,蛋白质丢失和电解质紊乱。渗出液中逐渐出现大量中性粒细胞、吞噬细胞,可吞噬细菌及微细颗粒。坏死组织、细菌和凝固的纤维蛋白,可使渗出液变为浑浊,继而成为脓液。腹膜炎形成后,根据患者的防御能力和感染的严重程度,产生不同转归。轻者,依靠邻近肠管及大网膜的粘连,使病变局限成为局限性腹膜炎;重者,炎症迅速扩散,形成弥漫性腹膜炎。腹膜严重充血、广泛水肿并渗出大量的液体引起脱水和电解质紊乱,肠管麻痹,肠腔内大量积液使血容量明显减少,广泛的毒素吸收可引起感染性休克、全身衰竭,甚至死亡。

二、临床表现

随着腹膜炎的不同阶段而有所不同,早期常仅为腹膜炎的表现,后期则可能因并发腹腔脓肿而有不同表现。

(一)急性腹膜炎

1.腹痛

最主要的症状。疼痛剧烈,呈持续性,患者常难以忍受;深呼吸、咳嗽、转动身体时,疼痛加剧,故患者多不愿改变体位。疼痛以原发部位最显著,随炎症扩散而延及全腹。

2.恶心、呕吐

在发病早期常有反射性的恶心、呕吐,较轻微,吐出物多为胃内容物;并发麻痹性梗阻时,吐出黄绿色胆汁,甚至粪样肠内容物。

3.中毒症状

多数患者有发热、脉搏加快,随着病情发展有高热、脉速、呼吸浅快、大汗、口干等全身表现,病情严重者出现代谢性酸中毒及感染性休克,甚至死亡。

4.腹部体征

腹胀明显,腹式呼吸减弱或消失,腹部膨隆。腹肌紧张,腹部压痛、反跳痛为急性化脓性腹膜炎患者的重要体征,称为腹膜刺激征。压痛最明显的区域常为原发病灶处。突发而剧烈的刺激,如胃酸和胆汁。幼儿或极度虚弱的患者,腹肌紧张可以很轻微而被忽视。当腹腔内积液较多时,有移动性浊音。腹部听诊肠鸣音减弱或消失。

(二)腹腔脓肿

1.膈下脓肿

脓液积聚在膈肌以下、横结肠及其系膜以上的间隙内,称为膈下脓肿。膈下脓肿是腹腔内脓肿最为重要的一种。其临床特点是全身中毒症状明显,而局部症状隐匿。患者有发热,初期为弛张热,脓肿形成后可为持续高热或中等发热,逐渐出现乏力、消瘦。可有肋缘下或剑突下持续钝痛,深呼吸是疼痛加重,脓肿刺激膈肌时可引起呃逆。

2.盆腔脓肿

盆腔位于腹腔最低点,腹膜炎时,腹腔内炎性渗出物易积聚于此而形成盆腔脓肿。因盆腔面积小,吸收能力弱,所以它的特点是局部症状明显而全身中毒症状轻。典型的表现是直肠或膀胱刺激征,如里急后重、排便次数增加而量少等,直肠指检时直肠前壁饱满并有触痛。

三、辅助检查

(一)实验室检查

白细胞计数和中性粒细胞比例增高,甚至出现中毒颗粒。但病情严重或机体反应低下时,白细胞计数并不高,仅有中性粒细胞比例升高或中毒颗粒出现。

(二)影像学检查

1.腹部 X 线检查

可见肠胀气、多个气液平面等肠麻痹征象;如空腔脏器穿孔,膈下可见游离气体。

2.B 超检查

显示腹腔内有不等量液体。

3.CT 检查

对腹腔内实质性脏器的病变有确诊价值,有助于原发病的诊断。

(三)腹腔穿刺及腹腔灌洗

根据抽出的液体性质、气味、浑浊度,进行涂片、细菌培养以及淀粉酶的测定等有助判断病因。

四、治疗

积极处理原发病灶,消除病因,清理或引流脓腔,促使炎症局限;形成脓肿者做脓腔引流。

(一)非手术治疗

对病情较轻或病程较长,已经超过 24 小时、腹部体征已减轻或炎症已出现局限化趋势的继发性腹膜炎及原发性腹膜炎者可行非手术治疗。非手术治疗也为手术前的准备工作,包括:禁食、胃肠减压,静脉输液纠正水和电解质紊乱,合理使用抗生素,以及镇静、止痛、吸氧等。

(二)手术治疗

继发性腹膜炎患者病情严重,或经非手术治疗无效者,采取手术治疗。适应证:①经非手术治疗6~8小时后(一般不超过12小时),腹膜炎症状和体征无缓解或反而加重者。②腹腔内原发病严重,如胃肠穿孔、绞窄性肠梗阻或腹腔内器官破裂等。③腹腔内原发病严重,出现严重的肠麻痹或中毒症状,或合并休克。具体措施有处理原发病灶、彻底清理腹腔、充分引流。

五、护理诊断

(一)疼痛

与腹膜受炎症刺激有关。

(二)体温过高

与腹膜炎毒素吸收有关。

(三)体液不足

与大量腹腔渗出、高热、体液丢失过多有关。

(四)焦虑

与病情严重、躯体不适、担心术后康复及预后等有关。

(五)潜在并发症

腹腔脓肿、切口感染。

六、护理措施

(一)非手术治疗患者的护理

1.病情观察

定时测量生命体征,必要时监测尿量、中心静脉压、血清电解质以及血气分析等指标,记录液体出入量。加强巡视,多询问患者主诉,观察患者腹部症状和体征的变化,注意治疗前后对比,动态观察。

2.体位

无休克情况下一般取半坐卧位。尽量减少搬动和按压腹部。病情稳定时,鼓励患者活动双腿,预防血栓性静脉炎的发生。休克患者取平卧位或头、躯干和下肢均抬高20°。

3.禁食、胃肠减压

胃肠穿孔患者必须禁食,并留置胃管持续胃肠减压。胃肠减压的目的:抽出胃肠内容物和气体;减少消化道内容物继续流入腹腔;减少胃肠内积气;改善胃肠壁的血运;利于炎症的局限和吸收;促进胃肠功能恢复。禁食期间,做好口腔护理,每日 2 次。留置胃管期间应妥善固定胃管,注意观察引流物的量、颜色、性状。

4.营养支持

迅速建立静脉输液通道,遵医嘱补液,纠正水、电解质及酸碱平衡失调,保持患者每小时尿量达 30 mL 以上,维持液体出入量平衡,必要时输新鲜血及血浆,维持有效的循环血量。由于炎症、应激状态下,分解代谢增强,营养素补充不足易致营养不良,影响患者的抵抗力和愈合能力。长时间禁食时,可考虑经肠外途径补给人体所需的营养素。

5.控制感染

继发性腹膜炎多为混合性感染,根据细菌培养及药敏结果选用抗生素。

6.对症护理

高热患者给予物理降温。已确诊的患者,可用哌替啶类止痛药、减轻患者的痛苦与恐惧。诊断不明或病情观察期间,暂不用止痛药物,以免掩盖病情。

7.心理护理

做好患者、家属的解释安慰工作,稳定患者情绪;介绍有关腹膜炎的疾病知识,使其积极配合治疗和护理。

(二)术后护理

1.病情观察

术后密切监测生命体征的变化,定时监测生命体征。经常巡视,倾听患者主诉,观察腹部体征的变化,了解有无膈下或盆腔脓肿的表现,若发现异常,及时通知医师,配合治疗处理。对于危重患者,尤其注意其循环、呼吸、肾功能的监测和维护。

2.体位

患者回病室后,给予平卧位。全麻未清醒者头偏向一侧,注意观察有无呕吐,保持呼吸道通畅。全麻清醒或硬膜外麻醉患者平卧 6 小时,血压、脉搏平稳后改为半坐卧位,并鼓励患者翻身、床上活动,预防肠粘连。

3.饮食护理

术后继续禁食、胃肠减压,待肠蠕动恢复,拔除胃管后,逐步恢复经口饮食。禁食期间口腔护理每日 2 次,给予肠外营养支持,提高防御能力。

4.维持体液平衡

根据医嘱合理补充液体、电解质和维生素,必要时输新鲜血及血浆,维持水、电解质及酸碱平衡。

5.控制感染

继续应用有效抗生素,进一步控制腹腔内感染。

6.切口护理

观察切口敷料是否干燥,有渗血、渗液时及时更换敷料,观察切口愈合情况,及早发现切口感染的征象。

7.引流管护理

正确连接各引流装置,有多根腹腔引流管时,贴上标签标明各管以免混淆。①妥善固定:妥善固定腹腔引流管,防止脱出或受压。②观察记录引流情况:观察记录引流液的量、颜色、性状。③保持引流通畅:对负压引流者及时调整负压,维持有效引流,经常挤捏引流管以防血块或脓痂堵塞,保持腹腔引流通畅,预防腹腔内残余感染。④适时拔管:当引流量减少、引流液颜色澄清、患者体温及白细胞计数恢复正常,可考虑拔管。

七、健康教育

(一)知识宣教

提供疾病护理、治疗知识,向患者说明非手术期间禁食、胃肠减压、半坐卧位的重要性。

(二)饮食指导

讲解术后饮食恢复的知识,指导其从流食-半流食-软食-普食,循序渐进,少量多餐,促进手术创伤的修复和切口愈合。

(三)康复指导

解释术后早期活动对于促进肠功能恢复,防止术后肠粘连的重要性,鼓励患者卧床期间进行床上活动,体力恢复后尽早下床走动。做好出院患者的健康教育,定期门诊随访。

第八节　腹部损伤

腹部损伤在平时和战时都较多见,其发病率在平时占各种损伤的 $0.4\%\sim1.8\%$,战时发生率明显增高,占各种损伤的 50%。近年来随着我国交通运输业的发展,事故增多,各种创伤有增加的趋势,其中腹部伤亦增多。根据腹壁有无伤口可分为开放性损伤和闭合性损伤两大类。其中,开放性损伤根据腹壁伤口是否穿破腹膜分为穿透伤(多伴内脏损伤)和非穿透伤(偶伴内脏损伤)。穿透伤又可分为致伤物既有入口又有出口的贯通伤和仅有入口的非贯通伤。闭合性损伤可能仅局限于腹壁,也可同时兼有内脏损伤。

开放性损伤的致伤物常为各种锐器,如刀、弹丸或弹片等,闭合性损伤的致伤因素常为钝性暴力,如撞击、挤压、坠落、冲击、拳打脚踢或突然减速等。无论开放性还是闭合性损伤,都可导致腹部内脏损伤。开放性损伤中受损部位以肝、小肠、胃、结肠、大血管多见,闭合性损伤以脾、小肠、肝、肠系膜受损居多。

腹部损伤的严重程度是否涉及内脏、涉及哪个内脏等,很大程度上取决于暴力的强度、速度、着力部位、作用方向等外在因素,以及受损脏器的解剖特点、原有病理情况和功能状态等内在因素的影响。

一、病因

(一)实质性器官

1.脾破裂

脾脏血运丰富,组织结构脆弱,易于钝性打击、剧烈震荡、挤压和术中牵拉而发生破裂,病理性脾脏更易发生损伤。脾破裂约占所有腹部脏器损伤的40%,是最常见的腹部损伤。脾损伤可分为中央破裂、被膜下破裂和真性破裂三型。前两型脾包膜完整,出血限于脾实质内或包膜下,出血量较小,不做影像学检查易被漏诊,部分病例可继发包膜破裂出现大出血,使得诊治措手不及。临床上绝大多数脾损伤为真性脾破裂,伤口穿过脾包膜达脾实质,导致不易自行停止的腹腔内出血。

2.肝破裂

肝脏是腹腔内最大的实质性器官,血供丰富,质地柔软而脆弱,在外界致伤因素的作用下,易发生损伤。占腹部脏器损伤的第二位。肝外伤时,不但损伤肝内血管导致出血,还常同时损伤肝内胆管,引起胆汁性腹膜炎。肝内血肿和包膜下血肿,可继发性向包膜外或肝内穿破,出现活动性大出血,也可向肝内胆管穿破,引起胆道出血。肝内血肿可继发细菌感染形成肝脓肿。

3.胰腺损伤

胰腺位于上腹部腹膜后脊柱前,损伤常为上腹部强力挤压暴力直接作用于脊柱所致,损伤常位于胰的颈、体部,占腹腔脏器损伤的1%～2%,因位置深在,早期不易发现。胰腺损伤后常并发为液漏或胰瘘。因胰液侵蚀性强,进入腹腔后,可出现弥漫性腹膜炎,又影响消化功能,故胰腺损伤的死亡率较高,部分病例渗液被局限在网膜囊内,形成胰腺假性囊肿。

（二）空腔脏器损伤

1.胃、十二指肠损伤

腹部闭合性损伤时胃很少受累,上腹或下胸部的穿透伤则常导致胃损伤。十二指肠大部分位于腹膜后,损伤的发病率很低,但因与胰、胆总管、胃、肝等重要脏器和结构相毗邻,局部解剖关系复杂,十二指肠损伤的诊断和处理存在不少困难,故死亡率和并发症发生率都相当高。而腹腔内部分的十二指肠损伤破裂时,胰液、胆汁流入腹腔则引起严重的腹膜炎。

2.小肠损伤

成人小肠全长 5～6 m,占据中下腹大部分空间,发生损伤的机会较多。闭合性损伤时,钝性致伤因素常导致小肠破裂、小肠系膜血肿,且小肠多部位穿孔在临床上较为多见。小肠破裂后,大量肠内容物进入腹腔,引起急性弥漫性化脓性腹膜炎。一部分患者的小肠裂口不大,或穿破后被食物渣、纤维蛋白素,甚至突出的黏膜所堵塞,可能无弥漫性腹膜炎的表现。

3.结肠及直肠损伤

结肠、直肠损伤的发生率较低。但由于其内容物含有大量细菌,而液体成分少,受伤后早期腹膜炎较轻,后期会出现严重的细菌性腹膜炎,处理不及时常可危及生命。医源性致伤因素占有一定的比例。

二、临床表现

（一）实质脏器损伤

1.症状

（1）休克:实质性器官或大血管的损伤,临床表现以腹腔内出血症状为主,可表现为面色苍白,脉搏细速、脉压变小,尿量减少,神情淡漠等,可危及生命。

（2）腹痛:程度一般较轻,呈持续性,肝、胰的损伤,具有强烈刺激作用的胆汁、胰液溢入腹腔,腹痛剧烈;脾或腹腔血管破裂以血液刺激为主,腹痛稍轻,早期多表现隐痛、钝痛或胀痛。

（3）其他表现:恶心、呕吐为腹部损伤常见的早期表现之一,肝破裂者,血液可通过胆管进入十二指肠而出现黑便或呕血,肝、脾损伤可伴有肩部放射痛。

2.体征

实质器官如肝脾损伤,如无胆汁外溢,腹膜刺激症状较轻。随着病情发展,腹腔感染形成和加剧,逐渐出现发热、腹胀,腹部移动性浊音阳性,肠鸣音减弱或消失。

（二）空腔脏器损伤

1.症状

（1）腹痛：空腔脏器损伤的主要症状，为持续性剧痛，伤后立即发生，一般以受伤处最明显。通常胃液、胆汁、胰液的刺激最强，肠液次之，血液最轻。

（2）胃肠道症状：恶心、呕吐为腹部损伤常见的早期表现，发生麻痹性肠梗阻时可吐出棕褐色液体，甚至粪水样内容物，消化道损伤可伴有呕血或便血。

（3）感染中毒症状：患者可出现高热、脉速、呼吸浅快、大汗等。随着病情进展，可出现面色苍白或发绀、呼吸急促、四肢发凉、脉搏微弱、体温骤升或下降、血压降低或神志不清等休克征象。

2.体征

空腔脏器破裂以腹膜炎为主要表现，最突出的是腹膜刺激征，其程度因空腔器官内容物不同而异。

三、辅助检查

（一）实验室检查

红细胞、血红蛋白与血细胞比容下降，表示有大量失血；空腔脏器破裂时，白细胞计数及中性粒细胞比例明显升高；血、尿淀粉酶升高，提示胰腺、胃或十二指肠损伤；出现血尿，提示泌尿系统损伤。

（二）X 线检查

立位腹部平片显示膈下新月形阴影，提示腹腔游离气体，为胃肠道破裂的特征性改变。

（三）B 超检查

对肝、脾、胰、肾等实质性脏器的损伤确诊率高，可显示腹腔内积血和腹水。

（四）CT 检查

比超声检查结果更为精确，能清晰地显示肝、脾、肾等实质性脏器的包膜是否完整，大小及形态是否正常以及出血量的多少等，诊断意义较大。

（五）诊断性腹腔穿刺术和腹腔灌洗术

诊断阳性率达 90% 以上，观察穿刺液性状，如为不凝固血液为实质性脏器破裂，如为浑浊的液体并可见肠内容物，则为空腔脏器破裂，如疑有胰腺损伤，可测定其淀粉酶含量。

四、治疗

(一)非手术治疗

单纯性闭合性腹壁损伤患者、闭合性腹壁损伤合并轻度的实质性脏器损伤患者、暂时不能确定有无内脏损伤患者,行非手术治疗,但需严密观察病情,综合分析,以便尽早明确诊断,抓住手术时机。观察期间需要特别注意的是:不要随便搬动伤者,以免加重伤情;不注射止痛药(诊断明确者例外),以免掩盖伤情。其措施包括禁食、禁灌肠、禁用泻药、禁用吗啡类药物等。

(二)手术治疗

开放性腹部损伤患者及时行清创手术。闭合性腹部损伤患者,若已确诊或高度怀疑合并有腹内脏器损伤,及时手术治疗。手术的基本原则是先处理出血性损伤脏器,后处理穿孔性脏器。对实质性脏器破裂所致的腹腔内大出血,应当边抗休克边手术。对行非手术治疗无效、病情加重的患者,及时行剖腹探查术。其措施包括全面探查、止血、修补、切除或引流有关病灶等。

五、护理评估

了解患者的受伤史,包括受伤的时间、部位、原因、受伤时的姿势和体位,暴力的性质、强度、方向;伤前有否饮酒、进食;受伤后的神志变化,有无腹痛、腹胀、恶心、呕吐,有无排尿;受伤到就诊时的病情变化及采取的救治措施,效果如何等。如果患者有意识障碍或是儿童,可向护送人员、监护人或目击者询问有关情况。根据临床表现和辅助检查结果,评估患者的身体状况。

六、护理诊断

(一)体液不足

与损伤致腹腔内出血、渗出及呕吐致体液丢失过多有关。

(二)急性疼痛

与腹部损伤、消化液刺激腹膜及手术有关。

(三)有感染的危险

与脾切除术后免疫力降低、腹膜炎等有关。

(四)焦虑

与意外创伤的刺激、出血、内脏脱出,担心术后康复及预后等有关。

（五）潜在并发症

损伤器官再出血、腹腔脓肿、休克。

七、护理措施

（一）现场急救

腹部损伤常合并多发性损伤,急救时应分清轻重缓急。首先检查呼吸情况,保持呼吸道通畅;包扎伤口,控制外出血,将患肢妥善外固定;有休克表现者应尽快建立静脉通路,快速输液。开放性腹部损伤者,妥善处理,伴有肠管脱出者,可用消毒碗反扣覆盖保护,勿予强行回纳。

（二）非手术治疗患者的护理

1.严密观察病情

每15～30分钟监测脉搏、呼吸、血压1次。观察腹部体征的变化,尤其注意腹膜刺激征的程度和范围、肝浊音界范围、移动性浊音的变化等。有下列情况之一者,考虑有腹内脏器损伤:①受伤后短时间内即出现明显的失血性休克表现者。②腹部持续性剧痛且进行性加重伴恶心、呕吐者。③腹部压痛、反跳痛、肌紧张明显且有加重的趋势者。④肝浊音界缩小或消失,有气腹表现者。⑤腹部出现移动性浊音者。⑥有便血、呕血或尿血者。⑦直肠指检盆腔触痛明显、波动感阳性,或指套染血者。注意事项:①尽量减少搬动,以免加重伤情。②诊断不明者不予注射止痛药,以免掩盖伤情。③怀疑结肠破裂者严禁灌肠。

2.一般护理

(1)患者绝对卧床休息,给予吸氧,床上使用便盆;若病情稳定,可取半坐卧位。

(2)患者禁食,防止加重腹腔污染。怀疑空腔脏器破裂或腹胀明显者应进行胃肠减压。禁食期间全量补液,必要时输血,积极补充血容量,防止水、电解质及酸碱平衡失调。待肠蠕动功能恢复后,可开始进流质饮食。

3.用药护理

遵医嘱应用广谱抗生素防治腹腔感染,注射破伤风抗毒素。必要时,进行肠外营养支持。

4.术前准备

除常规准备外,还应包括交叉配血试验,有实质性脏器损伤时,配血量要充足;留置胃管;补充血容量,血容量严重不足的患者,在严密监测中心静脉压的前提下,可在15分钟内输入液体1 000～2 000 mL。

5.心理护理

主动关心患者,提供人性化服务。向患者解释腹部损伤后可能出现的并发症、相关的治疗和护理知识,缓解其焦虑和恐惧,稳定其情绪,使患者积极配合各项治疗和护理。

（三）手术治疗患者的护理

根据手术种类做好术后患者的护理,包括监测生命体征、观察病情变化、禁食、胃肠减压、口腔护理。遵医嘱静脉补液、应用抗生素和进行营养支持,保持腹腔引流的通畅,积极防治并发症。

八、健康教育

（一）加强安全教育

宣传劳动保护、安全行车、遵守交通规则的知识,避免意外损伤的发生。

（二）普及急救知识

在意外事故现场,能进行简单的急救或自救。

（三）出院指导

适当休息,加强锻炼,增加营养,促进康复。若有腹痛、腹胀、肛门停止排气排便等不适,应及时到医院就医。

第三章

妇科疾病护理

第一节　前庭大腺囊肿

前庭大腺囊肿是因前庭大腺管阻塞,分泌物积聚所致。在急性炎症消退后腺管堵塞,分泌物不能排出,脓液逐渐转为清液而形成囊肿,有时腺腔内的黏液浓稠或先天性腺管狭窄排液不畅,也可形成囊肿。若有继发感染则形成脓肿,反复发作。因前庭大腺解剖位置的特点,其位于两侧大阴唇后1/3深部,腺管开口于处女膜与小阴唇之间,在性交、流产、分娩或其他情况污染外阴部时,病原体容易侵入而引起炎症,因此发病以育龄妇女多见,幼女及绝经后妇女少见。主要病原体为金黄色葡萄球菌、链球菌、大肠埃希菌、肠球菌等。随着性传播疾病发病率的增加,淋病奈瑟菌及沙眼衣原体也为常见病原体。

一、临床表现

(1)前庭大腺囊肿位于阴唇后部的前庭大腺所在处,多为单侧性,大小不定,在大阴唇外侧明显隆起。初起时局部肿胀、疼痛、烧灼感,行走不便,有时致排尿、排便困难。慢性期则形成囊肿,大小不等,多由小逐渐增大,生长缓慢,有些可持续数年不变。多为单发,一般不超过鸡蛋大小,极少双侧同时发生。若囊肿小且无感染,患者可无自觉症状,往往于妇科检查时方被发现。若囊肿大,患者可感到外阴有坠胀感和膨胀感,或有性交不适。

(2)检查见囊肿多为单侧,也可为双侧。检查表皮外观正常,囊肿位于阴唇后下方和阴唇系带之间的前庭大腺所在处,呈半月形、卵圆形或圆形,囊肿在大阴唇外侧明显隆起,患侧小阴唇被展平。囊肿有移动性,无明显触痛。性生活频繁时,囊肿迅速增大。继发感染时,局部红肿、疼痛明显,患者有发热等全身症状,囊肿可发展为脓肿。

(3)诊断检查:通过囊肿的所在位置、外观及局部触诊无炎症现象不难诊断,必要时可行局部穿刺,根据其内容物与脓肿鉴别。病理检查见囊内壁为被覆立方上皮、鳞状上皮或移动上皮。

二、治疗

(1)较小的囊肿不必手术治疗,应定期随访。较大的囊肿,有明显的症状或反复发作疼痛、脓肿形成者应做切开引流手术,术后可保持腺体功能。现多行前庭大腺囊肿造口术,取代以往囊肿剥除法。此方法简单,损伤小,出血少,尚能保留腺体功能。但造口应足够大,造口之后最好放引流条,每天用过氧化氢(双氧水)溶液或2%碘伏冲洗囊腔1次,共3～4次,防止术后粘连闭合,再次形成囊肿。

(2)术后用1∶5 000高锰酸钾溶液坐浴,可预防性应用抗生素或应用2%碘伏液及0.5%甲硝唑液交替冲洗。用油纱条填塞,每2～3天更换1次。

(3)近年来采用二氧化碳激光做造口术治疗,治疗率高,无不良反应,操作简便,治疗时间短。患者可在门诊治疗,无需缝合创面,无需住院。由于激光的高热效应能使组织细胞迅速凝固、炭化,激光对血红蛋白有亲和力,故有较好的凝血作用,术中及术后出血少,能保留腺体的正常功能,对性生活质量无影响,术后无感染,无需用抗生素。但一旦继发感染,可反复发作。

三、护理评估

主要评估患者体征和心理反应。注意患者的全身状况,测量生命体征,观察局部是否有红、肿、热、痛。局部分泌物的颜色、性质、量、气味。由于患者的病程、症状和体征不同,对其工作、生活产生的影响不同,患者可出现不同的心理问题。通过与患者接触、交谈,观察其行为变化,以了解患者精神心理状况。多数患者在出现典型的临床症状后,出于无奈而被迫就医。尤其一些未婚或未育女性,常因害羞、焦虑、担心遭人耻笑等原因而未能及时到医院就诊,或自行寻找非正规医院处理,导致病情延误。

四、护理措施

(1)急性期嘱患者卧床休息,暴露局部,以减轻刺激。

(2)遵医嘱给予抗生素及镇痛药。

(3)脓肿或囊肿切开造口术后,局部用引流条引流,需每日更换引流条。用0.05%苯扎氯铵棉球擦洗外阴,每日2次。切口愈合后,改用1∶5 000呋喃西林溶液坐浴,每日2次。

(4)积极治疗诱发因素,如阴道炎、宫颈炎、肠道蛲虫病、糖尿病等。

(5)保持外阴清洁干燥,排便后用清水冲洗,每日用1∶5 000高锰酸钾溶液坐浴 2～3 次。

(6)应穿宽松、柔软的纯棉内裤,每天更换。换下的内裤应用消毒液浸泡后再清洗。

五、健康教育

(1)告知患者每日更换内裤,清洗后在阳光下晾晒。保持外阴清洁,排便后用清水冲洗。

(2)嘱患者患病期及术后 1 个月内不可进行性生活,减少局部刺激。

(3)指导患者饮食要清淡,营养均衡,保持排便通畅。

(4)告知患者术后出现分泌物增多、疼痛等异常现象及时就诊。在医生的指导下,服用抗生素进行抗感染治疗,用 0.05% 苯扎氯铵棉球擦洗外阴,每日 2 次。

(5)嘱患者多卧床休息,切忌劳累,不宜盆浴。

第二节　细菌性阴道炎

细菌性阴道炎发病年龄多在 15～44 岁,多发生于生育年龄的妇女。但在不同人群中发病率也不同,多与性经历有关。细菌性阴道炎实际上是一种以加特纳(Gardner)菌、各种厌氧菌及支原体引起的混合感染,因本病与一般淋菌、滴虫、真菌引起的阴道炎不同,局部炎症不明显而且有 10%～50% 的患者无任何症状、体征。细菌性阴道炎的致病原因是正常寄生在阴道内的细菌生态平衡(菌群)失调。

一、临床表现

(一)白带异常

多数患者主诉带有鱼腥臭味的灰白色白带。

(二)阴道瘙痒

阴道有灼热感、瘙痒,在阴道壁上的分泌物易于擦掉。

(三)体征

阴道黏膜无充血、红肿,阴道分泌物 pH＞4.5,生理盐水涂片上见细菌性阴道炎(BV)特征的线索细胞,也可见活动的动弯杆菌(Mobiluncus 菌)。

二、辅助检查

（一）细胞学检查

在湿的生理盐水涂片尚见成熟的阴道上皮细胞，表面呈点状或颗粒状细胞，边缘呈锯齿形的线索细胞。

（二）分泌物呈酸性

阴道分泌物 pH＞4.5，多为 5.0～5.5。

（三）细菌培养

阴道分泌物细菌培养，用血-琼脂混合特殊培养基培养。

（四）氢氧化钾试验

阴道分泌物氢氧化钾试验阳性。

三、治疗

治疗细菌性阴道炎以口服药为主，可口服甲硝唑、氯林可霉素、氨苄西林、匹氨西林等；亦可用 1％过氧化氢液冲洗阴道。

四、护理评估

了解患者年龄、月经史、性生活史及生育史。了解白带性状、量、气味，有无外阴瘙痒及灼热。有无因外阴、阴道瘙痒致睡眠障碍，患者痛苦万分又因难以启齿而产生矛盾心理。

五、护理措施

（一）口服药物护理

督促患者按时用药。甲硝唑，每次 0.2 g，每日 3 次，连服 7 天；也可用氨苄西林，每次 0.5 g，每日 4 次，连服 7 天。

（二）阴道用药护理

可用 1％乳酸或醋酸溶液进行阴道灌洗，每日 1～2 次。口服甲硝唑的同时，每晚睡前可用甲硝唑栓剂 0.2 g 塞入阴道，以杀灭病菌。

（三）疾病健康知识宣传教育

指导夫妻共治疗，患病期间、未治愈之前，严禁性生活。

（四）心理护理

给予患者讲解治疗措施及预后情况，减轻患者心理压力。

六、健康教育

(1)指导患者增强自我保健知识,提高预防意识,注意及时检查。

(2)指导患者口服抗感染药物及其方法。

(3)指导患者保持个人卫生,注意每日清洗外阴,必要时行阴道灌洗和阴道置药。

第三节　老年性阴道炎

老年性阴道炎常见于绝经前后的妇女。

一、病因

(1)卵巢功能衰退,体内雌激素水平低落或缺乏,阴道上皮细胞糖原减少,阴道内 pH 呈碱性,杀灭病原菌能力降低。

(2)阴道黏膜萎缩,上皮菲薄,血液循环不足,使阴道抵抗力降低,便于细菌侵入繁殖引起炎症病变。

(3)个人卫生习惯不良,营养缺乏,尤其是 B 族维生素缺乏,可能与发病有关。

(4)不注意外阴的清洁卫生,性生活频繁。

二、临床表现

(一)分泌物异常

绝经前后阴道分泌物增多,分泌物常呈水样、脓性、泡沫状,也可带血性,伴外阴瘙痒。

(二)泌尿系统症状

若侵犯尿道会有尿频、尿痛等泌尿系统的症状。

(三)体征

阴道黏膜上有出血点或出血斑,严重者可形成溃疡,分泌物异常,若不及早治疗,溃疡部可有瘢痕收缩致使阴道狭窄或部分阴道闭锁致分泌物引流不畅,形成阴道积脓。

三、辅助检查

(一)病理检查

妇科检查阴道红肿、溃烂者需与阴道癌鉴别,做刮片或活体组织检查,可确诊。

（二）涂片鉴别

在涂片中找滴虫、真菌以作鉴别诊断,有针对性的治疗。

四、治疗

原则上应是提高机体及阴道的抵抗力,抑制细菌的生长。可行阴道冲洗、阴道局部用药、口服用药治疗。此外,加强营养,有助于阴道炎的消退。

五、护理评估

了解患者年龄、月经史以及是否闭经、闭经时间,有无手术切除卵巢或盆腔治疗史。了解白带性状、量、气味,有无外阴瘙痒、灼热及膀胱刺激症状。观察阴道黏膜皱襞的弹性,有无出血点、溃疡或粘连。

六、护理措施

（一）口服药物护理

指导患者口服雌激素制剂,剂量宜小,服用 4 周后应休息一阶段,有静脉血栓、肝脏疾病或雌激素依赖性肿瘤病史者禁用。

（二）外阴护理

指导患者温水坐浴或给予外阴冲洗,不宜用热水烫洗外阴。

（三）阴道上药护理

给予患者每晚涂抹一次雌激素软膏,连用 3～4 周。

（四）疾病健康知识宣教

指导患者保持卫生,勤换洗内裤,自己的清洗盆具、毛巾不要与他人混用。

七、健康教育

(1)指导更年期、老年妇女掌握老年性阴道炎的预防措施和技巧。

(2)指导患者和家属阴道灌洗、上药方法,注意操作前先洗净双手、消毒器具,以免感染。

(3)嘱患者保持外阴清洁,勤换内裤。穿棉质内衣,减少刺激。

(4)护士给予卵巢切除、放疗患者雌激素替代治疗指导。

第四节　念珠菌阴道炎

有 80％～90％的念珠菌性阴道炎是白色念珠菌引起的,约 10％的健康妇女无症状而阴道带有念珠菌,一旦抵抗力降低或阴道局部环境改变时,念珠菌会大量繁殖危害人体健康,所以念珠菌是一种条件致病菌。

一、病因

(1)阴道糖原增加、酸度升高,或机体抵抗力降低,可成为致病的原因。

(2)长期应用广谱抗生素和肾上腺皮质激素,可使真菌感染大为增加。

(3)维生素缺乏(复合维生素 B)、严重的传染性疾病和其他消耗性疾病均可成为白色念珠菌繁殖的有利条件。

(4)妊娠期阴道上皮细胞糖原含量增加,阴道酸性增强,加之孕妇的肾糖阈降低,常有营养性糖尿,尿中糖含量升高而促进白色念珠菌的生长繁殖。

二、临床表现

(一)阴道瘙痒

外阴及阴道奇痒,坐卧不宁,痛苦异常。

(二)泌尿系统症状

阴唇肿胀,伴有烧灼感、尿痛、排尿困难。

(三)体征

典型的白带为白色、凝乳块和豆渣样,略带臭味。小阴唇内侧面及阴道黏膜附有白色薄膜,擦去后,可见阴道黏膜红肿或糜烂面积表浅溃疡。

三、辅助检查

(一)涂片检查

一般采用悬滴法、染色法、培养法,可找到真菌孢子和假菌丝。

(二)尿糖及血糖筛查

主要针对年老肥胖或久治不愈患者,应查尿糖及血糖值,并询问用药史,以寻找病因。

四、治疗

可将制霉菌素片剂、克霉唑栓剂、达克宁栓剂置于阴道内,顽固者日服制霉菌素。积极改变阴道酸碱度,定时性阴道灌洗或坐浴。积极治疗糖尿病,长期应用广谱抗生素、雌激素者应停药。

五、护理评估

了解患者有无糖尿病,使用抗生素、雌激素的种类、时间,是否在妊娠期。了解患者阴道分泌物的量、性状、气味。了解阴道黏膜受损程度,有无糜烂、溃疡及白色块状薄膜覆盖。分析判断悬滴法的结果,检验真菌动态变化情况。

六、护理措施

(一)药物治疗护理

可根据医嘱给予患者口服药或阴道置药治疗。

(二)局部治疗护理

给予患者 2%～4% 碳酸氢钠阴道灌洗或坐浴,每日 1 次,10 次为 1 个疗程。

(三)心理护理

阴道及外阴瘙痒致使患者痛苦万分,有些患者不愿表达,内心充满矛盾,护士应多与患者交流,解答疑惑,疏导患者情绪,减轻患者压力,使其积极配合治疗。

七、健康教育

(1)指导患者积极治疗糖尿病,正确使用抗生素、雌激素,避免诱发念珠菌阴道炎。

(2)嘱患者养成良好的卫生习惯,每天清洗外阴、换内裤。切忌搔抓。

(3)指导患者如自行阴道灌洗应注意药液浓度和治疗时间,灌洗药物要充分融化,温度一般为 40 ℃,切忌过烫,以免皮肤烫伤。

(4)指导孕妇要积极治疗,否则阴道分娩时新生儿易传染为鹅口疮。

第五节 滴虫性阴道炎

滴虫性阴道炎由阴道毛滴虫引起,是阴道炎症中最常见的一种疾病,pH 为 5.5～6.0 的环境最适合滴虫生长,月经前后,隐藏在腺体及阴道皱襞中的滴虫常得以繁殖,造成滴虫性阴道炎。

一、病因

（一）直接传染

经性交传播。

（二）间接传染

经公共浴池、浴盆、浴中、游泳池、厕所、衣物、器械及敷料等途径传染。

二、临床表现

（一）外阴症状

外阴瘙痒、烧灼或疼痛。

（二）白带异常

白带量增多,脓样、有泡沫,腥臭味。

（三）体征

阴道宫颈黏膜充血,严重时有散在出血点。有时可见阴道后穹窿有液性泡沫状或脓性泡沫状分泌物。

三、辅助检查

（一）悬滴法

在玻片上加1滴生理盐水,自阴道穹窿处取少许分泌物在生理盐水中,低倍镜下,如有滴虫活动,阳性率可达80%～90%。

（二）培养法

适用于症状典型而悬滴法未见滴虫者,可用培养基培养,准确率达98%。

（三）尿液检查

屡次复发者,需在尿液中查滴虫,必要时在男方前列腺液内查滴虫。

四、治疗

杀灭阴道滴虫,恢复阴道正常状态,防止复发。此症常在月经期后复发,治疗后应在每次月经干净后复查1次,3次均为阴性为治愈。夫妻双方要同时治疗,切断直径传染途径。可行局部治疗,冲洗阴道后,在阴道内放置药片或栓剂;可行全身用药,口服相应的药物治疗。

五、护理评估

询问患者既往阴道炎病史,发作与月经周期的关系,治疗经过,了解个人卫生习惯,分析感染途径。了解滴虫性阴道炎的典型症状。了解是否有治疗效果不佳致反复发作造成的烦恼,接受盆腔检查的顾虑,丈夫同时治疗的障碍。

六、护理措施

(一)外阴卫生护理

在经期、妊娠期、产褥期,每天清洗外阴,保持外阴清洁、干燥,并更换内裤。

(二)治疗药物护理

口服相应药物治疗,注意不良反应。

(三)心理护理

由于反复治疗而复发产生的不良情绪,护士应给予患者心理疏导树立积极治疗的信心。

七、健康教育

(1)指导感染滴虫患者不要进入游泳池或洗浴场所。

(2)指导患者做好自我护理,保持外阴清洁、干燥,避免搔抓外阴以免皮肤破损,每天换内裤,擦洗外阴,擦洗外阴的毛巾用后应煮沸消毒5～10分钟,保证治疗效果。便盆和外阴用盆应隔离,用后要消毒。

(3)指导患者服药的方法,口服甲硝唑可有食欲缺乏、恶心、呕吐、头痛、皮疹、白细胞减少等不良反应,如自行阴道灌洗要注意温度、浓度、方法。

(4)嘱患者月经干净后要复查滴虫,连续3个月阴性为治愈标准。

第六节　输卵管癌

原发性输卵管癌是少见的女性生殖道恶性肿瘤,其发病率仅占妇科恶性肿瘤的0.5%左右,多发于绝经期。输卵管癌致病原因至今尚未阐明,可能与下列因素有关:①临床上约70%的患者伴有慢性输卵管炎,约50%有不孕史,因此认为炎症为原发性输卵管癌的发病诱因。②输卵管结核有时与输卵管癌并存。

一、临床表现

输卵管癌早期无症状,体征常不典型,易被忽视或延误诊断。临床上常表现为阴道排液、腹痛、下腹肿块,称为输卵管癌"三联症"。

(一)阴道排液

为最常见的症状。间歇性排液为其特点。为浆液性黄水,量或多或少,有时为血性,一般无臭味。当癌灶坏死或浸润血管时,可出现阴道出血。

(二)腹痛

多见于患侧,为钝痛,以后逐渐加剧,呈痉挛性绞痛。排水样或血性液体后,疼痛常随之缓解。

(三)下腹肿块

部分患者可扪及下腹肿块,大小不一,表面光滑,妇科检查可扪及肿块,位于子宫一侧或后方,活动受限或固定不动。

(四)腹水

较少见,呈黄色,有时呈血性。

(五)体征

增大的肿瘤压迫或累及周围器官可致腹胀、尿频、尿急等,晚期可出现恶病质表现。

二、辅助检查

(一)阴道细胞学检查

涂片中见不典型腺细胞上皮纤毛细胞,提示有输卵管癌的可能。

(二)分段刮宫

排除宫颈癌和子宫内膜癌后,应高度怀疑为输卵管癌。

(三)腹腔镜检查

见输卵管增粗,外观如输卵管积水,呈茄子形态,有时可见到赘生物。

(四)B超检查

可确定肿块部位、大小、性质及有无腹水等。

(五)CT检查

可确定肿块性质、部位、大小、形状以及种植和转移在腹膜上的肿瘤,能检测出1 cm大小肿块。

（六）CA125检测

输卵管上皮表面有CA125抗原,故检测CA125水平能及时发现病情、观察疗效、提示早期复发的预兆。据文献报道,在出现症状及临床诊断前3～6个月即有CA125水平的升高。因此,CA125可能成为早期诊断的线索或指标。

三、治疗

原则以手术为主,辅助化疗、放疗的综合治疗。应强调首次治疗的彻底性和计划性。术后辅助化疗和放疗。由于原发性输卵管癌术前诊断率极低,故放射治疗主要用于术后的辅助治疗。一般多采用术后体外照射。化学治疗多作为术后的辅助治疗。PAC方案是目前治疗输卵管癌最有效的方案。以紫杉醇为基础的联合化疗药物对晚期输卵管癌的疗效显著。激素治疗可用长效孕激素治疗,但目前尚难评估孕激素的治疗作用。术后在化疗的同时加用激素治疗,可能会提高综合治疗的效果。

四、护理评估

了解患者的月经史和生育史,有无慢性输卵管炎病史及不孕史,有无阴道排液以及阴道排液的性状及量。注意有无阴道出血,尤其注意绝经期的妇女出现不规则的阴道出血且诊断性刮宫阴性者。

五、护理措施

（一）阴道排液的护理

严密观察阴道排液的性质、量及气味,保持会阴部清洁,给予会阴冲洗每天1次。

（二）阴道出血的护理

出血多的患者应严密观察并记录其生命体征变化情况。注意收集会阴垫,评估出血量。按医嘱给予止血药,必要时输血、补液、行抗感染治疗,维持正常血压并纠正贫血状态。保持会阴部清洁,给予会阴冲洗每天1次。

（三）生命体征的观察

严密观察患者生命体征及神志变化情况,尤其是血压和脉搏的变化情况。

（四）基础护理

对卧床及营养状况差的患者做好生活护理,保持皮肤、床铺清洁干燥,协助患者勤翻身,必要时加用辅助用具如棉圈、防压疮床垫等。鼓励患者进食高蛋白质、高维生素饮食。全身营养状况极差且胃肠道症状明显者,应遵医嘱从静脉补充营养。

(五)管道护理

有阴道引流管和腹腔引流管者,应注意引流液的颜色和量,及时更换敷料,妥善固定导管,防止脱出、折叠、堵塞或腹水渗出;如有胃肠减压,观察引流液的颜色和量,做好口腔护理。

(六)心理护理

向患者讲解手术及放化疗对癌症的效果,介绍相同疾病治疗成功的病例,使其对疾病治疗、护理及预后充满信心。提供可利用的支持系统,鼓励患者克服化疗不良反应,帮助患者度过心理危机。

六、健康教育

(1)向患者和家属讲述术后活动的重要性,鼓励患者主动参与制订术后康复计划,逐日增加活动量。运用个性化的自我调适方法保持身心健康,如听音乐、聊天等。注意卫生,保持皮肤清洁,防止感冒等,禁性生活 3 个月、盆浴 1 个月。

(2)向患者讲解化疗的常识,教给患者化疗时的自我护理技能。包括进食前后用生理盐水漱口,用软毛牙刷刷牙,不宜吃易损伤口腔黏膜的坚果类和油炸类食品;为减轻患者恶心呕吐,避免吃油腻的、甜的食品,鼓励患者少食多餐;根据患者的口味提供营养丰富,易消化饮食,保证所需营养及液体摄入。

(3)告知患者要注意预防感染。由于化疗引起免疫力下降,特别容易引起感染,指导患者应经常擦身更衣,加强保暖,避免去公共场所。如白细胞低于 $1.0 \times 10^9/L$,则需进行保护性隔离,告知患者和家属保护性隔离的重要性,使其理解并配合治疗。

(4)告知患者随访的目的、时间及联系方式。嘱患者不可忽视定期检查,出院后 3 个月到门诊复查。

第七节　外阴癌

外阴癌包括许多不同组织结构的恶性肿瘤,外阴鳞状细胞癌是最常见的外阴癌,常见于 60 岁以上妇女。绝大多数肿瘤生长在外阴皮肤表面,容易被发现,但仍有很多患者未能获得早期诊断和治疗。

外阴癌致病原因尚不完全清楚:①外阴癌患者常并发有外阴上皮内瘤变,其中仅 5％～10％伴不典型增生者有可能发展为外阴癌。②其他如外阴长期慢性刺激如乳头瘤、尖锐湿疣、慢性溃疡等也可发生癌变。③外阴癌可与宫颈癌、阴道癌合并存在。现公认单纯疱疹病毒Ⅱ型、人乳头瘤病毒、巨细胞病毒等与外阴癌发生可能有关。

一、临床表现

（一）外阴瘙痒

近 50％的患者有 5 年以上的外阴瘙痒病史，以夜间为重。

（二）各种不同形态的肿物

如结节状、菜花状、溃疡状。

（三）疼痛、渗液和出血

肿物合并感染或较晚期癌可出现。

（四）体征

癌灶可生长在外阴任何部位，大阴唇最多见，其次为小阴唇、阴蒂、会阴、尿道口、肛门周围等。早期局部丘疹、结节或小溃疡；晚期见不规则肿块，伴或不伴破溃或呈乳头样肿瘤，若癌灶已转移至腹股沟淋巴结，可扪及一侧或双侧腹股沟增大、质硬、固定的淋巴结。

二、辅助检查

（一）细胞学检查

对可疑病灶行涂片细胞学检查，常可见到癌细胞，由于外阴病灶常合并感染，其阳性率仅 50％左右。

（二）病理活检

多数病灶周围伴有白色病变或可能有糜烂和溃疡。镜下，多数外阴鳞状细胞癌分化好，具有角化珠和细胞间桥。前庭和阴蒂的病灶倾向于分化差或未分化，常有淋巴管和神经周围的侵犯。

（三）影像学检查

为确定临床分期，可行盆髂、腹主动脉旁淋巴的 B 超、CT、磁共振和淋巴造影等检查。

三、治疗

手术治疗为主，根据临床分期不同采取不同范围的手术，辅以放射治疗与化学药物治疗。放射治疗的指征为：不能手术的病例，晚期病例先采用放疗，待癌灶缩小后行手术的患者，复发可能性大的病例。

四、护理评估

了解患者既往是否有不明原因的外阴瘙痒、小伤口、局部刺激或出血等症状，有无疼痛，疼痛的程度与病变的深度、范围及发生部位，有无外阴赘生物史等。了解患者有无慢性病如高血压、冠心病、糖尿病等病史。

五、护理措施

（一）外阴溃疡护理

癌灶有破溃合并感染者，除全身使用抗生素外，每日用 0.5% 碘伏擦洗外阴，0.5% 高锰酸钾坐浴，每天 2 次，每次 10～20 分钟。保持外阴部清洁卫生，每天更换内衣。擦洗时动作要轻柔，同时告知患者勿搔抓，注意保护局部皮肤，卧床休息，控制局部感染。

（二）皮肤护理

卧床患者保持床单位的清洁、平整和卧位的舒适，对营养不良、老年患者及长期卧床的患者应做好皮肤护理，防止发生压疮。

（三）腹股沟引流管护理

保持负压引流通畅，防止引流管堵塞。负压引流能及时吸出切口内积血、积液，有利于清除彻底，防止皮下血肿，预防皮肤坏死，促进伤口愈合。重点观察引流物的量、颜色、气味，通常术后引流量为 300～500 mL。协助患者翻身时避免出现拖、拉、拽等动作，应保持腹股沟引流管固定好、通畅，防止脱落。

（四）尿管护理

留置尿管持续开放 3～5 天，注意会阴部清洁干燥，排便后给予会阴冲洗。

（五）疼痛护理

为减轻会阴部切口疼痛，必要时遵医嘱给予镇痛药。

（六）排便护理

术后过早排便，使腹压增加，导致创口压力增大，容易使创面造成污染。因此，待肠功能恢复后，给予高营养、少渣、半流质饮食，选择适量高纤维素性食物配以果汁等保持排便通畅，以利于排便，减轻腹压，降低切口张力。每次排便后用碘伏棉球擦洗会阴部，保持清洁，防止污染外阴部切口。

(七)心理护理

评估患者的心理状态,针对患者的心态,应主动与患者交流沟通,给予心理支持,及时解答患者的疑问,耐心地向患者及家属介绍相关手术目的、方法、医生的技术水平和能力、术中术后的注意事项,并告知患者如果手术中发现有意外情况,以取得患者的信任与合作。同时帮助患者学会自我调节,使其正确认识疾病,消除其恐惧与担忧,使其以良好的心理状态接受手术。

(八)功能锻炼及康复指导

因手术切除大量组织及阴道下段易致切口形成瘢痕或挛缩,引起阴道口狭窄,因此术后1周开始功能锻炼,如双腿合拢、分开、前屈、后伸、外展、内收等,指导患者进行外阴肌肉锻炼,动作轻、慢,活动范围由小到大。

六、健康教育

(1)嘱患者注意外阴部清洁卫生,每日清洗外阴部。积极治疗外阴瘙痒,外阴出现结节、溃疡或白色病变,应及时就医,确诊后再对症治疗。

(2)告知患者及家属性生活应逐渐恢复。必要时可请性学方面的专家做心理治疗。

(3)指导出院后继续温水坐浴,以软化瘢痕组织,增加皮肤弹性。

(4)嘱患者及家属外阴癌术后应按时进行随访。第1年前6个月每月1次,后6个月每2个月1次;第2年每3个月1次;第3~4年每6个月1次,以后每年1次。

第八节 宫颈肿瘤

宫颈肿瘤分为宫颈良性肿瘤和宫颈癌,良性肿瘤较恶性肿瘤少见,以宫颈息肉和宫颈平滑肌瘤为常见。宫颈癌是全球女性恶性肿瘤中仅次于乳腺癌的最常见的恶性肿瘤,全世界每年有20多万妇女死于宫颈癌,在发展中国家妇女中发病率居第一位,严重地影响着妇女的身体健康。

宫颈良性肿瘤的致病原因:①慢性炎症导致宫颈管有局限性增生过长。②宫颈管组织对激素刺激的异常反应,或宫颈血管局部充血。

宫颈癌的致病原因:①人乳头瘤病毒(HPV)感染。②性行为,如初次性交过早(15岁以前)、多个性伴侣(>6个)与宫颈癌密切相关。③月经及分娩因素,如月经期延长、经期及产褥期卫生不良。④配偶的性伴侣数、性病史,男性生殖器HPV

感染。⑤吸烟。⑥口服避孕药。⑦生活环境、经济、文化、卫生水平较低的地区发病率较高。⑧疱疹病毒Ⅱ型(HSV-Ⅱ)感染。

一、临床表现

(一)阴道出血

由于癌肿血管破裂所致,常表现为性交后或妇科检查后的接触性出血。

(二)阴道排液

为宫颈癌的主要症状。常出现在阴道出血后,最初量不多,无味,随着癌肿组织的生长,癌肿坏死、破溃,阴道分泌物增多,呈稀薄如水样,有腥臭味。晚期继发感染后则呈大量脓性或米汤样恶臭白带。

(三)疼痛

为晚期癌的主要症状。由于癌肿侵犯盆壁,压迫闭孔神经、腰骶神经、坐骨神经等所致。也可以出现持续性腰骶部或坐骨神经痛。如肿瘤压迫输尿管,导致肾盂积水,表现为一侧腰痛;侵犯淋巴使淋巴管阻塞,淋巴液回流受阻出现下肢水肿和疼痛。

(四)体征

早期宫颈癌局部无明显表现,随着疾病的发展,外生型可见子宫颈上向外生长的息肉状或乳头状的突起,向阴道突出形成菜花状的赘生物,表面不规则。并发感染时表面有灰白色的渗出物,触之易出血。内生型则见子宫颈肥大、质硬,宫颈管如桶状。由于癌组织坏死、脱落,有恶臭。妇科检查可扪及两侧盆腔组织增厚呈结节状,有时形成冰冻盆腔。

二、辅助检查

(一)宫颈液基薄层细胞检查(TCT)+人类乳头瘤病毒检查(HPV)

TCT检查是采用液基薄层细胞检测系统检测宫颈细胞并进行细胞学分类诊断,它是目前国际上较先进的一种宫颈癌细胞学检查技术,与传统的宫颈刮片巴氏涂片检查相比明显提高了标本的满意度及宫颈异常细胞检出率。TCT宫颈防癌细胞学检查对宫颈癌细胞的检出率为100%,同时还能发现部分癌前病变,微生物感染如真菌、滴虫、病毒、衣原体等。所以TCT技术是应用于妇女宫颈癌筛查的一项先进的技术。

(二)碘试验

正常宫颈或阴道鳞状上皮含有丰富的糖原,可被碘液染为棕色,而宫颈管柱状上皮、宫颈糜烂及异常鳞状上皮区(包括鳞状上皮化生、不典型增生、原位癌及浸润癌区)均无糖原存在,故不着色。临床上用阴道窥器暴露宫颈后,擦去表面黏液,以碘液涂抹宫颈及阴道穹窿,如发现不正常碘阴性区即可在此区取活检送病理检查。

(三)宫颈和宫颈管活体组织检查

在宫颈刮片细胞学检查为Ⅲ～Ⅳ级涂片,但宫颈活检为阴性时,应在宫颈鳞柱交界处的6点、9点、12点和3点处取4处活检,或在碘试验不着色区及可疑癌变部位,取多处组织,并进行切片检查,或应用小刮匙搔刮宫颈管,将刮出物送病理检查。

(四)阴道镜检查

阴道镜不能直接诊断癌瘤,但可协助选择活检的部位进行宫颈活检。据统计,如能在阴道镜检查的协助下取活检,早期宫颈癌的诊断准确率可达到98%左右。但阴道镜检查不能代替刮片细胞学检查及活体组织检查,也不能发现宫颈管内病变。

三、治疗

宫颈良性肿瘤以手术治疗为主。宫颈癌主要是手术及放射治疗、化学治疗。可在手术或放疗前先化疗,待癌灶萎缩或部分萎缩后再行手术或放疗,或者手术或放疗后再加用化疗,以便提高疗效。

四、护理评估

了解患者妇科检查后及性交后是否有出血,如有出血,量多少;了解患者阴道分泌物是否有增多,是否稀薄如水样,是否有腥臭味,是否出现大量脓性或米泔样恶臭白带。了解患者是否有压迫闭孔神经、腰骶神经、坐骨神经导致出现疼痛症状。

五、护理措施

(一)阴道出血的护理

出血多的患者,应严密观察并记录其生命体征变化情况。注意收集会阴垫,评估出血量。按医嘱给予止血药,必要时输血、补液、行抗感染治疗;保持会阴部清洁,给予会阴冲洗。

(二)阴道排液的护理

严密观察阴道排液的性质、量及气味,保持会阴部清洁,给予会阴冲洗。

（三）疼痛护理

晚期宫颈癌患者疼痛明显,使用0～10数字量表评估患者疼痛的程度,若疼痛评分连续2次评估＞5,立即通知医生,及时使用镇痛药。

（四）引流管护理

术后患者留置的管道可包括腹腔引流管、阴道 T 形引流管等,应分别标明,避免混淆,并详细记录各种引流管中引流液的颜色、性质及量。协助患者翻身时,避免出现拖、拉、拽等动作,防止各种引流管脱落。有盆腹腔引流的患者术后给予半卧位,以利于引流。防止引流管发生打折、扭曲,如发现有堵塞、脱落等现象,术后根据患者各引流管中引流液的状况,确定拔除引流管的时间,一般在术后 3～5 天当腹腔引流管、阴道 T 形引流管内引流液颜色逐渐变浅,为粉红色,引流量＜20 mL 时可拔除。

（五）病情观察

术后 24 小时内密切观察出血情况,包括腹部切口处敷料渗出情况、阴道出血情况、引流管引流情况、生命体征及神志的变化,以便及早发现并及时处理出血。如患者血压下降,心率加快,切口敷料渗血增多,色泽鲜红,应考虑有术后出血的可能。

（六）膀胱功能恢复护理

宫颈癌根治术时,可能会损伤或切除支配膀胱的神经,导致膀胱麻痹或膀胱功能障碍,故术后留置尿管时间较长,一般为 10 天。留置尿管期间,1∶5 000 呋喃西林液 500 mL 冲洗膀胱,每日 1 次,以防泌尿系感染。术后第 7 天,定时夹闭尿管,白天每 2 小时开放 1 次,夜间长时间开放尿管以训练膀胱功能,持续至尿管拔除为止。患者拔除尿管后测定残余尿量,若残余尿量＜100 mL,说明膀胱功能恢复;如残余尿量＞100 mL,则继续保留尿管至残余尿量正常。

（七）皮肤护理

患者卧床期间,保持床单位的清洁、平整和卧位的舒适,对营养不良、老年患者及长期卧床的患者应做好皮肤护理,防止发生压疮。做好晨、晚间护理工作,会阴擦洗,每日 2 次,会阴擦洗持续至各种引流管拔除为止,并保持外阴清洁、干燥。

六、健康教育

(1)嘱患者保持室内清洁卫生、舒适、定时通风换气,室温保持在 18～20 ℃。

(2)指导患者注意多食营养均衡的食品,如肉类、蛋类、新鲜的蔬菜和水果。

(3)嘱患者避免重体力劳动,多注意休息,适当参加户外活动,但需劳逸结合,以保持良好的精神状态。

（4）嘱患者注意个人卫生,可洗淋浴,术后 3 个月后可洗盆浴,3 个月内禁止性生活。

（5）指导患者出院后注意观察膀胱功能恢复情况,如出现排尿困难、尿潴留应立即就诊。

（6）留置尿管出院患者,指导其每日用温水冲洗会阴部,每 3 日更换尿袋 1 次,防止泌尿系感染。

（7）嘱患者注意观察有无下腹部疼痛及超过月经量的阴道出血,如出现下腹部疼痛及阴道出血过多应及时到医院就诊。

（8）告知患者随访的目的、时间、联系方式,嘱其定期检查,子宫颈良性肿瘤手术患者出院后 1 个月、子宫颈癌手术患者出院后 3 个月到门诊复查。

第九节　子宫肌瘤

子宫肌瘤,又称子宫平滑肌瘤,是子宫平滑肌组织增生而形成的良性肿瘤,其间含有少量的纤维结缔组织,是女性生殖器最常见的一种良性肿瘤。由于子宫肌瘤生长较快,当供血不良时,可以发生不同变性,使肌瘤失去原有结构,包括玻璃样变、囊性变、红色变、肉瘤变、钙化,肌瘤愈大,缺血愈严重,则继发变性愈多。

子宫肌瘤确切病因不明,可能有:①体内雌激素水平过高,长期受雌激素刺激有关。雌激素能使子宫肌细胞增生肥大,肌层变厚,子宫增大。雌激素还通过子宫肌组织内的雌激素受体起作用。②近年来发现,孕激素也可以刺激子宫肌瘤细胞核分裂,促进肌瘤生长。③由于卵巢功能、激素代谢均受高级神经中枢的调节控制,故有人认为神经中枢活动对肌瘤的发病也可能起作用。

一、临床表现

（一）月经改变

为最常见的症状。可出现月经周期缩短、经量增多、经期延长、不规则阴道出血等。肌瘤一旦发生坏死、溃疡、感染,则有持续性或不规则阴道出血或脓血性排液等。

（二）腹部肿块

腹部胀大,下腹扪及肿物,伴有下坠感,尤其是膀胱充盈将子宫推向上方时更容易扪及。

（三）白带增多

肌壁间肌瘤使宫腔内膜面积增大，内膜腺体分泌增加，并伴盆腔充血致白带增多，脱出于阴道内的黏膜下肌瘤表面极易感染、坏死，产生大量脓血性排液及腐肉样组织排出伴臭味。

（四）腹痛、腰酸、下腹坠胀

一般患者无腹痛，当肌瘤压迫盆腔器官、神经、血管时，常有下腹坠胀、腰背酸痛等，月经期加重。当浆膜下肌瘤蒂扭转时，可出现急性腹痛；肌瘤红色变时，腹痛剧烈且伴发热。

（五）压迫症状

肌瘤向前或向后生长，可压迫膀胱、尿道或直肠，引起尿频、排尿困难、尿潴留或便秘。当肌瘤向两侧生长，则形成阔韧带肌瘤，其压迫输尿管时，可引起输尿管或肾盂积水；如压迫盆腔血管及淋巴管，可引起下肢水肿。

（六）不孕或流产

肌瘤压迫输卵管使之扭曲，或使宫腔变形，影响精子运行，妨碍受精卵着床，导致不孕或流产。

（七）继发性贫血

若患者长期月经过多可导致继发性贫血，出现全身乏力、面色苍白、气短、心悸等症状。

（八）低血糖症

子宫肌瘤伴发低血糖症亦属罕见。主要表现为空腹血糖低，意识丧失以致休克，经葡萄糖注射后症状可以完全消失。肿瘤切除后低血糖症状即完全消失。

（九）体征

肌瘤较大时，腹部检查可触及形状不规则、质硬的结节状肿物。妇科检查有时可见宫口扩张，肌瘤位于宫口内或脱出宫颈外口，呈粉红色，表面光滑，伴感染时，表面有坏死、出血及脓性分泌物。双合诊检查子宫增大，表面有单个或多个结节状突起，形状不规则；浆膜下肌瘤可扪及单个实质性球形肿物与子宫有蒂相连；黏膜下肌瘤在宫腔内时，子宫呈均匀性增大。

二、辅助检查

（一）B超检查

B超能较准确地显示肌瘤数目、大小和部位，为更好确定肌瘤的位置，最好在分泌期子宫增厚,内膜回声清楚时检查。

1.子宫增大

增大的程度视肌瘤的大小和部位而定,微小的肌瘤子宫增大可不明显。

2.子宫形态改变

大的子宫肌瘤引起子宫形态失常,局部突起或凹凸不平。

3.瘤体样回声

肌瘤回声一般表现为较均匀的圆形低回声光团,边界清楚,可见包膜回声;当肌瘤含纤维的成分多、细胞的成分少时,也可表现为近似漩涡状结构的不规则较强回声光团;如肌瘤变性或为几个肌瘤融合的大肌瘤可表现为混合性回声,囊性变时可见液性暗区并有分隔。

4.子宫内膜线移位或受压中断

黏膜下肌瘤或肌壁间肌瘤可导致内膜线移位,肌瘤占据宫腔可使内膜受压而内膜线中断。

5.子宫肌壁不对称增厚

由于生长部位的子宫壁明显增厚引起。

(二)子宫输卵管碘油造影

现已少用于子宫肌瘤的诊断,主要用于不孕症患者,可以显示宫腔是否变形,有无占位性病变,输卵管是否通畅及阻塞的部位。

(三)宫腔镜检查

宫腔镜可直视观察宫腔内情况,有助于黏膜下肌瘤及内突型肌壁间肌瘤的诊断。此外,可在直视下确定病变部位,准确取材活检,并能同时切除黏膜下肌瘤。在宫腔镜下,可见瘤体位于宫腔内或部分在宫腔内,呈圆形或半球形隆起,表面有被膜包裹且光滑,较规则,基底部较宽或有蒂,不随宫液移动,表面浅粉或苍白,有溃疡或出血者呈紫红色,有时可见粗大血管,血管走向规则,大肌瘤可致宫腔狭窄变形,呈芽形裂隙状。

(四)腹腔镜检查

子宫旁发现的实质性肿块难以确定其来源和性质,尤其在 B 超检查也难以确定时,可行腹腔镜检查,并可在直视下进行穿刺活检以明确诊断。

(五)宫腔探查及诊断性刮宫

通过宫腔探针探测宫腔的大小,感觉宫腔形态(有肌瘤的宫腔一般较深或有变形),尤其应注意宫腔底部有无突起,有无肿瘤悬吊的感觉,并将刮出的子宫内膜送病理检查,以除外子宫内膜增生过长或其他内膜疾病。对小的黏膜下肌瘤的诊断有帮助,但常有 10%～35%宫腔内病变被漏诊。

三、治疗

根据患者年龄、症状,肌瘤大小、数目、生长部位及对生育功能的要求等情况进行全面分析后选择处理方案。

(一)随访观察

肌瘤小,症状不明显或已近绝经期的妇女,可每 3～6 个月定期复查,加强随访观察,必要时再考虑进一步治疗措施。

(二)药物治疗

子宫小于 2 个月妊娠大小,症状不明显或较轻者,尤其已近绝经期或全身情况不能手术者,在排除子宫内膜癌的情况下,可采用药物对症治疗。常用雄激素对抗雌激素,促使子宫内膜萎缩;直接作用于平滑肌,使其收缩而减少出血。也可用抗雌激素制剂他莫昔芬治疗。月经量明显增多者,用药后月经量明显减少,肌瘤也能缩小,但停药后又逐渐增大;可出现潮热、急躁、出汗、阴道干燥等围绝经期综合征的症状。也可用米非司酮,是受体水平的孕激素拮抗药,达到控制症状和抑制肌瘤生长的目的。还可以选用促性腺激素释放激素激动药(GnRH-α),通过抑制垂体、卵巢功能,降低体内性激素水平,达到治疗目的。

(三)手术治疗

1.肌瘤切(剔)除术

年轻又希望生育的患者,术前排除子宫及宫颈的癌前病变后可考虑经腹或经腹腔镜切(剔)除肌瘤,保留子宫。突出于子宫颈口或阴道内的黏膜下肌瘤可经阴道或宫腔镜切除。

2.子宫切除术

子宫大于 2.5 个月妊娠子宫大小,或临床症状明显,或经非手术治疗效果不明显,又无需保留生育功能的患者可行子宫切除术。年龄 50 岁以下,或虽 50 岁以上但未绝经,卵巢外观正常者应考虑保留。

四、护理评估

详细了解患者月经史、婚育史,是否有(因子宫肌瘤所致的)不孕或自然流产史;了解患者是否存在长期使用雌激素,了解患者病发后月经变化情况及伴随情况;肌瘤大到可腹部扪及包块时,患者是否有"压迫"感;是否有尿频、尿急、排尿障碍及里急后重、排便不畅等;是否有继发性贫血,并伴有倦怠、虚弱和思睡等症状;是否有腹痛,腹痛的性质、程度及持续时间;是否有持续性或不规则阴道出血或脓血性排液。

五、护理措施

（一）阴道出血的护理

出血多的患者,应严密观察并记录其生命体征变化情况。注意收集会阴垫,评估出血量。按医嘱给予止血药,必要时输血、补液、行抗感染治疗,维持正常血压并纠正贫血状态。

（二）压迫症状的护理

巨大肌瘤患者出现局部压迫致尿、便不畅时,应予导尿或用缓泻药软化大便,以缓解尿潴留、便秘症状。

（三）合并妊娠的护理

应定期接受产前检查,多能自然分娩,不需急于干预,但要预防产后出血;若肌瘤阻碍胎先露下降,或致产程异常发生难产时,应按医嘱做好剖宫产术前准备及术后护理。

（四）病情观察

注意观察阴道纱布有无渗血、渗液情况;减轻会阴部切口疼痛,必要时遵医嘱给予镇痛药;术后 48 小时内禁止半卧位及下床活动,防止因重力向下导致阴道纱布脱出,影响阴部切口的愈合,床上翻身时动作勿过大,防止阴道纱布、尿管脱出;防止各种原因引起的咳嗽,因咳嗽时腹压增高及会阴部用力而影响切口的愈合;防治各种原因引起的便秘,如患者出现便秘,请勿用力排便及长时间蹲站,防止腹压增加影响切口愈合。必要时遵医嘱给予缓泻药。

（五）心理护理

与患者建立良好的护患关系,讲解有关疾病知识,使患者确信子宫肌瘤属于良性肿瘤,并非恶性肿瘤的先兆,消除其不必要的顾虑,增强康复信心,讲明手术不会对患者自身形象和夫妻生活带来大的影响,消除患者的顾虑,使其愉快地接受手术。

六、健康教育

（1）嘱患者如出现超过月经量的阴道出血、异常分泌物、下腹疼痛,及时到医院就诊。

（2）指导患者注意个人卫生,可洗淋浴,术后 3 个月后可洗盆浴,全子宫切除患者 3 个月内禁止性生活,子宫肌瘤剔除者 1 个月内禁止性生活。

(3)嘱患者避免重体力劳动,多注意休息,适当参加户外活动,劳逸结合,但应避免从事会增加盆腔充血的活动,如跳舞、久站等,因盆腔组织的愈合需要良好的血液循环。

(4)阴式手术患者指导其出院后不要做剧烈运动,避免负重过久,如久坐、久蹲、久站,要保持排便通畅,必要时可口服泻药。

(5)告知患者随访的目的、时间、联系方式。手术患者出院后 1～3 个月应到门诊复查。

第四章

产科疾病护理

第一节　正常妊娠

一、妊娠生理

胚胎和胎儿在母体内发育生长的过程，称为妊娠。妊娠始于精子和卵子的结合，终于胎儿及其附属物从子宫腔内排出。

（一）受精与着床

1.受精

精子和卵子结合的过程，称为受精。排卵时，卵子及其周围的透明带和放射冠，由于输卵管上皮纤毛的摆动和肌层的收缩，迅速通过腹腔进入输卵管壶腹部，在此与精子相遇受精。射精时有数千万个精子进入阴道，凭借尾部运动，穿越宫颈。排卵前期和排卵期宫颈松软，宫颈黏液呈水样，酸碱度（pH 值约 7.5）适宜，利于精子的穿入。同时，大量雌激素的分泌，增加子宫肌层对前列腺素和缩宫素的敏感性，子宫收缩力增强，协助精子向输卵管方向运行，到达输卵管壶腹部。精子在宫腔和输卵管游动过程中，精子顶体表面的糖蛋白被女性生殖道分泌物中的酶降解，获得释放顶体酶和穿越放射冠、透明带的能力，称为获能。当获能的精子与卵子相遇时，首先与卵子周围的放射冠接触，发生顶体反应，释放顶体酶，溶解放射冠和透明带，形成精子穿过的通道。精子与卵子相接触，细胞膜融合，精子的胞质和细胞核进入卵子内。其后卵子迅速完成第二次成熟分裂，形成卵原核，与精原核融合。两个配子细胞核靠拢，核膜消失，染色体混合，形成二倍体的受精卵，受精过程完成。精子进入卵子后，卵子胞质内皮质颗粒释放溶酶体酶样物质，使透明带结构发生改变，阻止其他精子进入。

2.受精卵的发育、输送与着床

受精卵形成后随着输卵管蠕动和输卵管上皮纤毛的摆动向宫腔方向移动，同时开始进行细胞分裂,称为卵裂,所形成的子细胞群称为卵裂球。随卵裂次数的增加,细胞数量逐渐增加,细胞体积不断缩小,到第 3 天时形成由 12～16 个细胞组成的实心胚,称为桑葚胚。桑葚胚的细胞继续分裂,细胞间出现小的腔隙并逐渐汇合成大的空腔,桑葚胚转变为中空的胚泡(又称囊胚)。胚泡于受精第 4 天形成并进入宫腔。胚泡外表为一层扁平细胞,称为滋养层,将发育成胎膜和胎盘,为胚胎发育提供营养。中间的空腔为胚泡腔,充满细胞液,腔内一侧有一群大而不规则的细胞,称为内细胞群,将来发育成胚体和部分胎膜,此时早期囊胚形成。在受精后6～7 天,早期囊胚的透明带消失,囊胚体积迅速增大,形成晚期囊胚。胚泡与子宫内膜直接接触,逐渐埋入子宫内膜,此过程称为着床(又称植入)。着床时,内细胞群侧滋养层分泌蛋白酶消化与其接触的内膜组织,胚泡沿被消化的组织缺口逐渐埋入内膜功能层。同时与内膜接触的滋养层细胞迅速增殖,分化为内外两层,外层为合体滋养层,内层为细胞滋养层。合体滋养细胞分泌人绒毛膜促性腺激素(HCG),维持黄体寿命和功能。胚泡完全埋入子宫内膜后,缺口修复,着床完成。常见的着床部位是子宫前壁或后壁的中上部。

着床时子宫内膜处于分泌期,着床后内膜进一步增厚,血液供应更加丰富,腺体分泌更加旺盛,基质细胞肥大,胞质内含糖原颗粒和脂滴。这一系列变化称为蜕膜反应,此时的子宫内膜称为蜕膜。根据蜕膜与胚泡的位置关系,可将蜕膜分为三部分(图 4-1):位于胚泡深面的部分称为底蜕膜,覆盖在胚泡浅层的部分称为包蜕膜,其余部分称为壁蜕膜(真蜕膜)。底蜕膜将来参与胎盘的形成,其余蜕膜则逐渐退化变薄。

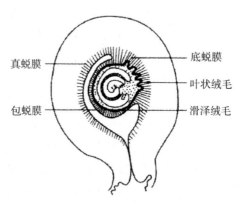

图 4-1　早期妊娠子宫蜕膜与绒毛的关系

着床是遗传构成截然不同的胚泡与子宫内膜相互识别、相互黏附、相互容纳的过程,受雌激素、孕激素的精细调节。胚泡与子宫内膜的同步发育、宫腔的正常内环境等是正常植入的必要条件。激素调节紊乱,植入不能完成;胚泡植入到子宫以外部位,可导致异位妊娠;植入到宫腔内较低部位,可导致前置胎盘。

(二)胎儿附属物的形成及其功能

胎儿附属物是指胎儿以外的组织,包括胎盘、胎膜、脐带和羊水。

1.胎盘

由底蜕膜、叶状绒毛膜及羊膜组成。叶状绒毛膜构成胎盘的胎儿部分,底蜕膜构成胎盘的母体部。胎盘是胎儿与母体之间进行物质交换的重要结构,还具有重要的内分泌和屏障功能。

(1)胎盘的形成与结构:胚泡着床后,滋养层细胞分裂增殖,表面呈毛状突起,以后再分支形成绒毛,此时的绒毛为一级绒毛,又称初级绒毛。绒毛表面有两层细胞,内层为细胞滋养细胞,外层为合体滋养细胞。胚胎发育至第二周末或第三周初时,胚外中胚层逐渐深入绒毛干内,形成绒毛间质,称为二级绒毛,又称次级绒毛。约在第三周末,绒毛内的中胚层分化出毛细血管,形成三级绒毛。此时,胎儿胎盘循环建立。细胞滋养细胞不断增殖、扩展与合体滋养细胞共同形成绒毛干。绒毛干之间为绒毛间隙。在滋养层细胞的侵蚀过程中,子宫螺旋动脉和子宫静脉破裂,开口于绒毛间隙。每个绒毛干均有脐动脉和脐静脉细小分支,母体血液以每分钟约 500 mL 的流速进入绒毛间隙,胎儿血也以每分钟 500 mL 的流速流经胎盘,但胎儿血与母血不直接相通。两者仅隔一层很薄的结构,称为胎盘合体膜,由绒毛内毛细血管内皮及其基膜、滋养层上皮及其基膜和两基膜之间的少量结缔组织构成。胎盘合体膜是一选择性通透膜,营养物质、代谢废物、抗体蛋白等可以定向地通过,有些大分子物质,特别是有害物质、细菌、血细胞等一般不能通过。

每个绒毛干分出许多分支,一部分绒毛末端浮于绒毛间隙中,称为游离绒毛,长入底蜕膜中的绒毛,称为固定绒毛。固定绒毛的滋养层细胞与底蜕膜共同形成蜕膜板,相邻绒毛间隙之间残留楔形的底蜕膜形成胎盘隔,这种胎盘隔是不完全的,一般不超过胎盘全层的 2/3,相邻绒毛间隙的血液可以相通。胎盘隔把胎盘的母体面分隔成表面凸凹不平、黯红色的 15～20 个胎盘小叶。足月胎盘多呈圆形或椭圆形,重 450～650 g,直径 16～20 cm,厚约 2.5 cm,中间厚、边缘薄,胎盘的胎儿面光滑,被覆羊膜,脐带多附于中央或稍偏。

(2)胎盘的功能:胎盘具有代谢、防御、免疫和内分泌等重要功能。

①代谢功能:包括气体交换、营养物质供应和排出废物。a.气体交换:母儿间 O_2 和 CO_2 以简单扩散方式进行交换。由于胎儿红细胞含血红蛋白量高,对氧的亲合能力强,母体动脉血氧分压(PO_2)为 95～100 mmHg,绒毛间隙中 PO_2 为 40～50 mmHg,胎儿脐动脉血 PO_2 为 20 mmHg,O_2 通过绒毛间隙向胎儿扩散。母体子宫动脉血二氧化碳分压(PCO_2)为 32 mmHg,绒毛间隙中的血 PCO_2 分压为 38～42 mmHg,胎儿脐动脉血 PCO_2 为 48 mmHg,CO_2 扩散速度是 O_2 的 20

倍,所以 CO_2 容易从胎儿向母体扩散。b.营养物质供应和排出废物:葡萄糖以易化扩散方式通过胎盘进入胎儿体内,氨基酸以主动转运方式通过胎盘,游离脂肪酸、电解质和脂溶性维生素以简单扩散方式通过胎盘,维生素 C 和 B 族维生素以主动运输方式通过胎盘。胎儿代谢产生的废物如肌酐、尿素等经胎盘排入母血,由母体排出体外。

②防御功能:胎盘屏障对胎儿具有保护功能,但这种功能并不完善。多数细菌和致病微生物不能通过胎盘屏障,但风疹病毒、巨细胞病毒等可通过胎盘感染胎儿,引起胎儿畸形,梅毒螺旋体可破坏胎盘屏障引起胎儿先天性梅毒。有些药物可通过胎盘屏障,因此,妊娠期间服药应慎重,如为治疗所必需,应在医生指导下用药。母血中的 IgG 能通过胎盘,使胎儿获得被动免疫力。母体的抗 A、抗 B、抗 Rh 抗体亦可进入胎儿血中,引起胎儿及新生儿溶血。

③内分泌功能:胎盘是胎儿和母体共有的内分泌器官,可分泌多种激素、酶和细胞因子,对妊娠的正常进行和胎儿的生长发育有重要作用。其中最重要的激素有以下几种。a.人绒毛膜促性腺激素(HCG):由合体滋养层合成分泌,受精后第 6 天开始分泌,第 8～10 周达高峰,妊娠 3 个月以后逐渐下降,近 20 周时降至最低点,产后 1～2 周消失。HCG 的功能:具有黄体生成素和卵泡刺激素活性,可促进黄体生长发育,以维持妊娠。刺激胎儿肾上腺产生肾上腺皮质激素和刺激胎儿性腺发育。通过 LH/HCG 受体刺激甲状腺的活性。促进雌激素和孕激素的合成和分泌。还可能抑制母体对胎儿和胎盘的免疫排斥作用。b.人胎盘生乳素(HPL):由合体滋养层合成分泌,其分泌曲线与胎盘及胎儿的重量增长曲线相一致,最初妊娠 6 周可以在母血中测出,以后持续升高,至 34～35 周达高峰,维持至分娩,分娩后 7 小时迅速消失。胎盘生乳素的功能:促进母体乳腺的生长发育。增加合成蛋白的作用,促进脂肪分解为游离脂肪酸,抑制糖原的利用和异生,从而保证胎儿生长发育所需的营养物质的供给。促进黄体形成,抑制母体对胎儿的排斥作用。c.孕激素及雌激素:妊娠早期主要由黄体产生,妊娠 8～10 周以后,孕激素由合体滋养层合成和分泌,雌激素主要由胎儿—胎盘单位产生,逐渐代替母体卵巢黄体的功能。至妊娠第 5 个月时可完全代替卵巢。

除上述激素外,胎盘还可分泌人绒毛膜促甲状腺激素、人绒毛膜促肾上腺皮质激素、前列腺素、妊娠特异性蛋白、缩宫素酶及细胞因子与生长因子如表皮生长因子、神经生长因子、胰岛素样生长因子、转化生长因子等。

2.胎膜

胎膜由绒毛膜和羊膜组成。胎膜外层为绒毛膜,在发育过程中由于缺乏营养供应而逐渐退化萎缩为平滑绒毛膜,到妊娠晚期与羊膜紧密相贴。胎膜内层为羊膜,羊膜为半透明无血管的薄膜,由单层羊膜上皮和薄层胚外中胚层构成,部分覆盖胎盘的胎儿面。随着胎儿的发育及羊膜腔的扩大,羊膜、平滑绒毛膜和包蜕膜进一步突向宫腔,最后与真蜕膜紧贴,羊膜腔占据整个宫腔,胎膜主要承担羊水交换的作用。

3.脐带

脐带是连接胎儿与胎盘的唯一通道,呈条索状,一端连于胎儿脐环,一端连于胎盘子体面,外包羊膜,内有两条脐动脉、一条脐静脉,在靠近胎儿端的脐带中有退化的卵黄囊、尿囊遗迹,中间填充华通胶,有保护脐血管的作用。脐带受压致使血流受阻时,导致胎儿窘迫,甚至胎死宫内。脐带长 $40\sim60$ cm,直径 $1\sim2$ cm。由于脐血管生长速度快于脐带结缔组织,因此,脐血管在脐带内呈螺旋形走行。脐带长于 70 cm 则称脐带过长,可发生脐带缠绕、打结,引起发育不良甚至胎儿窒息死亡;脐带短于 30 cm 则称脐带过短,胎儿娩出时可引起胎盘早期剥离。

4.羊水

羊膜腔内的液体,称为羊水。羊水呈弱碱性,处于动态循环中,它不断地分泌产生又不断地被羊膜吸收和胎儿吞饮。

(1)羊水的来源:妊娠早期,羊水主要是母体血清经胎膜进入羊膜腔的透析液;妊娠中期以后,胎儿尿液是羊水的主要来源;妊娠晚期胎儿肺参与羊水的生成,羊膜、脐带华通胶及胎儿皮肤(未角化)有少量渗出液体,但量极少。

(2)羊水吸收:羊水吸收的途径有:胎膜吸收约占 50%,脐带每小时吸收 $40\sim50$ mL;胎儿皮肤角化前可吸收羊水;胎儿每 24 小时可吞咽羊水 $200\sim450$ mL;每天 $600\sim800$ mL 羊水通过胎儿主动呼吸吸入肺被肺毛细血管吸收。羊水交换 $2\sim3$ 小时一次。

(3)羊水的量、性状及成分:随胚胎的长大,羊水相应增多,胚胎早期仅数十毫升,到足月妊娠时约 800 mL,如过期妊娠,羊水量明显减少。妊娠 24 周前,羊水为无色透明液体,随妊娠的进行,胎儿呼吸道上皮及分泌物、皮肤脱落及胎脂等落入羊水,羊水逐渐变浑浊。羊水的重要成分为水,占 $98\%\sim99\%$,其余成分为矿物质及有机物,pH 值为 7.20。

羊水中还含有脱落的胎儿上皮、毳毛、消化道和呼吸道分泌物及激素和酶等,近年来,人们利用羊膜腔穿刺抽取羊水进行细胞学、遗传学和生物化学分析,进而诊断胎儿的先天性疾病和遗传性疾病,并对胎儿的宫内发育进行监测和性别鉴定。

(4)羊水的功能:妊娠期羊水为胎儿的生长发育提供了适宜的环境,羊水温度适宜,胎儿在羊水中活动自如,防止胚胎及胎儿与羊膜粘连而发生畸形,防止胎儿受外界的机械损伤,并减轻了胎动引起的母体不适感。临产时,羊水直接承受宫缩压力并使压力均匀分布,避免胎儿受压所致胎儿窘迫;破膜后羊水对产道起润滑作用,羊水冲洗产道可减少感染机会。

(三)胎儿发育及其生理特点

1.胎儿发育

妊娠开始至8周的胎体,称为胚胎,是胎体主要器官分化发育的时期。自妊娠9周开始,直至分娩前称胎儿,该时期胎儿由初具人形到各种组织及器官发育成熟离开母体后能适应外界生活条件。

产科以4周为一孕龄单位,阐述胚胎及胎儿发育的特征。

妊娠4周末:可辨认胚盘与体蒂。

妊娠8周末:胚胎已初具人形,能分辨出眼、耳、鼻、口、手指及足趾,各器官正在分化发育。心脏已形成,B超可见原始心管搏动。

妊娠12周末:胎儿身长约9 cm,体重约20 g,外生殖器初步发育,部分可以分辨性别;神经系统基本形成,出现吸吮反射;四肢可活动。使用多普勒仪可听到胎心音。

妊娠16周末:胎儿身长约16 cm,体重约100 g。胎儿各部分生长匀称,皮肤菲薄,深红色,无皮下脂肪,骨骼开始骨化。外生殖器可确定性别,头皮已长出毛发,呼吸肌出现呼吸动作。部分孕妇自觉有胎动。

妊娠20周末:胎儿身长约25 cm,体重约300 g。皮肤黯红,全身有毳毛及胎脂,开始有吞咽、排尿功能。四肢活动加强,可清晰感觉胎动,经腹壁可听到胎心音。

妊娠24周末:胎儿身长约30 cm,体重约700 g。各脏器已发育,皮下脂肪开始沉积,皮肤出现皱纹,出现眉毛及睫毛,睾丸开始进入阴囊。

妊娠28周末:胎儿身长约35 cm,体重约1 000 g,皮下脂肪仍少,皮肤粉红有胎脂,有呼吸运动,出生后能啼哭,且易患呼吸窘迫综合征。在此时期出生,死亡率高。

妊娠32周末:胎儿身长约40 cm,体重约1 700 g。皮肤深红,胎毛逐渐减少,面部毳毛已脱落,皮下脂肪增多,睾丸开始下降。在此时期出生,基本可存活。

妊娠36周末:胎儿身长约45 cm,双顶径约8.5 cm,体重约2 500 g。皮下脂肪沉积较多,面部皱纹消失,指(趾)甲已达指(趾)端,出生后基本可存活。

妊娠40周末:胎儿身长约50 cm,双顶径9.0 cm,体重约3 000 g。胎儿发育成熟,全身丰满,皮肤粉红,男胎睾丸降至阴囊内,女胎大小阴唇发育良好。出生后四肢活动好,哭声响亮,有吸吮觅食反射。

胎儿身长计算公式(cm):妊娠前5个月为妊娠月份的平方;5个月以后为妊娠月份的5倍。

2.胎儿的生理特点

(1)循环系统:胎儿在母体子宫中发育,营养的供给和代谢产物的排出均需经过胎盘由母体来完成。胎儿的循环系统与新生儿、成人相比都有很大不同,出生后还要发生一系列改变。

胎儿的血液循环既要适应胎儿在宫内发育的需要,也要适应出生和生存环境改变的需要。

①胎儿血液循环的解剖特点:一条脐静脉,内含来自胎盘的含氧量高、营养丰富的血液,运送到胎儿。两条脐动脉,内有来自胎儿的含氧量低的血液,运送到胎盘,与胎盘间隙的母体血进行物质交换。左右心房之间有一卵圆孔。肺动脉与主动脉弓之间有动脉导管。静脉导管,为脐静脉输送到下腔静脉的通路。

②胎儿血液循环途径:含氧量较高的血液,从胎盘经脐静脉进入胎儿肝脏,其中少部分血液流经肝脏血窦,进入下腔静脉,大部分血液经静脉导管直接注入下腔静脉。从下腔静脉导入右心房的血液,大部分经卵圆孔注入左心房,少部分与上腔静脉的含氧量低的血液混合,进入右心室。胎儿时期肺没有呼吸功能,肺血管阻力很大,因此,只有一小部分肺动脉血进入肺部,由肺静脉回流到左心房,肺动脉大部分血液经动脉导管进入降主动脉。左心房接受来自右心房的含氧量较高的血液及来自肺部的极少量含氧量低的血液,因此,左心房血含氧量仍较丰富,经左心室,注入升主动脉,分布于头、颈、上肢,保证脑发育的需要。降主动脉的少部分血供应盆腔、腹腔器官和下肢,大部分血液经脐动脉运送到胎盘,与母血进行物质和气体交换后,再由脐静脉送回胎儿体内。

③出生后血液循环的变化:分娩后,胎盘血流中断,肺开始呼吸,大量血液由肺静脉进入左心房,左心房压力升高,促使卵圆孔关闭,多在出生后6～8周完全闭锁。动脉导管收缩,于生后3个月完全闭锁成动脉韧带。脐静脉、脐动脉、肝静脉导管相继闭锁,胎儿血循环途径发生很大变化。

(2)血液成分。

①红细胞:胎儿血液循环于受精后3周末建立,胎儿红细胞主要由卵黄囊生成,于妊娠10周变为肝脏生成红细胞的主要器官。以后骨髓、脾脏逐渐有造血功能,足月时90%的红细胞由骨髓产生。妊娠早期胎儿红细胞主要为有核红细胞,随孕周增加,无核红细胞所占的比例越来越大。妊娠早中期,在孕妇血中可查到胎儿有核红细胞,因此,可用孕妇末梢血检测胎儿性别并进行产前诊断。

②血红蛋白:在妊娠前半期,血红蛋白均为胎儿型,妊娠16周时,胎儿开始产生成人型血红蛋白,至临产时胎儿的血红蛋白仅占25%。

③白细胞:妊娠8周时,胎儿血液循环中出现粒细胞。妊娠12周,胸腺、脾脏产生淋巴细胞,成为机体内抗体的主要来源,妊娠足月时,白细胞计数可高达$15\times10^9\sim20\times10^9/L$。

(3)呼吸系统:妊娠11周时,B超下可看到胎儿的胸壁运动,孕16周时,胎儿呼吸能使羊水进出呼吸道,但都是无效呼吸运动。妊娠 22～24 周时,肺泡Ⅱ型上皮开始分泌表面活性物质,随胎龄的增大而逐渐增多,至 35 周后急剧升高。缺乏这种物质的新生儿易患呼吸窘迫综合征。

(4)消化系统:妊娠 12 周时,胎儿小肠开始蠕动,妊娠 16 周时,胎儿胃肠功能基本建立,可吞咽羊水中的营养物质并排泄废物。肝脏功能不健全,出生后,由于胆红素的产生超过肝脏的代谢能力,可导致新生儿黄疸。当胎儿在宫内严重缺氧时,肠蠕动增加,肛门括约肌松弛,胎粪排出至羊水中,使羊水呈黄绿色。

(5)泌尿系统:胎儿肾脏从妊娠 12～14 周开始分泌尿液,构成羊水的主要成分。胎儿排尿量随孕周增加而增加,妊娠 30 周时每小时排尿 10 mL,至足月临产时每小时排尿约 27 mL,每日尿量可达 650 mL。

(6)内分泌系统:妊娠 6 周时,胎儿甲状腺已开始发育,妊娠 12 周时,已能合成甲状腺素。胎儿甲状旁腺在妊娠 12 周开始分泌甲状旁腺素。妊娠 4 周,胎儿肾上腺开始发育,于妊娠 7 周时可以合成肾上腺素,妊娠 20 周时胎儿肾上腺皮质能产生大量甾体激素,与胎儿肝、胎盘、母体共同完成雌激素的合成。

(7)生殖系统:男性胎儿睾丸于妊娠 9 周开始分化发育,妊娠 14～18 周形成曲细精管。男性睾丸于临产前才降至阴囊内,右侧高于左侧且下降稍迟。女性胎儿卵巢于妊娠 11～12 周开始分化发育,副中肾管发育形成阴道、子宫、输卵管,外生殖器向女性分化发育。

二、妊娠期母体变化

为适应胎儿生长发育的需要,母体全身各系统需发生一系列相应的变化,以利于妊娠的继续,并为分娩准备条件,产后 2～6 周这些变化逐渐恢复正常。

(一)生殖系统的变化

1.子宫

(1)子宫体:妊娠期子宫大小、容积及重量增长极其迅速。子宫由非妊娠时(7～8) cm×(4～5) cm×(2～3) cm 增大到足月妊娠时约 35 cm×25 cm×22 cm;宫腔容量由非妊娠时的 5 mL,至妊娠足月时增至 5 000 mL;子宫重量由非妊娠时的 50 g 增至妊娠足月时的 1 000 g。子宫的增大,主要是肌细胞变大,胞浆内含有收缩活性的肌动蛋白和肌浆球蛋白,是临产后子宫收缩的物质基础,也有少量肌细胞增生、结缔组织增生以及血管的增多和增粗。肌纤维含量宫体部最多,子宫下段次之,子宫颈最少,以适应临产后子宫阵缩由子宫底部向下递减,促使胎儿娩出。

(2)子宫收缩:妊娠 12～14 周起,子宫出现不规则无痛性宫缩,称为 Braxton-

Hicks 收缩,这种收缩可由孕妇腹部触及,孕妇自己有时也能感觉得到。其特点是稀发和不对称。

(3)子宫峡部:子宫峡部位于子宫体与宫颈交界处,非妊娠期长约 1 cm,妊娠期峡部一方面自然增长,另一方面受羊膜囊的持续压力而被动扩展,逐渐形成宫腔的一部分,称为子宫下段。至妊娠末期可长达 7~10 cm。

(4)子宫颈:妊娠时子宫颈充血及组织水肿,致使外观肥大、着色变软。宫颈内膜腺体肥大,黏液分泌量增加,在子宫颈管内形成"黏液栓",可防止细菌侵入宫腔。宫颈组织的 90% 由结缔组织构成,远侧端几乎全部为结缔组织,利于分娩期宫颈的扩张。

2.卵巢

受精卵着床 24 小时后,合体滋养细胞即可分泌 HCG,刺激月经黄体成为妊娠黄体,并产生大量雌激素和孕激素,对维持妊娠起重要作用。妊娠 10 周以后,黄体功能被胎盘取代。妊娠3~4 个月卵巢黄体开始萎缩。

3.输卵管

妊娠期输卵管变长,系膜血管增多,黏膜呈蜕膜样变,肌层无明显变化。

4.阴道

妊娠期阴道受雌、孕激素的影响,黏膜充血、水肿及血管扩张充盈,外观呈紫蓝色,周围的结缔组织变软,分娩时被动扩张成软产道的一部分,有利于胎儿娩出。阴道黏膜通透性增高,同时宫颈腺体的分泌增强,故白带增多,阴道上皮增生脱落,白带常呈白色糊状,阴道上皮内糖原积聚,经阴道杆菌作用后变为乳酸,使阴道 pH值偏低,可防止细菌感染。

5.外阴

妊娠期大小阴唇有色素沉着,大阴唇内血管增多,结缔组织变软,伸展性增大,有利于胎儿娩出。由于增大的子宫压迫,盆腔及下肢静脉回流障碍,部分孕妇可有外阴及下肢静脉曲张,产后多自行消退。

6.子宫韧带

子宫韧带在妊娠期增长、变粗、肥大及功能增强,其走行方向及解剖位置随宫体的增长而有明显改变。

(二)乳房的变化

妊娠期雌激素和孕激素促进乳腺管和腺泡增生,乳房增大,乳头增大着色,乳晕上形成结节状小隆起,称为蒙氏结节。妊娠晚期挤压乳房,可有少量稀薄的黄色液体溢出,称为初乳。

（三）循环系统的变化

1.心脏

妊娠期增大的子宫将横膈上推,使心脏向上、向左和向前移位,并沿纵轴逆时针方向轻度扭转,伴随大血管扭曲,加之心肌肥厚,心脏容量增加,血容量增加,使心脏浊音界扩大,心尖搏动位置向左移位,心尖部及肺动脉瓣区可闻及收缩期吹风样杂音,并向颈部传导。心脏容量增加 10%,心率每分钟增加 10~15 次。

2.心排血量

心排血量增加,妊娠 32~34 周时达高峰,每次心排血量平均值约为 80 mL,直至分娩,左侧卧位心排血量约增加 30%。

3.血压

妊娠期由于胎盘形成动静脉短路、血液稀释、血管扩张等因素,导致妊娠早期及中期血压偏低,妊娠晚期血压轻度升高,脉压稍增大。孕妇体位影响血压,仰卧位时下腔静脉受压,回心血量减少,心排血量减少,迷走神经兴奋,使血压下降,形成仰卧位低血压综合征。

（四）血液系统的变化

妊娠 6~8 周血容量开始增加,妊娠 32~34 周达高峰,单胎妊娠增加 30%~45%,平均增加 1 500 mL,其中血浆增加 1 000 mL,红细胞容量增加 500 mL,血液相对稀释,红细胞压积由未妊娠时的 0.38~0.47 降至 0.31~0.34。妊娠晚期白细胞可增至 $10×10^9/L$~$15×10^9/L$,主要为中性粒细胞增多,血小板无明显变化。血浆纤维蛋白原比非妊娠妇女增加 40%~50%,妊娠末期可达 4~5 g/L;凝血因子Ⅱ、Ⅴ、Ⅶ、Ⅷ、Ⅸ、Ⅹ也增加,故孕妇血液处于高凝状态,有利于防止产后出血,也容易发生弥散性血管内凝血。由于血液稀释,血浆蛋白尤其是白蛋白减少,约为 35 g/L。红细胞沉降率增快,可达 100 mm/h。

（五）呼吸系统的变化

妊娠子宫增大使膈肌上升,肋骨外展,胸廓横径加宽,周径加大。妊娠中期有过度通气现象,耗氧量增加 10%~20%,肺通气量增加 40%。妊娠晚期以胸式呼吸为主,呼吸较深,呼吸频率变化不大。妊娠期上呼吸道黏膜水肿,充血,局部抵抗力降低,易发生上呼吸道感染。

（六）泌尿系统的变化

妊娠期血容量增加,孕妇及胎儿代谢产物增多,肾脏负担加重。妊娠晚期肾血流量比非妊娠时增加 35%,肾小球滤过率增加 50%,尿量增加。由于肾小管对葡萄糖的再吸收能力不能相应增加,约 15%的孕妇饭后会出现糖尿,称为妊娠生理性糖尿,应注意与真性糖尿病相鉴别。孕激素使泌尿系统平滑肌张力降低,蠕动减弱,尿流缓慢,输尿管增粗,加之受右旋妊娠子宫的压迫,易患急性肾盂肾炎或肾盂积水,以右侧多见。增大的子宫或胎头压迫膀胱可有尿频。

(七)消化系统的变化

受大量雌激素的影响,牙龈肥厚,易患牙龈炎致牙龈出血。胃肠平滑肌张力降低,蠕动减弱,胃排空时间延长,妊娠中、晚期胃受压及贲门括约肌松弛,胃内酸性食物可逆流到食管。临床上常有上腹部饱胀感,胃部"烧心"感、便秘等症状。由于胃肠道充血、静脉回流障碍等,常引起痔疮或使原有痔疮加重。胆囊排空时间延长,胆道平滑肌松弛,胆汁黏稠,易诱发胆石症。

(八)皮肤的变化

妊娠期垂体分泌促黑素细胞刺激素增加,孕妇皮肤色素加深,尤其是乳头、乳晕、腹白线、外阴等处出现色素沉着。有些孕妇面颊部出现蝶状褐色斑,习称妊娠斑,产后逐渐消退。腹壁、大腿和臀部皮肤弹力纤维因膨胀伸展而断裂,多呈紫色或淡红色不规则平行的裂纹,称为妊娠纹,见于初产妇。旧妊娠纹呈银白色,见于经产妇。

(九)内分泌系统的变化

1.垂体

妊娠期垂体前叶增大 1~2 倍,血流丰富,产后发生出血休克使垂体缺血坏死时,可导致 Sheehan 综合征。黄体生成素和卵泡刺激素受大量雌、孕激素抑制,催乳素(PRL)分泌增加。

2.甲状腺

甲状腺组织增生,血运丰富,可轻度均匀性肿大。甲状腺素分泌自妊娠 8 周时即增加,但妊娠期一般无甲状腺功能亢进的表现。孕妇与胎儿体内的促甲状腺激素均不能通过胎盘,但抗甲状腺药物可通过胎盘,使用时宜慎重。

3.肾上腺皮质

肾上腺皮质肥大,糖皮质激素及醛固酮分泌量增加,但进入血液循环后大部分与蛋白结合,起活性作用的游离部分增加不多,故孕妇一般没有肾上腺皮质功能亢进的表现。

4.甲状旁腺

妊娠期甲状旁腺增生肥大,自妊娠 24 周起在雌激素的作用下,血浆中甲状旁腺激素的浓度逐渐升高。

（十）新陈代谢的变化

1.基础代谢率

基础代谢率（BMR）于妊娠早期稍有下降，于妊娠中期逐渐增高，至妊娠晚期可增高15％～20％。

2.蛋白质代谢

妊娠期对蛋白质的需要量增加，体内蛋白质合成和分解均增加，但合成大于分解，呈正氮平衡状态。孕妇体内储备的氮除供给胎儿生长发育外，还为分娩期消耗作准备。如果蛋白质储备不足，可使血浆蛋白减少。

3.糖代谢

妊娠期胰岛功能旺盛，胰岛素分泌增多，空腹血糖偏低。妊娠期胰岛素需要量增加，且孕妇对胰岛素的敏感度降低，胰岛素处于相对不足状态，可出现生理性糖尿。若原已有糖尿病，妊娠期可加重。

4.脂类代谢

妊娠期肠道吸收脂肪能力增强，血脂增高，为妊娠期、分娩期和产褥期能量消耗提供储备，若能量消耗过多，体内动用大量脂肪来补充，脂肪氧化不全产生酮体。

5.水、电解质代谢

妊娠期机体水分平均增加 7 L，水钠潴留与排泄形成适当的比例而不引起水肿。胎儿与母体需要补充大量钙、磷、铁，以满足妊娠期胎儿与母体的需要，同时为分娩和哺乳作准备。

（十一）骨骼、关节与韧带的变化

骨质在妊娠期一般无改变，妊娠次数过多、过密而又不注意补充维生素 D 及钙时，能引起骨质疏松症。因松弛素的作用，使骨盆韧带及椎骨间的关节、韧带松弛，部分孕妇自觉腰骶部及肢体疼痛不适，一般不需处理。

三、妊娠诊断

在临床上，通常将整个妊娠过程分为 3 个时期。妊娠 12 周末以前为早期妊娠；第 13～27 周末为中期妊娠；第 28 周以后为晚期妊娠。

（一）早期妊娠诊断

1.早期妊娠的病史与症状

（1）停经：停经是妊娠最早的症状，凡月经周期正常的健康已婚或有性生活史的妇女，月经过期 10 天以上应考虑妊娠的可能。停经已超过 8 周者，妊娠可能性更大。但以下情况值得注意。

①妊娠并非都有停经史：哺乳期及人工流产后月经尚未恢复而妊娠者或由于

某种原因有意将停经史隐瞒,因此,没有明确的停经史。少数妊娠在相当于月经期时有少量阴道出血,也会被误认为月经。

②有停经史并非都是妊娠,多种原因可造成停经:个别惧怕妊娠或急盼妊娠者不仅可以停经,而且会出现一系列类似妊娠反应的表现,造成假孕。

(2)早孕反应:停经6周左右,孕妇常出现恶心、呕吐、头晕、乏力、食欲不振、偏食、厌油腻等症状,常在晨起时明显,统称为早孕反应。早孕反应一般不严重,妊娠12周左右自然消失。

(3)尿频:妊娠早期出现尿频,这是由于增大的子宫,在盆腔内压迫膀胱所致,当增大的子宫进入腹腔,症状可消失。

(4)其他症状:孕妇感觉乳房轻度胀痛和乳头疼痛,这是由于乳腺细胞和乳腺小叶增生所致。部分孕妇可感觉下腹隐痛或腰骶部酸痛。

2.体征

(1)皮肤色素沉着:主要表现为面颊部及额部出现褐色斑点,典型者呈蝴蝶状,但并非妊娠所特有。

(2)乳房:检查时可见乳头及乳晕着色加深,乳晕周围出现蒙氏结节。哺乳期妊娠者,常出现乳汁分泌突然减少。

(3)生殖器官的变化:妊娠6～8周时,可见阴道黏膜和宫颈充血呈紫蓝色,子宫增大变软呈球形,子宫峡部变宽而柔软,检查时感觉子宫颈与子宫体似不相连,称为黑格征。妊娠8周时,子宫体约为非妊娠时的2倍,12周时约为非妊娠时的3倍,此时在耻骨联合上多可触及。

3.辅助检查

(1)妊娠试验:测定血或尿中人绒毛膜促性腺激素(HCG)是目前诊断早孕最常用的方法。

(2)超声波检查:主要有B超显像法和超声多普勒法。

①B超显像法:B超显像法是诊断早期妊娠快速准确的方法,同时还可用于胎龄估计。a.妊娠显像:胎囊是子宫内出现的最早的影像,在妊娠第4～5周时可以出现,妊娠第6周可以100%地被检出。若胎囊内出现胎芽、胎心搏动和胎动,是妊娠确诊的依据。b.胎龄估计:对于月经不准,没有明确停经史者,可以应用超声波检查估计妊娠的时限。胎囊的大小以及胚芽的发育状态可作为妊娠发育和育后的重要指标,在估计胎龄时,妊娠10周以前测量胎囊直径较好,而10周以后头臀长的准确率较高。

②超声多普勒法:在增大的子宫区内,最早在妊娠7周时,用超声多普勒仪就能听到有节律、单一高调的胎心音,胎心率多在150～160次/分,可确诊为早期妊娠且为活胎。

（3）基础体温测定：对于月经周期正常的妇女，基础体温高温若持续达18天以上，妊娠可能性大。尽管患者自己也能作出早期妊娠的诊断，但仍需根据病史、体征和辅助检查进行综合判断，对临床表现不典型者，应注意与卵巢囊肿、囊性变的子宫肌瘤以及膀胱尿潴留相鉴别。

（二）中晚期妊娠诊断

妊娠中晚期以后，子宫明显增大，可以触及胎体，听到胎心，确诊并不困难，此时不仅需确诊是否妊娠，而且应对胎儿的发育、胎位是否正常作出判断。

1.临床表现

（1）子宫：子宫随妊娠进展逐渐增大，在腹部检查时，根据手测宫底高度及尺测耻骨联合上子宫底长度，可以判断妊娠周数（见表4-1）。

表4-1　不同妊娠周数的宫底高度及子宫长度

妊娠周数	手测宫底高度	尺测耻骨联合上子宫长度(cm)
12周末	耻骨联合上2～3横指	
16周末	脐耻之间	
20周末	脐下/横指	18(15.3～21.4)
24周末	脐上/横指	24(22.0～25.1)
28周末	脐上3横指	26(22.4～29.0)
32周末	脐与剑突之间	29(25.3～32.0)
36周末	剑突下2横指	32(29.8～34.5)
40周末	脐与剑突之间或略高	33(30.0～35.3)

妊娠中期以后可出现不规律的子宫收缩，这是一种生理现象，有促进子宫胎盘血液循环的作用，对胎儿的生长发育有利，妊娠28周以后子宫收缩明显增多。

（2）胎体：20周后，经腹壁可以触及胎体，24周后基本可以分辨头、体、臀和肢体等，胎头圆如球状，胎背宽而平坦，胎臀宽而软，形状不规则，肢体小并可感到不规则的活动，28周后可经四步触诊法，检查胎儿的胎产式和胎方位。

（3）胎心：用超声多普勒胎心听诊器，于妊娠12周可听到胎心音，用普通听诊器，于妊娠18～20周可听到。正常胎心音呈双音如钟表的嘀嗒声，每分钟120～160次，妊娠24周以前可在脐耻之间沿中线听取，随着胎儿长大，听胎心音的位置逐渐上移，24周以后，胎心音多在胎背处听得最清楚，听到胎心音即可确诊妊娠且为活胎。

胎心音应与子宫杂音、腹主动脉音、胎动音、脐带杂音等相区别，子宫杂音是一种柔软的吹风样杂音，子宫下段最清楚；腹主动脉音为单调的"咚""咚"响的强音，这两种杂音均与孕妇的脉搏一致。脐带杂音为粗糙的杂音,与胎心率一致,它可能是一过性的,改变体位后消失,胎动音为强弱不一致的无节律音响。

(4)胎动:正常妊娠 16～20 周孕妇可感到胎动,并随妊娠进展而逐渐加强,初次胎动的早晚个体差异很大,不能依此作为妊娠期限的根据。

(5)其他:随妊娠进展,乳房增大,乳晕着色更加明显,晚期妊娠时还可以有少量乳汁分泌,但是这不是妊娠特有的症状。妊娠中期以后腹中线、会阴部等处可有明显的色素沉着,下腹部以及大腿上 1/3 外侧均可出现紫红色或粉红色的斑纹,称为"妊娠纹"。初产妇为粉红色或紫红色,产后形成瘢痕,妊娠纹呈银白色。

2.辅助检查

(1)超声检查:妊娠中期以后,超声检查的目的除确定妊娠外,还可以检测胎儿数目、先露部位、胎儿性别、有无畸形、羊水量的多少,测量胎儿的各种径线以了解胎儿的生长发育情况以及胎盘种植的位置和胎盘成熟度等。近年来,通过测量子宫胎盘和胎儿血流,进行胎儿生物物理评分,已成为胎儿宫内监测的手段。

(2)胎儿心电图:用单极或双极导联,经孕妇腹壁做胎儿心电图,妊娠 12 周以后,即能显示出较规律的图形,20 周后成功率更高,对诊断胎心异常有一定的价值。

3.胎位的诊断

(1)胎产式:胎体纵轴与母体纵轴的关系称为胎产式。两纵轴平行者称为纵产式,两纵轴垂直者称为横产式。两纵轴交叉呈角度者称为斜产式,属暂时的,在分娩过程中多数转为纵产式,偶尔转为横产式。

(2)胎先露:最先进入骨盆入口的胎儿部分称为胎先露。纵产式有头先露及臀先露,横产式为肩先露(图 4-2)。头先露因胎头屈伸程度不同又分为枕先露、前囟先露、额先露及面先露(图 4-3)。臀先露因入盆的先露部分不同,又分为混合臀先露、单臀先露、单足先露和双足先露。偶见头先露或臀先露与胎手或胎足同时入盆,称为复合先露。

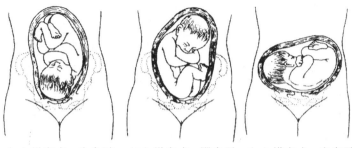

（a）纵产式—头先露　　（b）纵产式—臀先露　　（c）横产式—肩先露

图 4-2　胎产式与胎先露

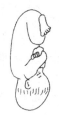 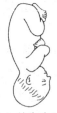 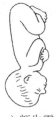 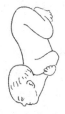

（a）枕先露　（b）前囟先露　（c）额先露　（d）面先露

图 4-3　头先露的种类

（3）胎方位：胎儿先露部的指示点与母体骨盆的关系称为胎方位，简称胎位。枕先露以枕骨、面先露以颏骨、臀先露以骶骨、肩先露以肩胛骨为指示点。根据指示点与母体骨盆左、右、前、后、横的关系而有不同的胎位。

通过腹部视诊、腹部触诊和必要时的肛门指诊、阴道检查及 B 超检查，确定胎产式、胎先露及胎方位。

四、妊娠期管理

定期产前检查的目的是明确孕妇和胎儿的健康状况，及早发现并治疗妊娠合并症和并发症（如妊娠高血压综合征、妊娠合并心脏病等），及时纠正胎位异常，及早发现胎儿发育异常。

（一）围生期及围生医学

围生医学又称围产医学，是研究在围生期内加强围生儿及孕产妇的卫生保健，也是研究胚胎的发育、胎儿的生理病理以及新生儿和孕产妇疾病的诊断与防治的学科。因此，围生期是指产前、产时和产后的一段时间。对孕产妇而言，要经历妊娠期、分娩期和产褥期 3 个阶段；对胎儿而言，要经历受精、细胞分裂、繁殖、发育，从不成熟到成熟和出生后开始独立生活的复杂变化过程。

国际上对围生期的规定有 4 种：①围生期Ⅰ，从妊娠满 28 周（即胎儿体重 ≥1 000 g 或身长 ≥35 cm）至产后 1 周。②围生期Ⅱ，从妊娠满 20 周（即胎儿体重 ≥500 g 或身长 ≥25 cm）至产后 4 周。③围生期Ⅲ，从妊娠满 28 周至产后 4 周。④围生期Ⅳ，从胚胎形成至产后 1 周。我国采用其中的围生期Ⅰ来计算围生期死亡率。数据首先采用孕周（胎龄）计算，孕周不清者参照刚出生新生儿测得的体重，其次采用身长。

产前检查是围生医学的重要内容，也是贯彻以预防为主方针的具体措施。做好产前检查，对降低围生期母儿死亡率和病残儿的发生率，保障母儿健康具有重要意义。

(二)产前检查的时间

产前检查从确诊早孕开始,妊娠 28 周前每 4 周查 1 次,妊娠 28~36 周每 2 周查 1 次,妊娠 36 周后每周查 1 次。目前,强调孕妇自妊娠 20 周开始应接受产前系列检查。凡属高危妊娠者,应酌情增加产前检查次数。

(三)产前检查的内容及方法

1.初诊

(1)询问病史

①个人资料:询问孕妇的姓名、年龄、籍贯、职业、结婚年龄,爱人姓名及职业,孕妇的受教育程度、宗教信仰、婚姻状况、经济状况以及住址、电话等资料。

②过去史:重点了解孕妇有无高血压、心脏病、糖尿病、肝肾疾病、血液病、传染病(如结核病)等,注意其发病时间和治疗情况,有无手术史及手术名称。

③月经史:询问孕妇月经初潮的年龄、月经周期和月经持续时间。月经周期的长短因人而异,了解月经周期有助于准确推算预产期。

④家族史:询问孕妇家族中有无高血压、糖尿病、双胎、结核病等病史。

⑤丈夫健康状况:了解孕妇的丈夫有无烟酒嗜好及遗传性疾病等。

⑥孕产史:a.既往孕产史:了解既往有无孕产史及其分娩方式,有无流产、早产、难产、死胎、死产、产后出血史。b.本次妊娠经过:了解本次妊娠早孕反应出现的时间、严重程度,有无病毒感染史及用药情况,胎动开始时间,妊娠过程中有无阴道出血、头痛、心悸、气短、下肢水肿等症状。现已证实,风疹、疱疹、巨细胞病毒可通过胎盘进入胎儿血液,导致先天性心脏病,小头畸形,脑积水以及眼、耳等发育畸形;流感病毒引起胎死宫内较未感染者高。另外,妊娠期很多药物可通过胎盘进入胚胎体内,故在妊娠期,尤其是在妊娠早期,用药前必须慎重考虑是否会影响胚胎发育。

⑦预产期的推算:了解末次月经(LMP)的日期以推算预产期(EDC)。计算方法为:末次月经第一日起,月份减 3 或加 9,日期加 7。如为阴历,月份仍减 3 或加 9,但日期加 15。实际分娩日期与推算的预产期可以相差 1~2 周。如孕妇记不清末次月经的日期,则可根据早孕反应出现的时间、胎动开始时间以及子宫高度等加以估计。

(2)全身检查:观察发育、营养、精神状态、身高及步态。身材矮小者(140 cm以下)常伴有骨盆狭窄。检查心肺有无异常,乳房发育情况,脊柱及下肢有无畸形,测量血压和体重。正常孕妇不应超过 140/90 mmHg,或与基础血压相比,升高不超过 30/15 mmHg,超过者属病理状态。妊娠晚期体重每周增加不应超过 500 g,超过者应注意水肿或隐性水肿的发生。

（3）产科检查：产科检查包括腹部检查、骨盆测量、阴道检查、肛诊和绘制妊娠图。检查前先告知孕妇检查的目的、步骤，检查时动作尽可能轻柔，以取得合作。检查者如为男医生，则应有护士陪同，注意保护其隐私。

①腹部检查：排尿后，孕妇仰卧于检查床上，头部稍抬高，露出腹部，双腿略屈曲分开，放松腹肌。检查者站在孕妇右侧。

视诊：注意腹形及大小，腹部有无妊娠纹、手术瘢痕和水肿。对腹部过大者，应考虑双胎、羊水过多、巨大儿的可能；对腹部过小、子宫底过低者，应考虑胎儿宫内发育迟缓（IUGR）、孕周推算错误等；如孕妇腹部向前突出（尖腹，多见于初产妇）或向下悬垂（悬垂腹，多见于经产妇）应考虑有骨盆狭窄的可能。

触诊：注意腹壁肌肉的紧张度，有无腹直肌分离，注意羊水量的多少及子宫肌的敏感度。用手测宫底高度，用软尺测耻骨上方至子宫底的弧形长度及腹围值。用四步触诊法（图4-4）检查子宫大小、胎产式、胎先露、胎方位及先露是否衔接。在做前3步手法时，检查者面向孕妇头端，做第4步手法时，检查者应面向孕妇足端。

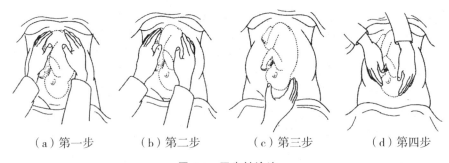

（a）第一步　　（b）第二步　　（c）第三步　　（d）第四步

图 4-4　四步触诊法

第一步手法：检查者双手置于子宫底部，了解子宫外形并摸清子宫底高度，估计胎儿大小与妊娠月份是否相符。然后以双手指腹相对轻推，判断子宫底部的胎儿部分，如为胎头，则硬而圆且有浮球感；如为胎臀，则软而宽且形状略不规则。

第二步手法：检查者两手分别置于腹部左右两侧，一手固定，另一手轻轻深按检查，两手交替，分辨胎背及胎儿四肢的位置。平坦饱满者为胎背，确定胎背是向前、向侧方或向后；可变形的高低不平部分是胎儿的肢体，有时可以感觉到胎儿的肢体活动。

第三步手法：检查者右手置于耻骨联合上方，拇指与其余4指分开，握住胎先露部，进一步查清是胎头或胎臀，并左右推动以确定是否衔接。如先露部仍高浮，表示尚未入盆；如已衔接，则胎先露部不能被推动。

第四步手法：检查者两手分别置于胎先露部的两侧，向骨盆入口方向向下深压，再次判断先露部的诊断是否正确，并确定先露部入盆的程度。当胎先露是胎头或胎臀难以确定时,可进行肛诊以协助判断。

听诊:胎心音在靠近胎背侧上方的孕妇腹壁上听得最清楚。枕先露时,胎心音在脐下方右侧或左侧;臀先露时,胎心音在脐上方右或左侧;肩先露时,胎心音在脐部下方听得最清楚。当腹壁紧、子宫较敏感、确定胎背方向有困难时,可借助胎心音及胎先露综合分析判断胎位。

②骨盆测量:了解骨产道情况,以判断胎儿能否经阴道分娩。分为骨盆外测量和骨盆内测量两种。

骨盆外测量:此法常测量下列径线。

a.髂棘间径:孕妇取伸腿仰卧位,测量两侧髂前上棘外缘的距离,正常值为23~26 cm(图4-5)。

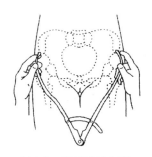

图4-5 测量髂棘间径

b.髂嵴间径:孕妇取伸腿仰卧位,测量两侧髂嵴外缘最宽的距离,正常值为25~28 cm(图4-6)。

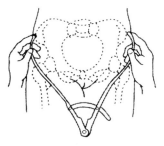

图4-6 测量髂嵴间径

以上两径线可间接推测骨盆入口横径的长度。

c.骶耻外径:孕妇取左侧卧位,右腿伸直,左腿屈曲,测量第五腰椎棘突下凹陷处(相当于腰骶部米氏菱形窝的上角)至耻骨联合上缘中点的距离,正常值为18~20 cm(图4-7)。

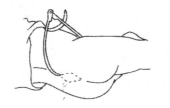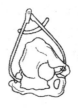

图 4-7　测量骶耻外径

此径线可间接推测骨盆入口前后径长短,是骨盆外测量中最重要的径线。

d.坐骨结节间径:又称出口横径。孕妇取仰卧位,两腿屈曲,双手抱膝。测量两侧坐骨结节内侧缘之间的距离,正常值为 8.5～9.5 cm,平均值为 9 cm。如出口横径小于 8 cm,应测量出口后矢状径(坐骨结节间径中点至骶尖),正常值为 9 cm(图 4-8)。

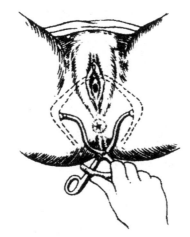

图 4-8　测量坐骨结节间径

e.耻骨弓角度:用两拇指尖斜着对拢,放于耻骨联合下缘,左右两拇指平放在耻骨降支的上面,测量两拇指之间的角度即为耻骨弓角度。正常为 90°,若小于 80° 则为异常(图 4-9)。

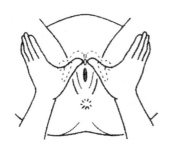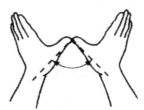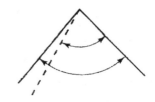

图 4-9　测量耻骨弓角度

f.出口后矢状径:坐骨结节连接线中点至骶尾关节的距离。孕妇取膝胸卧位或左侧卧位,检查者将右手食指伸入肛门,指腹向骶骨方向,拇指在体外骶尾部,二指内外配合找到骶尾关节,并予以标记,测量此标记与出口横径中点的距离,正常值为8～9 cm。出口横径与出口后矢状径之和大于15 cm,表示骨盆出口不狭窄,一般足月胎儿可以通过出口后三角区娩出(图4-10)。

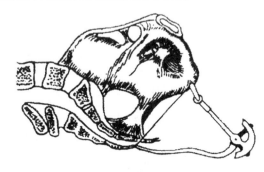

图 4-10　测量出口后矢状径

骨盆内测量:适用于骨盆外测量有狭窄者。测量时,孕妇取膀胱截石位,外阴消毒,检查者需戴消毒手套并涂以润滑油。常用径线如下。

a.骶耻内径:又称对角径。自耻骨联合下缘至骶岬上缘中点的距离。检查者一手食、中指伸入阴道,用中指尖触骶岬上缘中点,食指上缘紧贴耻骨联合下缘,并标记食指与耻骨联合下缘的接触点。中指尖至此接触点的距离,即为对角径。正常值为12.5～13 cm,此值减去1.5～2 cm,即为真结合径值,正常值为11 cm。如触不到骶岬,说明此径线大于12.5 cm。测量间以妊娠24～26周、阴道松软时进行为宜。

b.坐骨棘间径:测量两侧坐骨棘间的距离。正常值约10 cm。检查者一手的食指、中指伸入阴道内,分别触及两侧坐骨棘,估计其间的距离。

c.坐骨切迹宽度:为坐骨棘与骶骨下部间的距离,即骶骨韧带的宽度,代表中骨盆后矢状径。检查者将伸入阴道内的食、中指并排置于韧带上,如能容纳3横指(5～5.5 cm)为正常,否则属中骨盆狭窄。

③阴道检查:确诊早孕时或与骨盆内测量同时进行。需外阴消毒及戴无菌手套,以防感染。妊娠最后1个月以及临产后,应避免不必要的检查。

④肛诊:可以了解胎先露部、骶骨前面弯曲度、坐骨棘及坐骨切迹宽度以及骶骨关节活动度。

⑤辅助检查:辅助检查包括血常规、尿常规、血糖、肝功能、血型、心电图、B超、胎儿监护等检查,如有异常,应进行进一步的检查。

2.复诊检查

复诊检查是为了了解前次检查后有无特殊情况,及时发现高危妊娠。检查的内容包括询问有无头晕、头痛、眼花、水肿、阴道出血;测体重、血压、宫底高度、腹围;听胎心;询问胎动情况;进行妊娠期健康教育;预约下次复诊日期等。若有异常情况,应给予及时、正确的处理。

(四)妊娠期护理

1.护理评估

(1)健康史

①年龄:年龄过小容易发生难产;年龄过大,尤其是35岁以上的高龄初产妇,容易并发妊娠高血压综合征、产力异常和产道异常,应予以重视。

②职业:放射线能诱发基因突变,造成染色体异常。因此,妊娠早期接触放射线者,可造成流产、胎儿畸形。如有铅、汞、苯及有机磷农药、一氧化碳中毒等,均可引起胎儿畸形。

③其他资料:孕妇的受教育程度、宗教信仰、婚姻状况、经济状况、住址以及电话等资料。

④既往史:重点了解有无高血压、心脏病、糖尿病、肝肾疾病、血液病、传染病(如结核病)等,注意其发病时间和治疗情况,有无手术史及手术名称。

⑤月经史:询问月经初潮的年龄、月经周期和月经持续时间。月经周期的长短因人而异,了解月经周期有助于准确推算预产期。

⑥家族史:询问家族中有无高血压、糖尿病、结核病等病史。

⑦丈夫健康状况:了解孕妇的丈夫有无烟酒嗜好及遗传性疾病等。

(2)心理社会状况

①妊娠早期:重点评估孕妇对妊娠的态度是积极的还是消极的,有哪些影响因素。孕妇接受妊娠的程度,可从以下几个方面来评估:孕妇遵循产前指导的能力,筑巢行为,能否主动地或在鼓励下谈论妊娠的不适、感受和困惑,在妊娠过程中与家人和丈夫的关系等。

②妊娠中、晚期:评估孕妇对妊娠有无不良的情绪反应,对即将为人母和分娩有无焦虑和恐惧心理。孕妇在妊娠中、晚期强烈意识到自己将拥有一个孩子,同时,妊娠晚期子宫明显增大,给孕妇在体力上加重负担,使其行动不便,甚至出现睡眠障碍、腰背痛等症状,并且日趋加重,使大多数孕妇都急切盼望分娩日期的到来。随着预产期的临近,孕妇常因婴儿将要出生而感到愉快,但又因对分娩将产生的痛苦而焦虑,担心能否顺利分娩、分娩过程中母儿的安危、胎儿有无畸形,也有的孕妇担心婴儿的性别能否为家人接受等。

评估支持系统,尤其是丈夫对此次妊娠的态度。妊娠对准父亲而言,也是一项心理压力,因为初为人父,准父亲会经历与准母亲同样的情感和冲突。他可能会为自己有生育能力而骄傲,也会为即将来临的责任和生活形态的改变而感到焦虑。他会为妻子在妊娠过程中的身心变化而感到惊讶与迷惑,更时常为适应妻子妊娠时多变的情绪而不知所措。因此,评估准父亲对妊娠的感受和态度,可以有针对性地协助他承担父亲的角色,继而使其成为孕妇强有力的支持者。

评估孕妇的家庭经济情况、居住环境、宗教信仰以及孕妇在家庭中的角色等。

2.护理诊断

(1)孕妇:①体液过多:水肿与妊娠子宫压迫下腔静脉或水钠潴留有关。②舒适改变:与妊娠引起早孕反应、腰背痛有关。③便秘:与妊娠引起肠蠕动减弱有关。④知识缺乏:缺乏妊娠期保健知识。⑤焦虑:与妊娠、担心如何胜任父母的角色有关。⑥恐惧:与妊娠、惧怕分娩时的疼痛有关。⑦自我形象紊乱:与妊娠引起外形的改变有关。

(2)胎儿:有受伤的危险:与遗传、感染、中毒、胎盘功能障碍有关。

3.护理措施

(1)一般护理:告知孕妇产前检查的意义和重要性,根据具体情况预约下次产前检查的时间和产前检查的内容。

(2)心理护理:告知孕妇母体是胎儿生活的小环境,孕妇的生理和心理活动都会影响胎儿,所以孕妇应保持心情愉快、轻松。孕妇的情绪变化可通过循环系统和内分泌系统调节的改变对胎儿产生影响,如孕妇经常心境不佳、焦虑、恐惧、紧张或悲伤等,这些情绪变化会使胎儿脑血管收缩,减少脑部供血量,影响脑部发育。过度的紧张、恐惧甚至可以造成胎儿大脑发育畸形。大量研究证明,受情绪困扰的孕妇易发生妊娠期、分娩期并发症。例如,严重焦虑的孕妇常伴有恶心、呕吐,易导致早产、流产、产程延长或难产等。

(3)症状护理

①恶心、呕吐:约半数妇女在妊娠6周左右出现早孕反应,12周左右消失。告知孕妇在此期间应避免空腹,清晨起床时先吃些饼干或面包干,起床时宜缓慢,避免突然起身;每天进食5～6餐,少量多餐,避免空腹状态;两餐之间进食液体;食用清淡食物,避免吃油炸、难以消化或有特殊气味的食物;给予精神鼓励和支持,以减少心理的困扰和忧虑。如妊娠12周以后仍继续呕吐,甚至影响孕妇吸收营养,应考虑妊娠剧吐的可能,需住院治疗,纠正水、电解质紊乱。对偏食者,在不影响饮食平衡的情况下,可不作特殊处理。

②尿频、尿急:常发生在妊娠初3个月及妊娠末3个月。若因压迫引起,且无任何感染征象,可给予解释,不必处理。孕妇无须通过减少液体摄入量的方式来缓

解症状,有尿意时应及时排空,不可忍住。此现象在产后可逐渐消失。

③白带增多:于妊娠初 3 个月及末 3 个月明显,是妊娠期正常的生理变化。但应排除霉菌、滴虫、淋菌、衣原体等感染。嘱孕妇要保持外阴部清洁,每日清洗外阴或经常洗澡,以避免分泌物刺激外阴部,但严禁阴道冲洗。指导孕妇穿透气性好的棉质内裤,并经常更换。分泌物过多的孕妇,可用卫生巾并经常更换,增加舒适感。

④水肿:孕妇在妊娠后期易发生下肢水肿,经休息后可消退,属正常现象。如下肢出现明显凹陷性水肿或经休息后不消退者,应及时诊治,警惕妊娠高血压综合征的发生。嘱孕妇左侧卧位,解除右旋增大的子宫对下腔静脉的压迫,下肢稍垫高,避免长时间站或坐,以免加重水肿的发生。长时间站立的孕妇,可两侧下肢轮流休息,收缩下肢肌肉,以利于血液回流。适当限制孕妇对盐的摄入,但不必限制水分的摄入。

⑤下肢、外阴静脉曲张:孕妇应避免两腿交叉或长时间站立、行走,并注意时常抬高下肢。指导孕妇穿弹力裤或弹力袜,避免穿妨碍血液回流的紧身衣裤,以促进血液回流。会阴部有静脉曲张者,可于臀下垫枕,抬高髋部休息。

⑥便秘:便秘是妊娠期常见的症状之一,尤其是妊娠前即有便秘者。嘱孕妇养成每日定时排便的习惯,多吃水果、蔬菜等含纤维素多的食物,同时增加每日饮水量,注意适当的活动。未经医生允许不可随便使用大便软化剂或轻泻剂。

⑦腰背痛:指导孕妇穿低跟鞋,在俯拾或抬举物品时,保持上身直立,弯曲膝部,用两下肢的力量抬起。如工作要求长时间弯腰,妊娠期间应适当给予调整。疼痛严重者,必须卧床休息(硬床垫),局部热敷。

⑧下肢痉挛:指导孕妇在饮食中增加钙的摄入,如因钙磷不平衡所致,则限制牛奶(含大量的磷)的摄入量或服用氢氧化铝乳胶,以吸收体内磷质来平衡钙磷的浓度。告知孕妇避免腿部疲劳、受凉,伸腿时避免脚趾尖伸向前,走路时脚跟先着地。发生下肢肌肉痉挛时,嘱孕妇背屈肢体或站直前倾以伸展痉挛的肌肉,或局部热敷按摩,直至痉挛消失。必要时遵医嘱口服钙剂。

⑨仰卧位低血压综合征:嘱孕妇左侧卧位后症状一般可自然消失,不必紧张。

⑩失眠:每日坚持户外活动,如散步。睡前用梳子梳头、用温水洗脚或喝热牛奶等均有助于入眠。

⑪贫血:孕妇应适当增加含铁食物的摄入,如动物肝脏、瘦肉、蛋黄、豆类等。如病情需要补充铁剂,可用温水或水果汁送服,以促进铁的吸收,且应在餐后 20 分钟服用,以减轻对胃肠道的刺激。向孕妇解释服用铁剂后大便可能会变黑、可能会导致便秘或轻度腹泻,不必担心。

(4)健康教育

①异常症状的判断:孕妇出现下列症状应立即就诊:阴道流血,妊娠 3 个月后

仍持续呕吐,寒战发热,腹部疼痛,头痛、眼花、胸闷、心悸、气短,液体突然自阴道流出,胎动计数突然减少等。

②营养指导:由于胎儿生长发育的需要,妊娠期比一般时期需要更多的营养。孕妇饮食应新鲜、多样化,进含高蛋白、高热量、高维生素及微量元素的食物,特别在妊娠的中晚期更要多吃新鲜的水果、蔬菜,以及富含钙、磷、铁的食物,以满足胎儿的需要。

③清洁和舒适:妊娠期养成良好的刷牙习惯,进食后均应刷牙,注意用软毛牙刷。妊娠后排汗量增多,要勤淋浴,勤换内衣。孕妇穿的衣服应宽松、柔软、舒适,冷暖适宜。不宜穿紧身衣或袜带,以免影响血液循环和胎儿发育、活动。胸罩的选择宜以舒适、合身,足以支托增大的乳房为标准,以减轻不适感。妊娠期宜穿轻便舒适的鞋子,鞋跟宜低,但不应完全平跟,以能够支撑体重而且感到舒适为宜;避免穿高跟鞋,以防腰背痛及身体失衡。

④活动与休息:一般孕妇可坚持日常工作,28 周后宜适当减轻工作量,避免长时间站立或重体力劳动。坐时可抬高下肢,减轻下肢水肿。接触放射线或有毒物质的工作人员,妊娠期应予以调离。妊娠期孕妇因身心负荷加重,易感疲惫,需要充足的休息和睡眠。每日应有 8 小时的睡眠,午休 1～2 小时。卧床时宜左侧卧位,以增加胎盘血供。居室内要保持安静、空气流通。妊娠期要保证适量的运动。运动可促进血液循环,增进食欲和睡眠,且可以强化肌肉为分娩作准备。妊娠期适宜的活动包括一切家务操作均可照常进行,注意不要攀高举重即可。散步是孕妇最适宜的运动,但要注意不要去人群拥挤、空气不佳的公共场所。

⑤胎教:胎教是有目的、有计划地为胎儿的生长发育而实施的最佳措施。现代科学技术对胎儿的研究发现,胎儿的眼能随人的光亮而活动,触其手足可产生收缩反应;外界音响可传入胎儿的听觉器官,并能引起其心率的改变。因此,有人提出两种胎教方法:a.对胎儿进行抚摸训练,激发胎儿的活动积极性。b.对胎儿进行音乐训练。

⑥妊娠期自我监护:胎心音计数和胎动计数是孕妇自我监护胎儿宫内情况的一种重要手段。教会家庭成员听胎心音并作记录,不仅可了解胎儿在宫内的情况,而且可以和谐孕妇和家庭成员之间的亲情关系。嘱孕妇每日早、中、晚各数 1 小时胎动,每小时胎动数应不少于 3 次,三次胎动累计数不得小于 10 次。凡胎动累计数小于 10 次或逐日下降大于 50% 而不能恢复者,均应视为子宫胎盘功能不足,胎儿有宫内缺氧,应及时就诊,进一步诊断并处理。

⑦药物的使用:许多药物可通过胎盘进入胚胎内,影响胚胎发育。尤其是在妊娠的最初 2 个月,这段时间是胚胎器官发育形成时期,此时用药更应注意。抗生素类药物如链霉素可影响胎儿的第 8 对脑神经,从而引起神经性耳聋;磺胺类药物对

胎儿期影响虽不大,但等胎儿娩出后则胆红素易渗入血脑屏障,有诱发核黄疸的可能;抗糖尿病药物有致畸作用,妊娠期应慎用。但若病情需要,在医师指导下,必须服用的药物仍应按时服用,以免对母婴不利。

⑧性生活指导:妊娠期性生活应根据孕妇的具体情况而定,由于妊娠期情况特殊,需注意调整其姿势和频率。目前基本建议妊娠前3个月及末3个月,应避免性生活,以防流产、早产及感染。

⑨识别先兆临产:临近预产期的孕妇,如出现阴道血性分泌物或规律宫缩(间歇5～6分钟,持续30秒)则为临产,应尽快到医院就诊。如阴道突然有大量液体流出,嘱孕妇平卧,由家属将其送往医院,以防脐带脱垂而危及胎儿生命。

第二节　正常分娩

妊娠满28周以后,胎儿及附属物从母体娩出的过程,称为分娩。妊娠满28周不满37周的分娩,称为早产;妊娠满37周不满42周的分娩,称为足月产;妊娠满42周或超过42周的分娩,称为过期产。

一、分娩的动因

分娩发动的动因有多种学说。各种学说之间是互相联系的,但每一种学说都是从某些侧面说明人类分娩的动因,而迄今为止尚无一种学说能够完整地阐明、揭示造成分娩发动原因的全貌。在各种学说中比较有代表性的有机械学说、内分泌控制学说、宫颈成熟学说等。

(一)机械学说

妊娠末期,由于子宫容积的增加,子宫的伸展度和张力不断增加,宫内压逐渐增强;胎儿先露部分压迫到子宫的下段和宫颈,使子宫下段和宫颈产生机械性扩张,通过交感神经传递至下丘脑,使垂体释放缩宫素,引起子宫收缩(简称宫缩)。在临床上,过度膨胀的子宫如羊水过多、双胎等常导致早产现象支持这一学说。但此假说并不能解释所有现象,如单胎早产,有研究发现母血中缩宫素值增高是在产程发动之后。

(二)内分泌控制学说

内分泌控制学说是目前最有影响的学说。已知参与调节子宫活动的激素很多,但其相互关系十分复杂,而且有些还不明确。因而,哪种激素是造成分娩发动的始发原因也无定论。其中主要的有前列腺素学说、催产素学说、雌激素刺激学说等。

(三)宫颈成熟学说

在实施引产时,采用多种手段诱发宫缩,但若宫颈不成熟则不易诱发成功。临床实践证明,充分准备的宫颈才能有与宫缩相适应的宫口扩张。而且宫颈成熟的程度与临产的时间、产程的长短和分娩能否顺利进行都密切相关,说明宫颈的成熟是分娩发动过程中不可缺少的因素之一。

二、决定分娩的四大因素

决定分娩的四大因素是产力、产道、胎儿及精神心理因素。如果各因素均正常并能相互适应,胎儿及胎儿附属物经阴道顺利自然娩出,为正常分娩。

(一)产力

产力是将胎儿及其附属物从子宫娩出的力量,包括子宫收缩力,腹肌和膈肌的收缩力,以及盆底肛提肌的收缩力。其中子宫收缩力是主要的产力,在产程中起主导作用。腹肌、膈肌和肛提肌在第二产程中起辅助作用。

1.子宫收缩力

子宫收缩使子宫下段和子宫颈进行性扩张,胎儿下降,最后将胎儿及其附属物自产道娩出。正常的子宫收缩具有自主的节律性、对称性、极性和缩复作用的特性。

(1)节律性:子宫收缩是不随意的节律性的收缩,是临产重要标志。每次收缩由弱渐强(又称进行期),维持一定时间(又称极期),随后由强渐弱(又称退行期),直至消失进入间歇期。

临产开始时,宫缩持续 30 秒左右,间歇期 5～6 分钟。随着产程进展,宫缩持续时间逐渐延长,间歇期逐渐缩短。宫口开全 10 cm 后,宫缩持续时间长达 60 秒,间歇期缩短至 1～2 分钟。宫缩强度也随产程进展逐渐增加,宫腔内压力于临产初期升高至 25～30 mmHg,于第一产程末可增至 40～60 mmHg,于第二产程期间可高达 100～150 mmHg,而间歇期宫腔内压力仅为 6～12 mmHg。宫缩时子宫肌壁血管及胎盘受压,致使子宫血流量减少。但于宫缩间歇期,子宫血流量又恢复到原来水平,胎盘绒毛间隙的血流量重新充盈。宫缩的节律性对胎儿适应分娩十分有利。

(2)对称性和极性:正常的子宫收缩起自两侧子宫角部,以微波形式均匀、协调地向宫底中线集中,左右对称向子宫下段扩散,约在 15 秒内扩展至整个子宫,此为宫缩对称性。宫缩以宫底部最强、最持久,向下逐渐减弱,宫底部收缩力的强度几乎是子宫下段的 2 倍,此为宫缩极性。

(3)缩复作用:宫体部平滑肌与其他部位的平滑肌和骨骼肌不同,为收缩段。每当宫缩时,宫体部肌纤维缩短变宽,收缩后肌纤维虽又松弛,但不能完全恢复到原来长度,经过反复收缩,肌纤维越来越短,这种现象称缩复作用。缩复作用随产程进展使宫腔内容积逐渐缩小,迫使胎先露部不断下降及宫颈管逐渐短缩直至消失。

2.子宫收缩力的种类

(1)妊娠无痛性子宫收缩:发生在妊娠 10 周后子宫有间歇收缩,因子宫内压为 10～20 mmHg,未达到 25 mmHg,故不觉得疼痛,称为妊娠无痛性子宫收缩。

(2)假阵痛:在分娩前 3～4 周出现的子宫无效收缩或肠、膀胱、腹壁肌的痛性痉挛,因子宫内羊水压为 20～40 mmHg,超过 25 mmHg,故会有疼痛感。疼痛局限于下腹部、腹股沟,罕有背痛。

(3)真阵痛:为分娩的主要原动力。子宫规律收缩,频率、强度逐渐增加至 50 mmHg 以上。产妇感到极度难忍。

(4)产后痛:在分娩后 2～3 天,子宫不规则的收缩所产生的疼痛,此时的子宫收缩有助于产后子宫复旧及恶露的排出。

3.腹肌及膈肌收缩力

腹肌及膈肌收缩力(腹压)是第二产程时娩出胎儿的重要辅助力量。宫口开全后,胎儿先露部已降至阴道。每当宫缩时,前羊水囊或胎先露部压迫骨盆底组织及直肠,反射性地引起排便动作,产妇主动屏气,喉头紧闭向下用力,腹肌及膈肌强有力的收缩使腹内压增高,促使胎儿娩出。腹压在第二产程,特别是第二产程末期配以宫缩时运用最有效,否则容易使产妇疲劳和造成宫颈水肿,致使产程延长。腹压在第三产程还可促使已剥离的胎盘娩出。

4.肛提肌收缩力

肛提肌收缩力有协助胎先露部在骨盆腔进行内旋转的作用。当胎头枕部露于耻骨弓下时,能协助胎头仰伸及娩出。胎儿娩出后,胎盘降至阴道时,肛提肌收缩力有助于胎盘娩出。

(二)产道

产道是胎儿娩出的通道,分为骨产道与软产道两部分。

1.骨产道

骨产道是由骶骨、左右两块髋骨、耻骨、坐骨及相互连接的韧带组成。骨产道是指真骨盆,可将其分为 3 个平面。

(1)入口平面:呈横椭圆形。前方为耻骨联合上缘,两侧为髂耻缘,后方为骶骨岬上缘。入口平面共有 4 条径线。

①入口前后径:又称真结合径,耻骨联合上缘中点至骶骨岬上缘正中间的距离,平均值约 11 cm,其长短与分娩机制关系密切。

②入口横径:左右髂耻缘间的最大距离,平均值约 13 cm。

③入口斜径:左右各一。左侧骶髂关节至右侧髂耻隆突间的距离为左斜径;右侧骶髂关节至左侧髂耻隆突间的距离为右斜径,平均值约 12.75 cm。

(2)中骨盆平面:为骨盆最小平面,最狭窄,呈前后径长的椭圆形。其前方为耻骨联合下缘,两侧为坐骨棘,后方为骶骨下端。此平面具有产科临床重要性。中骨盆平面有两条径线。

①中骨盆前后径:耻骨联合下缘中点通过两侧坐骨棘连线中点至骶骨下端间的距离,平均值约为 11.5 cm。

②中骨盆横径:又称坐骨棘间径。两坐骨棘间的距离,平均值约为 10 cm,是胎先露部通过中骨盆的重要径线,其长短与分娩机制关系密切。

(3)骨盆出口平面:即骨盆腔的下口,由两个在不同平面的三角形组成。前三角平面顶端为耻骨联合下缘,两侧为耻骨降支;后三角平面顶为骶尾关节,两侧为骶结节韧带。骨盆出口平面有 4 条径线。

①出口前后径:耻骨联合下缘至骶尾关节间的距离,平均值约 11.5 cm。

②出口横径:又称坐骨结节间径。两坐骨结节内侧缘的距离,平均值约 9 cm,是胎先露部通过骨盆出口的径线,其长短与分娩机制关系密切。

③出口前矢状径:耻骨联合下缘至坐骨结节间径中点间的距离,平均值约 6 cm。

④出口后矢状径:骶尾关节至坐骨结节间径中点间的距离,平均值约 8.5 cm。若出口横径稍短,而出口后矢状径较长,两径之和>15 cm,一般大小的妊娠足月胎头可通过后三角区经阴道娩出。

2.骨盆轴与骨盆倾斜度

(1)骨盆轴:为连接骨盆各平面中点的曲线。此轴上段向下向后,中段向下,下段向下向前。分娩时,胎儿沿此轴娩出,助产时也应按骨盆轴方向协助胎儿娩出。

(2)产轴:胎头在娩出过程实际经过的路线,不是一条连续的曲线,而是由互不相关的两条直线组成。

(3)骨盆倾斜度:指妇女直立时,骨盆入口平面与地平面所形成的角度。一般为 60°~70°,若倾斜度过大,常影响胎头衔接。产妇在分娩时采用不同的体位也对骨盆的倾斜度产生影响。

(4)骨盆类型:骨盆的类型有时对分娩产生重要影响,临床上最常见的是混合型骨盆。

3.软产道

软产道是由子宫下段、宫颈、阴道及盆底组织构成。

(1)子宫下段:妊娠末期子宫峡部逐渐被拉长形成子宫下段。在非妊娠期子宫峡部长约1 cm。临产后的子宫规律收缩子宫下段达7~10 cm,肌壁变薄成为软产道的一部分。

(2)宫颈:临产前的宫颈管长2~3 cm,初产妇较经产妇稍长。临产后的规律子宫收缩牵拉宫颈内口的子宫肌纤维及周围韧带,宫颈管逐渐短缩直至消失。初产妇宫颈管先消失,然后宫口扩张;经产妇宫颈管消失与宫口扩张同时进行。临产后,子宫收缩及缩复向上牵拉宫口使之扩张。胎先露部、前羊水囊压迫宫颈,协助宫口扩张。当宫口开全(10 cm)时,胎儿方能娩出。

(3)骨盆底、阴道及会阴:临产后,前羊水囊及胎先露部下降直接压迫骨盆底,使软产道下段形成一个向前弯的长筒,前壁短后壁长,阴道外口开向前上方,阴道黏膜皱襞展平使腔道加宽。肛提肌向下及向两侧扩展,肌束分开,肌纤维拉长。会阴体变薄,以利于胎儿的娩出。阴道及盆底组织和肌纤维增生肥大,血供丰富。临产后,会阴体能承受一定压力。

(三)胎儿

胎儿能否顺利分娩,取决于胎儿的大小、胎位和胎儿有无畸形。

1.胎头大小

胎儿大小是决定分娩难易的重要因素之一,胎儿过大、胎头径线大时,尽管骨盆正常,也可以引起相对性头盆不称。

(1)胎头颅骨:由两块顶骨,额骨,颞骨及一块枕骨构成。颅骨间膜状缝隙为颅缝。两顶骨之间为矢状缝,顶骨与额骨之间为冠状缝,枕骨与顶骨之间为人字缝。两颅缝交界较大空隙处为囟门,位于胎头前方菱形为前囟(大囟门),位于胎头后方三角形为后囟(小囟门)。颅缝与囟门均有软组织覆盖,使骨板有一定活动余地,胎头有一定可塑性。在分娩过程中,通过颅骨轻度移位重叠使头颅变形,缩小头颅体积,有利于胎头娩出。

(2)胎头径线:主要径线如下。

①双顶径:为两顶骨隆突间的距离,是胎头最大横径,临床用B超测量此径线判断胎儿大小,足月时平均值约9.3 cm。

②枕额径:为鼻根至枕骨隆突的距离,胎头以此径线衔接,足月时平均值约11.3 cm。

③枕下前囟径:又称小斜径,为前囟中央至枕骨隆突下方的距离,分娩过程胎头俯屈以此小径线容易通过产道,足月时平均值约9.3 cm。

④枕颏径:又称大斜径,为颏骨下方中央至后囟门顶部的距离,足月时平均值约 13.3 cm。

2.胎位

(1)胎式是指胎儿各部分在子宫内的姿势。胎体纵轴与骨盆轴相一致,头先露或臀先露容易通过产道。横位与骨盆纵轴垂直,妊娠足月活胎不能通过产道,对母儿威胁极大。

(2)胎先露是胎儿最先进入骨盆的部分。有头先露、臀先露、肩先露 3 种。头先露时,在分娩过程中颅骨重叠,使胎头变形,周径变小,有利于胎头娩出。臀先露时,较胎头周径小且软的胎臀先娩出,阴道扩张不充分,当胎头娩出时头颅又无变形机会,使胎头娩出困难。肩先露时,胎体纵轴与骨盆轴垂直,不能通过产道。

(3)胎方位是指胎儿的先露部的代表骨在产妇骨盆的位置,分为左前、右前、左后、右后。顶先露的代表骨是枕骨、臀先露的代表骨是骶骨、面先露的代表骨是颏骨、肩先露的代表骨是肩胛骨。可通过腹部检查、肛诊或阴道诊、听诊及超声检查诊断胎方位。

3.胎儿畸形

胎儿某一部分发育异常,如脑积水、联体儿等,由于胎头或胎体过大,通过产道常发生困难。

4.精神心理因素

正常分娩是生理过程,产妇不是患者,这种理念越来越被人们接受。但分娩对于产妇的生理和心理产生巨大的压力和变化,产生精神心理上的应激。过去认为,产力、产道和胎儿之间的关系是分娩的决定因素。近年来在临床实践中,有时产妇及家属精神心理因素是决定是否自然分娩的重要因素。很多产妇由于对分娩的害怕和恐惧,选择剖宫产。有些产妇由于疼痛、紧张和焦虑使机体产生一系列变化,如心率、呼吸加快,体内气体交换不足,子宫收缩乏力、产程延长。胎先露下降受阻,胎儿缺血缺氧,致使产妇体力消耗过多,促使产妇神经内分泌发生变化,交感神经兴奋,释放儿茶酚胺,血压升高,最终剖宫产分娩。

妊娠期康乐分娩的健康教育,讲解分娩的生理过程,自然分娩对婴儿及产妇的好处。在分娩过程中,温馨独立的产房,助产士、丈夫或家人陪伴、减轻产妇的紧张及压力。助产人员耐心鼓励及安慰,鼓励产妇进食进水,教会产妇呼吸技术和躯体放松的技术,帮助产妇在分娩过程中保持良好的精神心理状态,对顺利地完成分娩是十分重要的。

三、正常胎位的分娩机制

分娩机制是指胎儿先露部通过骨盆时,为了适应骨盆各平面大小和形状以及骨盆轴的走向,胎儿被动地进行一系列的适应性转动,以其最小径线通过骨盆的过程。胎头分娩机制可分为 7 个动作,即衔接、下降、俯屈、内旋转、仰伸、外旋转及娩出。临床上枕先露占 95.55%～97.55%,以枕左前位最多见,故以左前位的分娩机制为例,加以说明。

(一)衔接

胎头双顶径进入骨盆入口平面,胎头颅骨最低点接近或达到坐骨棘水平,称为衔接。初产妇正常者,多数距预产期数周前胎头已衔接,少数可在妊娠晚期胎头衔接。若初产妇已临产而胎头仍未衔接,应警惕头盆不称、前置胎盘等高危因素。经产妇多在临产后胎头衔接。胎头进入骨盆入口时呈半俯屈状态,以枕额径衔接,胎头矢状缝可沿骨盆入口右斜径或横径入盆,胎儿枕骨在母体骨盆左前方。

(二)下降

胎头沿骨盆轴前进的动作,称为下降。宫缩时通过羊水传导的压力,由胎体传至胎头;宫缩时子宫底直接压迫胎臀;腹肌收缩;胎体伸直伸长促使胎头下降。下降贯穿在整个分娩过程中,与其他分娩机转动作相伴随。下降动作是间歇的,初产妇胎头下降缓慢,经产妇临产后胎头下降较快。临床上观察胎头下降的程度,是判断产程进展的重要标志之一。

(三)俯屈

当胎头以枕额径进入骨盆腔后继续下降至骨盆底即骨盆轴弯曲处时,处于半俯屈状态的胎头枕部遇到肛提肌的阻力,借杠杆作用进行俯屈,其结果胎儿颌部更加紧贴胸部,由枕额径转换为枕下前囟径以最小径线通过产道。

(四)内旋转

胎头下降为适应中骨盆及出口前后径大于横径的特点,使其矢状缝与中骨盆及骨盆出口前后径相一致而进行旋转,称为内旋转。枕先露时,胎头枕部位置最低,枕左前位时遇到骨盆底肛提肌阻力,肛提肌收缩将胎儿枕部推向阻力小、部位宽的前方,枕左前位的胎头向前向中线旋转 45°,后囟转至耻骨弓下方,第一产程末胎头完成内旋转动作。

(五)仰伸

胎头下降到达阴道外口,胎头的枕骨下部达到耻骨联合下缘时,以耻骨弓为支点,胎头逐渐仰伸,使胎头顶、额、鼻、口、颏相继娩出的过程。当胎头仰伸时,胎儿双肩径进入骨盆入口左斜径或横径上。

(六)复位及外旋转

胎头娩出时,胎儿双肩径沿骨盆左斜经下降。胎头娩出后,为使胎头与胎肩成正常关系,枕部向左旋转 45°称为复位。胎肩在盆腔内继续下降,前(右)肩向前向中线转动 45°时,胎儿双肩径转成与骨盆出口前后径相一致的方向,枕部需在外继续向左转 45°,以保持胎头与胎肩垂直关系,称为外旋转。

(七)胎儿娩出

胎儿外旋转完成后,胎儿前肩(右)在耻骨弓下先娩出。继之,后肩(左)从会阴前缘娩出。随后,胎体及下肢娩出,至此,胎儿娩出,分娩机制全部完成。

四、先兆临产和临产的诊断

(一)先兆临产

分娩开始前,孕妇出现一些症状,预示不久将要分娩称为先兆临产。

1.不规律子宫收缩

产妇在妊娠末期会有不规律子宫收缩,其特点是宫缩持续时间短且不规律,一般强度不大,常在夜间出现、清晨消失,宫缩引起下腹部轻微胀痛,宫颈管不短缩,宫口扩张不明显。

2.胎儿入盆

初孕妇在妊娠末期会感到上腹部较前舒适,食欲增加,呼吸较轻快。腹部检查胎先露部下降进入骨盆入口。因胎先露压迫膀胱,孕妇常有尿频症状。

3.见红

在临产前 24～48 小时,有少量血性分泌物由阴道排出,称为见红。这是由于宫颈内口附近的胎膜与子宫壁分离,毛细血管破裂,血液与宫颈管内的黏液相混和排出,见红是即将临产的可靠征象。

4.破水

孕妇在正式临产前胎膜自然破裂,表现为阴道有羊水流出,称为胎膜早破。孕妇应立即住院,观察治疗。

(二)临产诊断

临产的标志为规律的子宫收缩,持续 30 秒或以上,间歇 5～6 分钟,伴随宫颈管消失、宫口进行性扩张和胎先露部下降。

(三)产程分期

产程,是指从规律性子宫收缩开始至胎儿胎盘娩出到产后 2 小时为止。临床上分为 4 个产程。

1.第一产程

宫口扩张期。从开始出现规律宫缩开始,到子宫颈口开全的过程。初产妇需

11～12 小时;经产妇 6～8 小时。

2.第二产程

胎儿娩出期。从宫口开全至胎儿娩出。初产妇一般需 1～2 小时;经产妇只需要数分钟,正常不超过 1 小时。

3.第三产程

胎盘娩出期。从胎儿娩出到胎盘娩出。需 5～15 分钟,如阴道出血不多,可以等 30 分钟,一般不超过 30 分钟。

4.第四产程

产后观察期。分娩结束后 2 小时。这一时期主要对产妇及新生儿进行观察护理。观察产妇的子宫收缩、阴道出血、会阴伤口、全身情况及新生儿的一般情况。观察新生儿与母亲皮肤接触等护理。

五、正常分娩妇女的护理

(一)第一产程的临床表现

1.规律宫缩

产程开始,有规律的子宫收缩,持续时间为 30～50 秒,强度由弱到强,间隔时间 5～6 分钟。当宫口近开全时,宫缩持续时间可长达 1 分钟或更长,间歇时间仅 1～2 分钟。

2.宫口扩张期

通过肛诊或阴道检查,可以确定宫口扩张程度。宫口扩张期可分为潜伏期和活跃期。

(1)潜伏期:规律子宫收缩到宫口扩张 3 cm,初产妇约为 8 小时,经产妇约为 4 小时。超过 16 小时为潜伏期延长。此过程子宫颈变薄、变软,宫颈扩张速度缓慢,胎头下降不明显。

(2)活跃期:宫口扩张 3 cm 至宫口开全。初产妇约需 4 小时,最大时限 8 小时;若超过 8 小时,称为活跃期延长。进入活跃期后,宫口不再扩张达 2 小时以上,称为活跃期停滞。

①加速期:此期宫颈扩张加速,宫口扩张到 4 cm,约需 90 分钟。

②最大加速期:为宫颈扩张最快时期,宫颈扩张 4～9 cm,约需 2 小时。

③减速期:宫颈扩张 9～10 cm,约需 30 分钟。

3.胎头下降

活跃期时胎头下降程度明显。胎头下降程度是决定能否经阴道分娩的重要观察项目。为能准确判断胎头下降程度,应定时做肛门或阴道检查,以明确胎头颅骨最低点的位置,并能协助判断胎位。

4.胎膜破裂

胎先露部下降入盆后,将羊水阻断为前后两部,在胎先露部前面形成的前羊水囊称胎胞,羊水量约 100 mL,它有助于扩张宫口。随着宫缩增强,子宫羊膜腔内压力增高,胎膜自然破裂。破膜多发生在宫口近开全或开全时。

(二)第一产程的观察与处理

1.检测生命体征

产妇入室时应测量体重、脉搏、体温、血压等,正常的产妇在产程中应每 2 小时测量血压 1 次,血压异常时应视情况缩短测量时间。每 4 小时测量体温 1 次。

2.观察子宫收缩

产程中每 1~2 小时观察子宫收缩情况并记录,最简单的方法是:助产人员将手放在产妇腹部(子宫底部),了解宫缩强度、持续时间及间隔时间。至少观察 3 次宫缩以上。

3.观察宫口扩张

临产以后,子宫收缩不断增强、频繁,胎儿先露部不断下降扩张宫口,初产妇子宫颈会逐渐扩张变薄,宫口扩张。入院时做 1 次阴道检查,在潜伏期时可每 4 小时做 1 次阴道检查。活跃期后可每 2 小时做 1 次阴道检查来确定宫口扩张、胎头下降情况。

4.检测胎心率

胎心率的变化反映胎儿在宫腔内的情况,正常的胎心率每分钟 120~160 次,基础胎心率可在 2 次子宫收缩之间检查 1 分钟而判定。胎心率变异性的检查需要在子宫收缩期间及宫缩后 30 秒持续检查判定。可以通过胎心外监护来描记宫缩和胎心的变化。

在正常情况下,入院时,立即做入室试验、胎心外监护。在第一产程每小时检查胎心 1 次。在第二产程每 15 分钟检查胎心 1 次。自然或人工破水之后,立即检查胎心。如果胎心率异常或母亲和胎儿有异常情况,应持续监测胎心率变化。

5.精神安慰及放松法

助产士全程陪护产程,使产妇具有安全感。鼓励丈夫参与分娩给予产妇生理上、心理上、情感上的支持。指导产妇应用自我帮助方法,宫缩间歇时尽可能放松休息,保持情绪松弛和平静。多设想一些可以让自己感到愉快的事情,转移对宫缩的注意力。宫缩间歇时多活动,宫缩时采取自己感觉舒适的体位,利用呼吸放松技巧。利用低声呻吟或叹气进行宣泄。暗示和想象。

6.促进舒适

(1)下床走动及改变体位:产妇入院后,除非有不能下床的禁忌证,如:破水并且胎先露高浮、血压高、用镇静药产程休息等,都应鼓励其在助产人员和家属的陪伴下下床走动。

(2)保持床单位清洁:更换床单,随时帮待产妇擦汗,以促进舒适;保持会阴部的清洁与干燥,增进舒适,预防感染。

(3)补充液体及能量:待产过程长,呼吸运动以及大量的排汗,产妇会感到口干舌燥,补充水分或其他含高热量的饮料对保持体力很重要,鼓励产妇多进高热量的流质或半流质饮食。

(4)定期排空膀胱:膀胱充盈会增加子宫收缩时的不适感,影响胎头的下降,导致产程延长,造成尿潴留。护理人员应每1～2小时提醒待产妇排尿1次,排空膀胱。

(5)按摩:利用触觉的刺激帮助产妇放松以及减轻疼痛和不适。按摩减轻疼痛可以在子宫体的下段做轻柔的按摩,也可以在产妇面部或下肢按摩,按摩法对轻中度的疼痛较有效,对于强度很大的疼痛效果不明显。可用揉捏法来减轻产妇颈部、肩部及背部的不舒适。

7.呼吸控制

正确地使用呼吸技巧,可以帮助产妇放松,提高产妇对疼痛的阈值,增加其适应子宫收缩的能力,使子宫收缩更有效。

(三)第二产程的临床表现

宫口开全后,胎膜多已破裂。未破膜者,常影响胎头下降,应行人工破膜。破膜后,宫缩常暂时停止,产妇略感舒适,随后重现宫缩且较前增强。

1.子宫收缩逐渐增强

此时宫缩强度及频率都达高峰,每次宫缩持续达60秒左右,间歇时间仅1～2分钟,阵痛逐渐加剧;疼痛时间延长,间歇期缩短。

2.产妇感到肛门坠胀及排便感

当胎头下降达盆底时,压迫盆底组织,产妇出现排便感并不自主地向下屏气,此时会阴体变薄,肛门松弛。

3.胎儿下降及娩出

随着宫缩促使胎头下降,胎头暴露于阴道口。在宫缩时胎头露于阴道口,宫缩间歇时胎头缩回阴道内,此时称为胎头拨露。随着产程进展,露出阴道口的胎头越来越大,当胎头双顶径越过骨盆出口时,胎头不再缩回,此称为胎头着冠。此后,会阴极度扩张伸展变薄,胎头进行仰伸,随之胎头复位和外旋转,前肩和后肩相继娩出,胎体很快娩出并伴后羊水排出。压迫骨盆底组织时,产妇有排便感,不自主地向下屏气。

（四）第二产程的护理

1.做好接产准备

待产室和产房最好是同一房间,每个房间只放1张产床,这样做有利于家属进入产房陪产,可保护产妇隐私;保证产妇之间互不干扰。

初产妇子宫颈口开全10 cm,经产妇子宫颈口开5～6 cm时做好分娩的准备。做好会阴部的清洁与消毒,为产妇清洁和消毒会阴,清洁要遵循由外向内,消毒时由内向外、由上向下的原则。

2.铺产台

接生者穿上刷手衣,戴好口罩、帽子。刷手、戴无菌手套、穿无菌手术衣接产,按无菌操作技术进行接产。打开辐射暖台,提前预热。铺产台,准备好新生儿复苏器械和药品。

3.产妇和胎儿监护

在第二产程,助产人员要严密监测产妇状况,严密监测宫缩及胎头下降情况。指导产妇用力的技巧,在子宫强烈收缩时使用腹压,鼓励产妇根据自己的感觉控制用力的长短。产妇憋气时间过长,可能造成母体血氧不足以及胎盘血流减少、胎儿血液酸碱度增高、氧分压减低、二氧化碳分压升高、胎心率异常的发生率增加。每15分钟应听胎心1次,胎心异常时,应缩短听诊间隔时间,也可应用电子胎心监护仪进行持续的监测。

4.生活护理

第二产程初期,指导帮助产妇采取舒适的体位,如侧卧位、蹲位、跪位,助产士应在产妇身边陪伴,提醒和鼓励产妇在两次宫缩间尽量放松休息保存体力,护理人员与陪伴的家属应给予全面的支持和指导。为产妇擦汗,喂少量温度适宜的饮料,协助产妇及时排空膀胱,随时告知准产程进展情况。及时赞扬鼓励产妇,增强其信心。新生儿出生后进行母婴皮肤接触,鼓励父母搂抱和抚摸新生儿,注意新生儿保暖,新生儿出现觅食反射时,帮助母亲尽早让新生儿吸吮乳房,促进乳汁分泌。

（五）第三产程护理

第三产程为胎儿娩出至胎盘娩出,又称胎盘娩出期,一般需要5～15分钟。若超过30分钟胎盘仍未娩出,即诊断为"胎盘滞留"。

1.胎盘娩出及检查

（1）胎盘剥离征象:胎儿娩出后,常规给予产妇肌内注射或静脉推注缩宫素10～20 U帮助子宫收缩。子宫下段隆起,子宫底上升,有少许阴道出血,脐带下移,表示胎盘已经自子宫壁剥离。用手在耻骨联合上轻压子宫体下段,嘱产妇稍向下用力,助产人员轻轻牵拉脐带,胎盘娩出。

（2）胎盘检查：胎盘分为胎儿面和母体面，多数情况下，胎盘以胎儿面方式娩出，胎盘娩出后将胎盘平放在操作台上进行检查，要仔细检查胎盘、胎膜是否完整。注意母体面胎盘小叶有无缺损，胎盘边缘有无断裂的血管，注意有无副胎盘，如发现有残留胎盘或胎膜，应给予处理。测量胎盘大小、脐带长度。

2.会阴检查及会阴裂伤缝合

第三产程后，仔细检查产道有无裂伤，及时缝合。会阴裂伤可分为三度。会阴Ⅰ度裂伤：仅有会阴皮肤、阴道黏膜的撕裂，裂伤未达肌层。会阴Ⅱ度裂伤：裂伤达会阴体肌层，肛提肌及筋膜可有不同程度的裂伤，有时沿阴道后壁两侧沟向上延伸，致使阴道下段后壁呈舌状游离（又称舌状裂伤），更严重时可达阴道后穹窿部，但未损伤肛门括约肌。会阴Ⅲ度裂伤：会阴部皮肤、黏膜、盆底肌肉及部分或全部肛门括约肌裂伤，甚至包括直肠前壁。

3.密切观察

要密切观察子宫收缩、血压、脉搏、阴道出血、膀胱充盈程度等。密切观察新生儿的一般情况，每15分钟检查1次，做好记录。

（六）第四产程的护理

胎儿娩出后的2小时称为第四产程。这一时期母婴容易有异常情况出现。

1.对产妇的观察

在第四产程，对产妇护理方面包括：每15分钟观察1次宫底高度、子宫收缩情况、阴道出血、膀胱充盈程度等。每1小时测量血压、脉搏1次，并及时记录。注意观察膀胱充盈情况，督促和协助产妇排尿。注意产妇主诉。协助产妇取舒适体位休息。帮助产妇更换会阴垫、干净的衣服，更换湿床单，保暖。产妇感到口渴和饥饿，应提供清淡易消化的饮料和食物，帮助产妇恢复体力。

2.对新生儿的观察

每15分钟观察1次脐带、呼吸、活动、皮肤颜色及反应。帮助新生儿早吸吮，并观察新生儿吸吮情况，做好记录。

六、分娩镇痛

分娩疼痛是客观事实，分娩疼痛有生理及心理因素。分娩镇痛可提高分娩期母婴安全，缩短产程，减少手术产率，减少产后出血，减少胎儿缺氧及新生儿窒息的发生，支持产妇心理健康。产痛的发生是一个复杂的生理和心理过程，产妇疼痛感受有很大的差异。产痛的原因主要是由于子宫收缩时肌纤维拉长或撕裂，血管受压致缺血缺氧，刺激神经末梢上传到大脑痛觉中枢引起疼痛。其次胎儿通过产道时对产道的压迫造成损伤，牵拉产生疼痛，多数产妇和胎儿能够耐受产痛。如果产妇过度的紧张、焦虑和惊恐,体内致痛物质分泌增加可加重疼痛。紧张—焦虑—疼痛恶性循环,可以互相转化。产科的镇痛不是无痛,而是医务人员采取各种方法减轻产痛,达到产妇觉得可以忍受的程度。

(一)减轻产痛应具备的要求

镇痛的方法应该对母亲、胎儿、新生儿无影响;不影响子宫收缩;对产程无负面影响;减痛的方法要起效快,作用可靠;方法简便,产妇要清醒参与配合。

(二)镇痛方法

分娩镇痛有药物镇痛法和非药物镇痛法。

1.非药物镇痛法

世界卫生组织在1996年1月出版的《正常分娩监护使用手册》中提出,鼓励和提倡使用非药物镇痛措施,因为非药物镇痛方法对母婴没有不良影响。

(1)环境的改变:分娩环境影响产妇的心理状态,如果产妇处于一种紧张、喧闹的环境可造成精神紧张、心情烦躁。现代化的产房要求是单人房间,有利于家属陪伴分娩、保护产妇隐私、保证休息,保证母婴安全。

房间墙壁粉刷成温馨的颜色,可以悬挂图片、照片等装饰物,使产妇进入房间后感觉温馨。产房内设置产床、辐射台、电视、音响、分娩球、分娩椅等设施,以保证产妇待产和分娩。

(2)开展健康宣教与产妇交流:开展多种形式健康教育与咨询,增进孕妇与助产士之间的理解和信任,解决她们心中的疑虑,提供心理支持,使孕妇有充分的心理准备进入产程。

(3)精神支持:产程中,医务人员开展导乐陪伴分娩,进行心理疏导,及时通报产程进展情况,运用鼓励性语言等做到心理支持。

(4)开展家属陪伴分娩:鼓励丈夫参与分娩非常重要,丈夫可以给妻子提供最好的心理支持,在陪产的过程中,给妻子爱抚和安慰,减少了产妇的孤独感,帮助产妇按摩、擦汗,提醒呼吸的节律等。

(5)鼓励孕妇采取自由体位:为减轻产妇待产过程中的不适,加速产程进展,产妇在待产过程中应多下床走动,根据自己的情况采取站立、走动、摇摆和旋转骨盆、蹲、跪、坐等姿势。尽量保持上身直立的姿势,这样胎头会与宫颈贴得紧密,宫缩时有效地扩张宫颈,促进产程进展。孕妇走动时,其骨盆的轻微摆动有利于胎头在骨盆中转动,孕妇卧床时尽量采取侧卧位,以利于胎头的旋转。

(6)呼吸调节:在待产过程中运用呼吸技巧,可以提高产妇对疼痛的阈值,增加其适应子宫收缩的能力,达到放松的效果。

(7)冷、热敷:冷敷、热敷用来促进临产妇的舒适松弛以减轻疼痛,可以用冷毛巾为产妇敷前额、面部,用热水袋热敷腰部,但注意不要烫伤皮肤,也可淋浴或泡在浴缸中利用水温和水的浮力减轻疼痛。

(8)其他方法:按摩、聊天、看电视、听音乐、针灸等,对减轻疼痛均有帮助。

2.药物镇痛法

临产时应用药物镇痛,以最小有效剂量为原则。常用的方法有会阴局部麻醉、阴部神经阻滞、宫颈旁局部麻醉、腰麻、骶管阻滞和腰段硬膜外麻醉。应用腰麻、骶管阻滞、硬膜外麻醉时,应做好上肢静脉输液、供氧及急救物品,以应对意外的抽搐、呼吸抑制及血压降低。

第三节　高危妊娠

一、高危妊娠及监护

(一)定义与范畴

高危妊娠是指妊娠期有某种并发症或致病因素可能危害孕妇、胎儿与新生儿或导致难产者。

高危妊娠包括所有的病理产科:①孕妇年龄<18岁或>35岁。②有异常妊娠史,如异位妊娠、自然流产、早产、死产、难产(包括剖宫产史)、新生儿死亡、新生儿畸形或有先天性或遗传性疾病等。③各种妊娠合并症,如心脏病、糖尿病、高血压、肾脏病、肝炎、甲状腺功能亢进、血液病(贫血)和病毒感染(风疹病毒、巨细胞病毒感染)等。④各种妊娠并发症,如妊娠高血压综合征、前置胎盘、胎盘早剥、羊水过少或过多、胎儿宫内生长迟缓、过期妊娠及母儿血型不合等。⑤可能发生分娩异常者,如骨盆异常、软产道异常、胎位异常、多胎妊娠及巨大胎儿等。⑥胎盘功能不全。⑦妊娠期接触大量放射线、化学性毒物或服用过对胎儿有影响的药物。⑧盆腔肿瘤或曾有手术史等。

凡具有高危因素的孕妇,称为高危孕妇。具有下列高危因素之一的围生儿称为高危儿:①孕龄<37周或>42周。②出生体重<2 500 g。③小于孕龄儿或大于孕龄儿。④出生1分钟Apgar评分0~3分。⑤产时感染。⑥高危妊娠产妇的新生儿。⑦手术产儿。⑧新生儿的兄姐有严重的新生儿病史或有新生儿期死亡史等。

(二)监护措施

1.人工监护

(1)确定孕龄:根据末次月经、早孕反应、胎动出现时间及子宫大小推算孕龄。

（2）宫底高度及腹围：根据子宫底高度及腹围数值可估算胎儿大小，简单、易记的胎儿体重估算方法为宫底高度(cm)×腹围(cm)＋200，以了解胎儿在宫内的发育情况。

（3）高危妊娠评定：可在第一次产前检查时，就根据孕妇病史及体征，评定早期妊娠是否有高危因素，并对孕妇进行动态观察。属于高危妊娠的孕妇应给予高危监护。随着妊娠进展，可随时再重新评定。

（4）胎动计数：正常为每小时 3～5 次，如 12 小时胎动少于 30 次或逐日减少超过 50%，而又不能恢复，均提示胎儿缺氧。

2.妊娠图

妊娠图是反映胎儿在宫内发育及孕妇健康情况的动态曲线图。将每次产前检查测得的体重、子宫底高度、腹围及胎头双顶径值记录下来，并绘制成标准曲线，动态观察其变化，即妊娠图。同时记录血压、水肿、尿蛋白、胎儿心率和胎位等数值，以了解母儿情况。

3.仪器监护

（1）B 超：B 超检查能显示胎儿数目、胎位，有无胎心搏动以及胎盘位置，亦能测量胎头的双顶径、股骨长度、胸径和腹径，以估计孕周及预产期，并可估计胎儿体重、胎盘成熟度及有无胎儿体表畸形等。通常将双顶径≥8.5 cm 作为胎儿成熟的标志。

（2）胎心听诊：用听诊器或多普勒监测，应注意胎心的强弱及节律，每次听诊 1 分钟，有疑问时应延长听诊的时间。胎心听诊可判断胎儿是否存在宫内缺氧，缺点是不能分辨瞬间的变化，不能识别胎心率的变异。

（3）电子胎心监护：可以连续记录胎心率的变化，并能同时观察胎动和宫缩对胎心率的影响。胎心监护有内、外监护两种形式。电子胎心监护可监测胎心率及预测胎儿在宫内的储备能力。外监护是将宫缩描绘探头和胎心率探头直接放在孕妇的腹壁上，它操作方便，临床应用广泛，但易受外界干扰的影响。内监护是在宫口开大 1 cm 以上后，将单极电极经宫口与胎头直接连接进行监测。在破膜后操作内监护记录较准确，但会增加感染的机会。

①胎心率监测：指用胎儿监护仪记录胎心率(FHR)。它有基线胎心率及周期性胎心率两种基本变化。

基线胎心率是指在无胎动、无宫缩影响时，正常的 FHR 在 120～160 次/分，如持续＞160 次/分或＜120 次/分，历时 10 分钟，为心动过速或心动过缓。胎心率的基线摆动包括胎心率的变异振幅及变异频率。变异振幅为胎心率波动范围，一般为 10～25 次/分，变异频率为 1 分钟内胎心率波动的次数，正常＞6 次。

周期性胎心率(PFHR)是指与子宫收缩有关的胎心率变化。它有加速和减速两种情况。加速是指胎动时胎心基线率增加 15 次以上,持续时间＞15 秒,这是胎儿状况良好的表现,可能是因胎儿躯干或脐静脉受压引起的。减速可分为 3 种:a.早期减速:与子宫收缩几乎同时开始,宫缩后即恢复正常。正常减速幅度＜50 次/分。这是由于宫缩时胎头受压,导致脑血流量一时性减少的表现,不因体位或吸氧而改变。b.变异减速:由于宫缩时脐带受压兴奋迷走神经,导致宫缩开始后胎心率减慢,虽然减速与宫缩的关系不恒定,但减速出现后下降幅度＞70 次/分,持续时间长短不一,恢复迅速。c.晚期减速:宫缩开始后一段时间(一般在高峰后)出现胎心率减慢,下降幅度＜50 次/分,而且下降缓慢,持续时间较长,恢复也缓慢,可能是胎儿缺氧的表现。

②预测胎儿宫内储备能力:观察胎动、自然宫缩或因药物刺激引起的宫缩对胎心率有无影响。包括无应激试验、宫缩应激试验及缩宫素激惹试验。

无应激试验(NST):观察胎动时胎心率的变化,是以胎动时伴有一过性胎心率加速为基础,判断胎儿在宫内储备能力的试验。正常情况下,20 分钟内胎动≥3 次,伴胎心率加速,胎心率＞10 次/分,称为 NST 有反应。如无意外,胎儿在 1 周内是安全的。如少于 3 次或没有胎心率加速,称为 NST 无反应,被视为异常,此时如孕周＞36 周者应行缩宫素激惹试验。

宫缩应激试验(CST):是了解宫缩时胎心率的变化情况。宫缩时,胎盘供血量暂时减少,如胎儿—胎盘功能良好,对暂时缺氧有耐受能力。胎儿—胎盘功能减退、脐带受压和用药等均影响胎儿的应激性,胎心可表现出不同减速反应的图形。宫缩后如出现早期减速和胎动后胎心率加快,称为 CST 阴性,如无意外,胎儿在 1 周内无大的危险。每次宫缩后均有晚期减速且胎动后无胎心率改变,称为 CST 阳性,表明胎盘功能减退,胎儿宫内窘迫,有死亡的危险。如为变异减速,胎心率下降幅度＞70 次/分,持续 60 秒以上,表示胎儿情况严重。

缩宫素激惹试验(OCT):通过用缩宫素诱导宫缩进行的暂时性缺氧负荷试验,检查宫缩对胎心率的影响。观察孕妇 10 分钟无宫缩后,静脉滴注稀释过的缩宫素。滴速从每分钟8 滴开始,逐渐增加,至有效宫缩每 10 分钟 3 次后行外监护,观察所记录的胎心率与宫缩的关系。如宫缩时或宫缩后胎心变异正常或无晚期减速者为 OCT 阴性。如多次宫缩后重复出现晚期减速,变异减少,胎动后无胎心率增快,为 OCT 阳性,提示胎儿-胎盘功能减退。

(4)胎儿心电图:根据胎儿心电图可推测胎儿在宫内情况,如胎位、是否多胎、孕周及胎盘功能等。

(5)羊膜镜检查:使用羊膜镜经宫颈在胎膜处观察羊水性状及颜色,判断胎儿安危,达到监测胎儿的目的。

4.实验室检查

(1)雌三醇测定。

①测定孕妇尿中雌三醇(E3):用于判断胎盘功能,一般 24 小时 E3>15 mg 为正常,10~15 mg 为警戒值,<10 mg 为危险值。但此数值个体差异较大,受饮食、休息等诸多因素影响。

②测定孕妇血清游离雌三醇:妊娠 31~35 周时,血清游离雌三醇常停止上升,而在 36 周突然上升,因此,连续 3 次确定血清游离雌三醇值,可协助确定胎龄。

(2)孕妇血清胎盘生乳素(HPL)值及缩宫素酶值的测定:用于检测胎盘功能。

(3)阴道脱落细胞检查:用于检测胎盘功能。

(4)羊水检查:羊水中卵磷脂与鞘磷脂比值(L/S)大于 2,提示胎儿肺成熟度;羊水中肌酐值、胆红素类物质含量、淀粉酶值及脂肪细胞出现率分别用于评估胎儿肾、肝、唾液腺及皮肤的成熟度。

(5)胎儿头皮血 pH 测定:用于检测胎儿缺氧情况。在产程中,当宫颈扩张至 1 cm 以上后,利用羊膜镜取胎儿头皮血测定,正常 pH 为 7.25~7.35。此方法常与胎儿监护仪联合使用。

(6)甲胎蛋白(AFP)测定:AFP 异常增高是胎儿患有开放性神经管缺损(无脑儿、开放性脊柱裂及脑膨出)的指标。多胎妊娠、死胎等也可伴有 AFP 值的升高。

二、高危妊娠的处理与护理措施

(一)处理

凡是孕妇在高危妊娠的范畴内,应按程序首先询问病史找出可能的高危因素,详细做体格检查,找出确切的病因加以诊断。妊娠期密切观察,必要时做高危妊娠后特殊检查。了解胎龄、胎盘功能和胎儿成熟度,并做胎心监测。如高危妊娠并发症可维持到足月,可通过阴道分娩或剖宫产结束分娩;如未足月而并发症有终止妊娠的指征,且胎肺为未成熟,则可在条件允许的情况下促使胎肺成熟后,再终止妊娠。尽量保证高危孕妇顺利娩出活婴,是产科医务工作人员的工作重点。

1.病因处理

(1)遗传性疾病:采用早期发现,及时处理,贯彻预防为主的原则。对有下列情况的孕妇应做羊水穿刺进行遗传学诊断:①孕妇年龄≥37 岁。②曾分娩先天愚型儿或有生产愚型儿家族史。③孕妇有先天性代谢障碍(酶系统缺陷)或染色体异常的家族史。④孕妇曾娩出过神经管开放性畸形儿,如无脑儿、脊柱裂等。一般在妊娠 16 周左右做羊水穿刺,有异常时要终止妊娠。

(2)妊娠并发症、妊娠合并症及其他高危妊娠病因:应根据各自的特点进行相应的治疗。

2.产科处理

(1)提高胎儿对缺氧的耐受力:遵医嘱静脉缓慢滴注 10%葡萄糖注射液 500 mL 加 2 g 维生素 C,每日 1 次,5～7 天为一个疗程。休息 3 天后可再重复。

(2)间歇吸氧:尤其对胎盘功能减退的孕妇,每日 3 次,每次 30 分钟。

(3)预防早产:按医嘱用硫酸镁抑制宫缩。

(4)选择适当的时间终止妊娠:对需终止妊娠而胎儿成熟度较差者,可于终止妊娠前应用肾上腺皮质激素,促进肺表面活性物质的形成和释放,促进胎儿肺成熟,防止发生新生儿呼吸窘迫综合征。

(5)观察胎心变化:产时应严密观察胎心变化,给予吸氧。尽量少用镇静、麻醉药物,避免加重胎儿缺氧。

(6)缩短第二产程:从阴道分娩者应尽量缩短第二产程,如有胎儿窘迫的症状和体征应及早结束分娩,并做好新生儿的抢救准备。

(7)加强监护:对高危儿应加强产时和产后的监护。

(二)护理措施

1.提供心理支持

评估孕妇的心理状态,注意运用恰当的沟通方式和技巧,给孕妇提供良好的情感支持,鼓励其诉说自己内心的感受,准确地把握孕妇的心理状态,给其提供必要的指导和安慰。同时应鼓励和指导家人进行参与和支持,给孕妇创造一个舒适、安逸的休息和治疗环境,避免不良刺激。进行各种检查和操作之前应仔细向孕妇解释,提供指导,告知全过程及注意事项。

2.一般护理

(1)加强饮食指导:改善孕妇营养状况,保证胎儿发育的需要,与孕妇讨论食谱及烹饪方法,尊重其饮食嗜好,同时提出建议。对胎盘功能减退或胎儿发育迟缓的孕妇给予高蛋白、高能量饮食,补充维生素、铁、钙及多种氨基酸,对妊娠合并糖尿病者则需控制饮食。

(2)卧床休息:以改善子宫胎盘血液循环,增加雌三醇的合成和排出量。取左侧卧位可避免增大的子宫对腹部椎前大血管的压迫,改善肾脏及子宫胎盘血液循环。

(3)注意个人卫生:勤换衣裤;保持室内空气新鲜,通风良好。

3.健康教育

按孕妇的高危因素给予相应的健康教育,提供相应的信息。告知孕妇按时去医院做产前检查,指导孕妇自我监测。

4.密切观察病情

对高危孕妇做好观察记录。观察一般情况,有无阴道流血、高血压、水肿、心力衰竭、腹痛以及胎儿缺氧等症状和体征,及时报告医生并记录处理经过。产时严密观察胎心率及羊水的色和量,做好母儿监护。

5.检查及治疗配合

认真执行医嘱并配合处理。为妊娠合并糖尿病的孕妇做好尿糖测定,正确留置血、尿标本,如 24 小时尿标本等;对妊娠合并心脏病者按医嘱正确地给予洋地黄类药物,并做好用药观察;间歇吸氧;胎儿宫内发育迟缓者给予静脉治疗;前置胎盘患者做好输血、输液准备;如需人工破膜、阴道检查或剖宫产术,应做好用物准备及配合工作;同时做好新生儿的抢救准备及配合处理。

三、胎儿窘迫

胎儿窘迫是指胎儿在宫内因缺氧和酸中毒危及其健康和生命的综合征状,分为急性与慢性两种。急性胎儿窘迫多发生在分娩期;慢性胎儿窘迫常发生在妊娠晚期。临床上常忽视慢性宫内窘迫,实际上急性胎儿窘迫不少是在慢性胎儿窘迫的基础上发生的,故对慢性胎儿窘迫应予以重视。

(一)病因

1.急性胎儿窘迫

(1)子宫收缩过频、过强,引起绒毛间隙血流减少,造成胎儿缺氧。

(2)脐带过短、绕颈、缠身以及在胎先露下降过程中牵拉紧张均可影响血供。

(3)胎盘早期剥离,胎儿获氧减少;前置胎盘出血过多而影响胎儿血供。

(4)孕妇合并某些疾病,如心肺疾病、贫血、酸中毒及妊娠高血压综合征,引起胎盘血管栓塞等,使得母体血氧饱和度降低,胎儿供氧不足。

2.慢性胎儿窘迫

多由于胎盘功能不全引起,常见于血管疾病,如妊娠高血压综合征、肾脏疾病或糖尿病等使得绒毛间隙血流减少,胎儿处于慢性缺氧状态,到一定时期表现为急性宫内窘迫。

(二)发病机制

胎儿轻度缺氧时,二氧化碳蓄积出现呼吸性酸中毒。最初通过交感神经兴奋,肾上腺皮质激素、儿茶酚胺及皮质醇分泌增多,代偿性使血压升高及胎心率加快;如继续缺氧,则转为兴奋迷走神经,胎心率由快变慢,胎儿血液重新分布。无氧酵解增加以补偿能量消耗,因此,丙酮酸和乳酸等有机酸增加,胎儿血 pH 下降,转为代谢性酸中毒。细胞膜通透性破坏,胎儿血钾增加以及自主神经反射性兴奋,胎儿出现宫内呼吸运动增强,肠蠕动亢进,肛门括约肌松弛使胎粪排出,导致混有胎粪的羊水吸入,对胎儿有一定危险,出生后极易发生肺不张及肺炎,导致新生儿窒息和死亡。如为妊娠期慢性缺氧,可出现胎儿宫内发育迟缓,临产后易发生进一步缺氧。

（三）临床表现

胎儿窘迫的主要临床表现为胎动异常、胎心率变化及羊水胎粪污染。

1.胎动异常

在窘迫的早期,孕妇自觉胎动过频、躁动,如缺氧未纠正或加重,则胎动转弱且次数减少,进而消失。

2.胎心率变化

胎心率变化是胎儿窘迫最明显的临床征象。胎儿早期缺氧,胎心率加快,达160次/分以上,持续缺氧,胎心率减慢,低于120次/分。胎心监护表现为基线平直、晚期减速或变异减速。

3.羊水胎粪污染

胎儿缺氧导致肠蠕动增加及肛门括约肌松弛,使胎粪排入羊水中而使羊水着色。分为3度:Ⅰ度污染,羊水呈浅绿色;Ⅱ度污染,羊水呈黄绿色;Ⅲ度污染,羊水呈浑浊的棕黄色。

4.胎儿酸中毒

胎儿头皮血血气分析氧分压降低,二氧化碳分压升高,pH＜7.20,提示胎儿危险。

（四）处理

1.急性胎儿窘迫

应采取果断措施,改善胎儿缺氧状态。宫颈口开全,胎先露部已达坐骨棘平面以下3 cm者,应尽快助产经阴道娩出胎儿,并做好新生儿的抢救准备;宫颈未完全扩张,胎儿窘迫情况不严重者,给予吸氧,嘱产妇左侧卧位,观察10分钟,如胎心率变为正常则可继续观察,如因缩宫素使宫缩过强造成胎心率减慢者,应立即停止使用,继续观察,病情紧迫或经上述处理无效者,立即剖宫产结束分娩。

2.慢性胎儿窘迫

应针对病因,视孕周、胎儿成熟度及窘迫程度进行处理。

（五）护理评估

1.健康史

了解孕妇的年龄、生育史;内科疾病史,如高血压、慢性肾炎或心脏病等;此次妊娠经过,如胎膜早破、子宫过度膨胀(羊水过多和多胎妊娠)和妊娠高血压综合征;分娩经过,如产程延长(特别是第二产程延长)和缩宫素使用不当。了解有无胎儿畸形及胎盘功能。

2.身体状况

(1)症状:胎动增加或停止,发生缺氧时,胎儿会躁动,胎动会增加;一旦缺氧严重导致胎儿死亡时,胎动消失。

(2)体征:胎心率改变,胎儿轻微或慢性缺氧时,刺激交感神经导致胎心率加速,达160次/分以上;如长时间或严重缺氧,则会使胎心率变慢,低于120次/分。羊水胎粪污染。

3.心理-社会状况

评估孕产妇夫妇是否有焦虑及其程度,评估其情感需要。了解胎儿死亡的孕产妇夫妇感情上的创伤过程。

4.辅助检查

(1)胎盘功能检查:出现胎儿窘迫的孕妇一般24小时尿 E3 值急骤减少,或于妊娠末期连续多次测定在每24小时 10 mg 以下。

(2)胎心监测:NST 无反应,基线直,CST 或 OCT 出现晚期减速或变异减速。

(3)胎儿头皮血血气分析:pH<7.20。

5.常见护理诊断

(1)有胎儿受损的危险:与胎盘子宫的血流改变和血流中断(脐带受压)有关。

(2)焦虑:与担心胎儿或新生儿健康有关。

(3)预感性悲哀:与胎儿可能死亡有关。

(六)护理措施

1.一般护理

嘱孕妇左侧卧位,应用面罩吸氧,每分钟 10 L,间隔吸氧每次 30 分钟,间隔 5 分钟。观察生命体征,严密监测胎心变化,一般每15分钟测 1 次胎心或进行胎心监护。

2.心理护理

评估孕妇的心理状态,鼓励其诉说心里的不悦,指导正确的应对方式。采取必要手段减轻和转移孕妇的焦虑和恐惧;指导和鼓励家人的参与和支持;向孕产妇夫妇提供相关信息,包括医疗措施的目的、操作程序、预期结果及孕产妇需要做的配合,将真实情况告知孕产妇夫妇。

3.做好术前准备

如宫口开全且胎先露部已达坐骨棘水平以下 3 cm 者,应尽快助产娩出胎儿;如需手术,应做好剖宫产准备;同时做好新生儿的抢救准备及配合处理,并将高危儿列为重点护理对象。

四、新生儿窒息

新生儿窒息是指胎儿娩出后1分钟,仅有心跳而无呼吸或未建立规律呼吸的缺氧状态。它是引起新生儿死亡及儿童伤残的主要原因之一,是出生后常见的一种紧急情况,必须积极抢救、精心护理,以降低新生儿死亡率及预防远期后遗症。

(一)病因

凡影响母体和胎儿间血液循环和气体交换的任何因素均可引起胎儿或新生儿窒息。新生儿窒息多为胎儿窘迫的延续。

1.胎儿窘迫

各种原因造成的胎盘灌注障碍、胎盘脐带异常或胎儿畸形等均可造成胎儿缺氧,若在出生前未得到纠正,出生后即表现为新生儿窒息。

2.呼吸中枢的抑制或损害

(1)胎儿颅内出血及脑部长时间缺氧导致的脑水肿,可使呼吸中枢受到损害。

(2)在临近胎儿娩出时,对产妇使用麻醉剂、镇静药或缩宫素,可使胎儿的呼吸中枢受到抑制。

3.呼吸道阻塞

由于早产、肺发育不良、呼吸道畸形、先天性心脏病以及胎儿吸入羊水或胎粪而导致呼吸道阻塞,造成气体交换受阻。

(二)发病机制

窒息时胎儿向新生儿呼吸、循环的转变受阻;各器官缺血缺氧,体内血液重新分布,血浆中促肾上腺皮质激素、儿茶酚胺及肾素等分泌增加,使心肌收缩力增强、心率增快,心排血量增加,外周血压轻度上升,使心、脑血流灌注得以维持。如缺氧持续存在,则无氧代谢使代谢性酸中毒进一步加重,体内储存糖原耗尽,脑、心肌和肾脏等器官的血流量也减少,导致心肌功能受损,心率减慢,动脉血压下降,脑损伤发生,各器官血流量进一步减少而导致各脏器受损。

(三)临床表现

目前临床上多采用 Apgar 评分法来确定新生儿有无窒息及其窒息程度。

1.轻度窒息

又称青紫窒息,Apgar 分 4~7 分。新生儿全身皮肤呈青紫色;呼吸不规律或表浅;对外界刺激有反应;喉反射存在;肌张力好;四肢稍屈曲;心跳规则且有力,心率减慢(80~120 次/分)。如果抢救治疗不及时,可转为重度窒息。

2.重度窒息

又称苍白窒息,Apgar评分0~3分。新生儿皮肤苍白;口唇黯紫;仅有喘息样微弱呼吸或无呼吸;对外界刺激无反应;喉反射消失;肌张力松弛;心跳不规则;心率<80次/分,且心跳弱。如果抢救治疗不及时可导致死亡。

出生后1分钟的Apgar评分仅为窒息诊断和分度的依据,5分钟及10分钟的评分有助于判断复苏效果和预后。评分越低,说明新生儿酸中毒和低氧血症越严重,如5分钟评分<3分,则新生儿死亡率及日后发生脑部后遗症的机会明显增加。

(四)处理

胎儿娩出后应立即进行复苏及评估,由产科及儿科的医生和护士共同协作完成。抢救要及时,动作要轻柔、迅速和准确,避免发生损伤。

1.早期预测

估计胎儿娩出后有窒息危险的应做好复苏准备。

2.及时复苏

采用国际公认的ABCDE复苏方案:A指清理呼吸道;B指建立呼吸,增加通气;C指维持正常循环;D指药物治疗;E指评价。

(五)护理评估

1.健康史

了解是否存在胎儿窘迫的诱因,如产妇有无妊娠高血压、重度贫血、高血压、心脏病、前置胎盘、胎盘早剥、胎膜早破、产程延长、子宫过度膨胀及使用大量镇静药等情况;有无胎儿先天性心脏病、脐带脱垂、脐带过长及过短、胎儿窘迫、颅内出血、胎儿畸形以及胎儿监护是否有晚期减速等。

2.身体状况

在新生儿出生后1分钟和5分钟分别进行Apgar评分。

3.心理-社会状况

产妇可产生焦虑、担忧的心理,害怕新生儿出现意外,表现为不顾自身分娩疼痛和切口疼痛,而急切询问新生儿情况。

4.辅助检查

宫内缺氧胎儿,可通过羊膜镜了解羊水性质或取头皮血进行血气分析,以评估宫内缺氧的程度;胎儿娩出后可检测其动脉血气、血糖、电解质以及血尿素氮和肌酐等生化指标。头颅CT能发现颅内出血的部位和范围。

（六）护理诊断

1.新生儿

(1)气体交换受损：与呼吸道梗阻、肺透明膜形成有关。

(2)清理呼吸道无效：与呼吸道肌张力低下有关。

(3)体温过低：与周围环境温度低和新生儿缺氧有关。

(4)有受伤的危险：与脑缺氧及抢救时的操作有关。

(5)有感染的危险：与抢救时受凉、全身抵抗力下降及吸入被污染的羊水有关。

2.母亲

预感性悲哀：与预感失去孩子和孩子可能会留有后遗症有关。

（七）护理措施

1.做好准备

估计胎儿出生后可能发生窒息时，迅速准备好氧气、急救药品、物品及保暖设施。

2.配合医生按 ABCDE 程序进行复苏

(1)A：清理呼吸道：胎头娩出后用手挤压口鼻咽部，清除黏液及羊水；胎儿娩出断脐后，继续用吸痰管轻轻插入新生儿咽部，吸出黏液和羊水，再次清理呼吸道。若重度窒息应立即行气管插管，在直视下清理呼吸道，动作要轻柔，避免负压过大而损伤胎儿呼吸道黏膜。

(2)B：建立呼吸：在呼吸道通畅的基础上：①用触觉刺激后出现正常呼吸，再评估心率，观察肤色。②如无规律呼吸或心率＜100 次/分，应摆好体位，立即用复苏气囊进行面罩正压通气。通气频率为 40～60 次/分，吸呼比为 1∶2，压力为 1.96～2.94 kPa(20～30 cmH$_2$O)，以看见胸动和听诊呼吸音正常为宜。③15～30 秒后，再评估心率，如心率＞100 次/分，出现自主呼吸，可评估肤色，吸氧或观察。④如无规律呼吸或心率＜100 次/分，需进行气管插管正压通气。

(3)C：维持正常循环：如进行气管插管正压通气 30 秒，心率＜60 次/分或在 60～80 次/分不再增加，应进行胸外心脏按压。新生儿仰卧，用食指和中指有节奏地按压胸骨中段，每分钟按压 100 次；按压深度为胸廓按下 1～2 cm，每次按压后随即放松；按压时间与放松时间大致相等。按压有效者可摸到颈动脉和股动脉的搏动。

(4)D：药物治疗：①经胸外心脏按压 30 秒，心率仍＜80 次/分或心率为 0 者，按医嘱给予稀释后肾上腺素气管滴入或静脉注射。②纠正酸中毒：常用 5%碳酸氢钠注射液 3～5 mL/kg 溶于 25%葡萄糖注射液 20 mL 内，5 分钟内自脐静脉缓慢注入。注射过快可因脑脊液 pH 值的迅速改变而导致呼吸抑制。

（5）E：评价：复苏过程中，要随时评价患儿情况；复苏有效，胎儿窒息好转的体征为心率增加、自主呼吸建立及皮肤黏膜转红。

3.保暖

在整个抢救过程中必须注意保暖，维持肛温在 36.5～37.0 ℃。新生儿出生后应立即放于辐射源保温区内，迅速揩干体表的羊水（毛巾提前预热）。在适宜的温度中新生儿的新陈代谢及耗氧最低，有利于患儿复苏。

4.氧气吸入

在人工呼吸的同时给予氧气吸入。

（1）鼻内插管给氧：流量＜2 L/分，气泡 5～10 个/秒，避免发生气胸。

（2）气管插管加压给氧：30 次/分，压力不可过大，以防肺泡破裂，则开始瞬间压力为 2～2.93 kPa（15～22 mmHg），逐渐减到 1.47～2 kPa（11～15 mmHg）。待新生儿皮肤逐渐转红，并建立自主呼吸后拔出气管内插管，给予一般吸氧。

5.复苏后护理

复苏后仍需加强新生儿护理，继续保持呼吸道通畅，密切监测呼吸、心率、体温和面色。遵医嘱使用药物，预防感染及新生儿颅内出血。窒息的新生儿应延迟哺乳，静脉补液供给营养。护士应认真做好重症记录。

6.母亲护理

做好产妇的心理护理，给予情感支持；刺激子宫收缩，预防产后出血；选择适宜的时间告知产妇新生儿的情况，抢救时要保持安静，避免加重产妇的思想负担。

第四节　异位妊娠

受精卵在子宫体腔外着床、发育，称为异位妊娠，习称宫外孕。根据发生的部位不同，可分为输卵管妊娠、卵巢妊娠、腹腔妊娠、阔韧带妊娠、宫颈妊娠及子宫残角妊娠等，其中输卵管妊娠最为常见，约占 95%。输卵管妊娠因发生部位不同可分为间质部、峡部、壶腹部和伞部妊娠，其中壶腹部妊娠多见，约占 78%，其次为峡部，伞部和间质部妊娠少见。

一、病因

（一）慢性输卵管炎症

这是异位妊娠的主要病因。慢性炎症可引起输卵管黏膜皱褶发生粘连，致使管腔变窄；纤毛的缺损影响了受精卵在输卵管内的正常运行；输卵管周围粘连，输卵管扭曲,管腔狭窄,管壁肌蠕动减弱等,妨碍了受精卵的顺利运行。

(二)输卵管发育不良或功能异常

输卵管过长、黏膜纤毛缺乏、肌层发育差、双输卵管、有输卵管副伞等,均可造成输卵管妊娠。输卵管蠕动、纤毛活动及上皮细胞的分泌功能异常,也可影响受精卵正常运行。此外,精神因素也可引起输卵管痉挛和蠕动异常,干扰受精卵运送。

(三)输卵管手术史

有输卵管绝育史及手术史者,输卵管妊娠的发生率为 10%～20%,尤其是腹腔镜下电凝输卵管及硅胶环套术绝育,可因输卵管瘘或再通导致输卵管妊娠。曾因不孕接受输卵管粘连分离术、输卵管成形术者,再妊娠时输卵管妊娠的可能性也增加。

(四)避孕失败

研究表明,宫内节育器本身并不增加异位妊娠的发生率,但若宫内节育器避孕失败而受孕,异位妊娠的机会较大。

(五)其他

神经内分泌系统功能失调、受精卵游走、子宫肌瘤或卵巢肿瘤及子宫内膜异位症等均可增加受精卵着床于输卵管的可能性。

二、病理

(一)输卵管妊娠的特点

输卵管管腔狭窄、管壁薄,妊娠时不能形成完好的蜕膜,不利于孕卵的生长发育,常发生以下结局。

1.输卵管妊娠流产

多见于妊娠 8～12 周输卵管壶腹部妊娠。由于输卵管妊娠时管壁形成的蜕膜不完整,发育中的囊胚常向管腔突出,最终突破包膜而出血,囊胚可与管壁分离,若整个囊胚剥离落入管腔并经输卵管逆蠕动排到腹腔,即完全流产,此时出血一般不多。若囊胚剥离不完整,有一部分仍残留于管腔,则为不完全流产,此时滋养细胞继续侵蚀输卵管壁,导致反复出血,形成输卵管血肿或周围血肿,血液不断流出并积聚在子宫直肠陷窝形成盆腔血肿。量多时甚至流入腹腔,出现腹膜刺激症状且发生休克。

2.输卵管妊娠破裂

多见于妊娠 6 周左右输卵管峡部妊娠。当囊胚生长时绒毛侵蚀输卵管壁的肌层及浆膜,最后穿破浆膜,形成输卵管妊娠破裂。输卵管肌层血管丰富,输卵管妊娠破裂所致的出血比输卵管妊娠流产更加严重,短时间内即发生腹腔内大量出血,孕妇随即发生休克。

3.陈旧性宫外孕

输卵管妊娠流产或破裂,若长期反复内出血形成的盆腔血肿不消散而逐渐机化变硬,并与周围组织粘连,临床上称为陈旧性宫外孕。

4.继发性腹腔妊娠

输卵管妊娠流产或破裂后,胚胎被排入腹腔或阔韧带内,偶尔有存活者,存活胚胎的绒毛继续从原部位或其他部位获得营养,生长发育形成继发性腹腔妊娠。

(二)子宫的变化

与正常妊娠一样,合体滋养细胞产生的 HCG 维持黄体生长,使甾体激素分泌增加,致使月经停止来潮,子宫增大变软,子宫内膜出现蜕膜反应。若胚胎死亡,滋养细胞活力消失,蜕膜从子宫壁剥离而发生阴道出血。有时蜕膜可完整地剥离,随阴道出血排出三角形蜕膜管型;有时呈碎片排出。排出的组织见不到绒毛,组织学检查也无滋养细胞。

三、临床表现

与受精卵的着床部位、有无流产或破裂以及出血量的多少、出血时间的长短等有关。

(一)症状

1.停经

多有 6～8 周的停经史,20%～30% 的患者无停经史。将异位妊娠时出现的不规则阴道出血误认为月经,或因月经仅过期数日而不认为是停经。

2.腹痛

输卵管妊娠患者的主要症状。输卵管妊娠在发生流产或破裂前,因胚胎的增大,常表现为一侧下腹部隐痛或酸胀感。输卵管妊娠流产或破裂时,突感一侧下腹部撕裂样疼痛,常伴有恶心、呕吐。若血液局限于病变区,则疼痛的部位主要在下腹部;若血液积聚于直肠子宫陷凹处,可出现肛门坠胀;如未得到及时处理,血液可由下腹部逐渐流向全腹,疼痛则向全腹扩散,当血液刺激膈肌时,可引起肩胛部及胸部放射性疼痛。

3.阴道出血

胚胎死亡后,常出现不规则阴道出血,色黯红或深褐色,量少,一般不超过月经量,少数患者阴道出血量较多,类似月经。阴道出血可伴有蜕膜管型或蜕膜碎片排出,是子宫蜕膜剥离所致,在病灶去除后,阴道出血会自行停止。

4.晕厥与休克

急性腹腔内大量出血以及剧烈腹痛可引起患者晕厥甚至休克。出血量越快、越多,症状出现越迅速越严重,但与阴道出血量不成比例。

5.腹部包块

输卵管妊娠流产或破裂后形成的血肿时间过长,可因血液凝固与周围器官(子宫、输卵管、卵巢、肠管等)发生粘连而形成包块。

(二)体征

1.生命体征

腹腔内出血量较大时,患者呈贫血貌。可出现面色苍白、脉搏细弱、血压下降等休克表现。体温通常正常,休克时体温略低,腹腔内血液吸收时体温略升高,但一般不超过 38℃。

2.腹部检查

下腹可出现明显压痛、反跳痛,患侧更甚。出血较多时,叩诊有移动性浊音。

3.盆腔检查

阴道内可有少许来自宫腔的血液。未发生流产或破裂者,可发现子宫略大较软,输卵管轻度胀大及压痛。流产或破裂者,阴道后穹窿饱满、有触痛,宫颈举痛明显,如将宫颈轻轻上抬或向左右摇动,可引起剧烈疼痛,这是输卵管妊娠的主要特征之一。

四、诊断检查

(一)血 β-HCG 测定

血 β-HCG 测定是早期诊断异位妊娠的重要方法。异位妊娠时,患者体内 HCG 水平较宫内妊娠低,需采用灵敏度高的放射免疫法测定血 β-HCG 并行定量测定,对保守治疗的效果评价具有重要意义。

(二)超声诊断

B 超有助于诊断异位妊娠。阴道 B 超较腹部 B 超准确性高。异位妊娠的声像特点:宫腔内空虚,宫旁出现低回声区,其内探及胚芽及原始心管搏动,可确诊异位妊娠。但有时可见假妊娠囊(蜕膜管型与血液形成),有时被误诊为宫内妊娠。

(三)阴道后穹窿穿刺

是一种简单可靠的诊断方法,适用于疑有腹腔内出血的患者。腹腔内出血最易积聚于直肠子宫陷凹,即使血量不多,也能经阴道后穹窿从上述陷凹处抽出血液。抽出黯红色不凝固血液则为阳性,说明有血腹症存在;抽出不凝固的陈旧血液或小血块,为陈旧性宫外孕;抽不出血液可能无内出血、内出血量少、血肿位置较高或子宫直肠陷凹有粘连,因此穿刺阴性并不能排除输卵管妊娠。

(四)腹腔镜检查

目前腹腔镜检查视为异位妊娠诊断的金标准,可以在确诊的情况下起到治疗作用。适用于原因不明的急腹症鉴别及输卵管妊娠尚未破裂或流产的早期。腹腔内大量出血或伴有休克,禁做腹腔镜检查。

(五)子宫内膜病理检查

目前很少依靠诊断性刮宫协助诊断,诊断性刮宫仅适用于阴道出血量较多的患者,目的在于排除同时合并宫内妊娠流产。将宫腔排出物或刮出物送做病理检查,若切片中见到绒毛,可诊断为宫内妊娠;仅见蜕膜未见绒毛者有助于诊断异位妊娠。

五、治疗

(一)期待疗法

少数输卵管妊娠可能发生自然流产或被吸收,症状较轻无须手术或药物治疗。

(二)药物治疗

适用于早期异位妊娠,要求保存生育能力的年轻患者。一般采用全身用药,亦可采用局部用药。全身用药常用甲氨蝶呤,治疗机制为抑制滋养细胞增生,破坏绒毛,使胚胎组织坏死、脱落、吸收。若病情无改善,甚至发生急性腹痛或输卵管破裂症状,应及时进行手术治疗。

(三)手术治疗

在积极纠正休克的同时,迅速开腹或经腹腔镜进行病变输卵管切除术或保守手术。

六、护理措施

(一)接受手术治疗患者的护理

(1)护士在严密监测患者生命体征的同时,积极纠正患者休克症状,做好术前准备。对于严重内出血并发休克的患者,护士应立即开放静脉,交叉配血,做好输血输液的准备,以便配合医师积极纠正休克、补充血容量,并按急诊手术要求做好术前准备。

(2)加强心理护理,护士术前简洁明了地向患者及家属讲明手术的必要性,并以亲切的态度和切实的行动赢得患者及家属的信任,保持周围环境安静、有序,减少和消除患者的紧张、恐惧心理,协助患者接受手术治疗方案。护士应帮助患者以正常的心态接受此次妊娠失败的现实。

(二)接受非手术治疗患者的护理

(1)护士须密切观察患者的一般情况、生命体征,并重视患者的主诉,尤应注意阴道出血量与腹腔内出血量不成比例的情况。护士应协助患者正确留取血标本,以监测治疗效果。

(2)患者应卧床休息,避免腹部压力增大。护士需提供相应的生活护理,并指导患者摄取足够的营养,尤其是富含铁的食物,如动物肝脏、鱼肉、豆类、绿叶蔬菜以及黑木耳等。

(三)出院指导

护士应做好妇女的健康保健工作,防止发生盆腔感染。教育患者保持良好的卫生习惯,勤洗浴、勤换衣,性伴侣稳定。发生盆腔炎后须立即彻底治疗。并告诫患者,下次妊娠要及时就医。

第五节　羊水异常

一、羊水过多

妊娠期间羊水量超过 2 000 mL,称为羊水过多。多数孕妇羊水增多缓慢,在较长时间内形成,称为慢性羊水过多;少数孕妇可在数日内羊水急剧增加,称为急性羊水过多。羊水过多发生率为 0.5%～1%,妊娠合并糖尿病者可达 20%。

(一)病因

约 1/3 羊水过多的原因不明,称为特发性羊水过多。约 2/3 羊水过多可能与胎儿畸形及妊娠合并症、并发症有关。

1.多胎妊娠

多胎妊娠并发羊水过多者是单胎的 10 倍,尤以单卵双胎居多,因为单卵双胎之间血液循环相互沟通,占优势的胎儿循环血量较多,尿量增加,以致羊水增多。

2.胎儿畸形

羊水过多孕妇中约 25% 合并胎儿畸形,以中枢神经系统和上消化道畸形最为常见。如无脑儿、脑膨出与脊柱裂胎儿,因脑脊膜裸露,脉络膜组织增殖,渗出液增加,引起羊水过多;严重脑积水胎儿,缺乏中枢吞咽功能,无吞咽反射及缺乏抗利尿激素致尿量增多而引起羊水过多;18-三体、21-三体、13-三体染色体异常,胎儿可出现吞咽羊水障碍导致羊水过多;食管及十二指肠闭锁时不能吞咽羊水而导致羊水过多。

3.孕妇和胎儿患病

如糖尿病、妊娠期高血压、急性肝炎、孕妇严重贫血、ABO 或 Rh 血型不合、重症胎儿水肿等。

4.胎盘脐带病变

胎盘绒毛血管瘤直径＞1 cm 时,15％～30％合并羊水过多。巨大胎盘、脐带帆状附着也可引起羊水过多。

(二)临床表现

通常羊水量超过 3 000 mL 才出现症状。

1.急性羊水过多

较少见,多发生于妊娠 20～24 周,羊水急剧增多,在短时间内子宫极度增大,横膈上抬,出现呼吸困难,不能平卧,甚至出现发绀,孕妇表情痛苦,腹部因张力过大而感到疼痛,食量减少。由于胀大的子宫压迫下腔静脉,影响静脉回流,导致下肢及外阴部水肿、静脉曲张。子宫明显大于妊娠月份,胎位不清,胎心遥远或听不清。

2.慢性羊水过多

约占98％,多发生于妊娠 28～30 周,羊水可在数周内逐渐增多,多数孕妇能适应,仅感腹部增大较快,临床上无明显不适或仅出现轻微压迫症状,如胸闷、气急,但能忍受。孕妇腹部膨隆大于妊娠月份,腹壁皮肤发亮、变薄,触诊时感到皮肤张力大,有液体震动感,胎位不清,胎心遥远或听不到。

(三)诊断检查

1.B 超检查

是羊水过多的重要辅助检查方法,能了解羊水量和胎儿情况,如无脑儿、脊柱裂、胎儿水肿及双胎等。测量单一最大羊水暗区垂直深度,＞7 cm 即可考虑为羊水过多。若用羊水指数法,则＞18 cm 为羊水过多。国外资料羊水指数法＞20 cm 诊断为羊水过多。

2.甲胎蛋白(AFP)测定

羊水及母血中 AFP 明显增高提示胎儿畸形。胎儿神经管畸形(无脑儿、脊柱裂)、上消化道闭锁等羊水 AFP 值超过正常妊娠平均值 3 个标准差以上;孕妇血清 AFP 值超过正常妊娠平均值 2 个标准差以上。

3.孕妇血糖检查

必要时行葡萄糖耐量试验,以排除妊娠期糖尿病。

4.孕妇血型检查

胎儿水肿应检查孕妇 Rh、ABO 血型,排除母儿血型不合。

5.胎儿染色体检查

需排除胎儿染色体异常时,可做羊水细胞培养,或采集胎儿血培养,做染色体核型分析,了解染色体数目、结构有无异常。

(四)治疗

1.羊水过多合并胎儿畸形

处理原则为及时终止妊娠。

(1)慢性羊水过多孕妇的一般情况尚好,无明显心肺压迫症状,经腹羊膜腔穿刺放出适量羊水后注入依沙吖啶 50～100 mg 引产。

(2)采用高位破膜器,自宫颈口沿胎膜向上送 15～16 cm 刺破胎膜,使羊水以每小时 500 mL 的速度缓慢流出,以免宫腔内压力骤减引起胎盘早剥。破膜放羊水过程中注意血压、脉搏及阴道出血情况。放羊水后,腹部放置沙袋或加压包扎防止休克。破膜后 12 小时仍无宫缩,需用抗生素并适当应用硫酸普拉酮钠促宫颈成熟,或用缩宫素、前列腺素引产。

(3)先经腹部穿刺放出部分羊水,使压力减低后再做人工破膜,可避免胎盘早剥。

2.羊水过多合并正常胎儿

应根据羊水过多的程度与胎龄而决定处理方法。

(1)症状严重孕妇无法忍受(胎龄不足 37 周),应穿刺放羊水,用 15～18 号腰椎穿刺针行羊膜腔穿刺,以每小时 500 mL 的速度放羊水,一次不超过 1 500 mL,以症状缓解为度。放出羊水过多可引起早产。放羊水应在 B 超监测下进行,防止损伤胎盘及胎儿。严格消毒防止感染,酌情用镇静保胎药以防早产。3～4 周后可重复以减低宫腔内压力。

(2)前列腺素抑制药治疗。吲哚美辛(消炎痛)有抑制利尿的作用,用消炎痛抑制胎儿排尿治疗羊水过多。具体用量为 2.0～2.2 mg/(kg·d),用药时间 1～4 周,羊水再次增加可重复应用。用药期间,每周做1次 B 超进行监测。妊娠晚期羊水主要由胎尿形成,孕妇服用吲哚美辛后 15 分钟即可在胎血中检出。吲哚美辛有使动脉导管闭合的不良反应,故不宜广泛应用。

(3)妊娠已近 37 周,在确定胎儿已成熟的情况下,行人工破膜,终止妊娠。

(4)症状较轻可以继续妊娠,注意休息,低盐饮食,酌情用镇静药,严密观察羊水量的变化。

无论选用何种方式放羊水,均应从腹部固定胎儿为纵产式,严密观察宫缩,注意胎盘早剥症状与脐带脱垂的发生,预防产后出血。

(五)护理

1.一般护理

向孕妇及其家属介绍羊水过多的原因及注意事项。包括指导孕妇摄取低钠饮食,防止便秘。减少增加腹压的活动以防胎膜早破。

2.病情观察

观察孕妇的生命体征,定期测量宫高、腹围和体重,并及时发现并发症。观察胎心、胎动及宫缩,及早发现胎儿宫内窘迫及早产的征象。人工破膜时密切观察胎心和宫缩,及时发现胎盘早剥和脐带脱垂的征象。产后密切观察子宫收缩及阴道出血情况,防止产后出血。

3.配合治疗

腹腔穿刺放羊水时防止速度过快、量过多,一次放羊水量不超过 1 500 mL,放羊水后腹部放置沙袋或加腹带包扎以防血压骤降。腹腔穿刺放羊水注意无菌操作。

二、羊水过少

妊娠晚期羊水量少于 300 mL 者,称为羊水过少,发生率为 0.4%～4%。羊水过少严重影响围生儿预后,羊水量少于 50 mL,围生儿死亡率可高达 88%。

(一)病因

羊水过少主要与羊水产生减少或羊水吸收、外漏增加有关。常见原因如下。

1.胎儿畸形

如胎儿先天性肾缺如、肾发育不全、输尿管或尿道狭窄等畸形致尿少或无尿而引起羊水过少。

2.胎盘功能减退

过期妊娠、胎儿生长受限、妊娠期高血压、胎盘退行性病变均能导致胎盘功能减退,胎儿宫内慢性缺氧引起胎儿血液重新分配,为保障胎儿脑和心脏血供,肾流量降低,胎儿尿生成减少导致羊水过少。

3.羊膜病变

有学者认为,有些原因不明的羊水过少可能与羊膜本身病变有关。

4.胎膜早破

羊水外漏速度超过羊水生成速度,导致羊水过少。

5.孕妇患病

孕妇脱水、血容量不足时,孕妇血浆渗透压增高能使胎儿血浆渗透压相应增高,尿液形成减少。孕妇服用某些药物(如利尿药、吲哚美辛等),也能引起羊水过少。

(二)临床表现

羊水过少的临床症状多不典型。孕妇于胎动时感到腹痛,胎盘功能减退时常有胎动减少。检查发现腹围、宫高均较同期妊娠者小,子宫敏感性高,轻微刺激可引起宫缩,临产后阵痛剧烈,宫缩多不协调,宫口扩张缓慢,产程延长。若羊水过少发生在妊娠早期,胎膜可与胎体粘连,造成胎儿畸形,甚至肢体短缺。若发生在妊娠中、晚期,子宫四周的压力直接作用于胎儿,容易引起肌肉骨骼畸形,如斜颈、曲背、手足畸形。现已证实,妊娠时吸入少量羊水有助于胎肺的膨胀和发育,羊水过少可致肺发育不全。也有学者提出,对过期妊娠、胎儿宫内发育迟缓、妊娠期高血压疾病的孕妇,在正式临产前已有胎心变化,应考虑有羊水过少的可能。羊水过少容易发生胎儿窘迫与新生儿窒息,增加围生儿病死率。

(三)诊断检查

1.B超检查

B超检查是目前诊断羊水过少的主要方法,包括定性诊断和半定量诊断。B超下发现羊水量明显减少、羊水和胎儿界面不清、胎儿肢体明显聚集重叠即可以作出羊水过少的定性诊断。定性诊断后通过进一步测量羊水池的深度对羊水过少作出半定量诊断。妊娠 28～40 周,B 超测定最大暗区垂直深度(AFV)稳定在 5.1 cm±2.0 cm,若 AFV≤2 cm 为羊水过少,≤1 cm 为严重羊水过少。目前多采用羊水指数法(AFI)诊断羊水过少,该方法比 AFV 准确、可靠。AFI≤8 cm 时为可疑羊水过少,≤5 cm 则诊断为羊水过少。B超能较早地发现胎儿生长受限,以及胎儿肾缺如、肾发育不全、输尿管或尿道梗阻等畸形。

2.羊水直接测量

破膜时以羊水少于 300 mL 为诊断羊水过少的标准,其性质黏稠、浑浊、黯绿色,另外在羊膜表面可见多个圆形或卵圆形结节,直径 2～4 mm,淡灰黄色、不透明,内含复层鳞状上皮细胞及胎脂可支持诊断。本法缺点是不能早期诊断。

3.胎心电子监护仪检查

羊水过少的主要威胁是脐带及胎盘受压,使胎儿储备力低,NST 呈无反应型,一旦子宫收缩脐带受压加重,出现胎心变异减速和晚期减速。

(四)治疗

(1)羊水过少合并胎儿畸形,应尽早终止妊娠。多选用经腹羊膜腔穿刺注入依沙吖啶引产。

（2）羊水过少合并正常胎儿。

①终止妊娠：妊娠已足月，应终止妊娠。合并胎盘功能不良、胎儿窘迫或破膜时羊水少且胎粪严重污染，估计短时间不能结束分娩，应行剖宫产术。

②羊膜腔灌注法：妊娠未足月，胎肺不成熟，应增加羊水量期待疗法，延长孕周。具体方法：常规消毒腹部皮肤，在 B 超引导下行羊膜腔穿刺，以每分钟 10～15 mL 速度输入 37℃的 0.9％氯化钠注射液 200～300 mL。同时，应选用宫缩抑制药预防流产或早产。

（五）护理

1.一般护理

向孕妇及其家属介绍羊水过少的可能原因。教会孕妇胎动的监测方法和技巧，同时积极预防胎膜早破的发生。

2.病情观察

观察孕妇的生命体征，定期测量宫高、腹围和体重，判断病情进展。根据胎盘功能测定结果、胎动、胎心检测和宫缩变化，及时发现并发症。羊水过少者，严格 B 超监测并注意观察有无胎儿畸形。

3.配合治疗

若合并过期妊娠、胎儿宫内发育迟缓等需及时终止妊娠者，应遵医嘱做好阴道助产或剖宫产的准备。若羊水过少合并胎膜早破或者产程中发现羊水过少，需遵医嘱进行预防性羊水输液者，注意严格无菌操作。

第六节　流产

在我国，流产是指妊娠于 28 周前终止，胎儿体重在 1 000 g 以下者。根据流产发生的时间，可将流产分为早期流产和晚期流产。妊娠 12 周以前流产称为早期流产，12 周以后称为晚期流产。根据流产的方式不同，可分为自然流产和人工流产。前者指胎儿尚无独立生存能力，也未使用人工方法，因某种原因胚胎或胎儿自动脱离母体排出；后者指因某种原因使用人工方法终止妊娠。

一、病因

（一）遗传因素

染色体异常是自然流产最常见的原因，包括染色体结构和数目异常。早期流产中染色体异常占 50％～60％。

（二）环境因素

影响妊娠的外界因素很多，包括有毒物质、铅、汞、化疗药物、农药，还有放射线、高温等。随着社会进步及有关法律的制定，孕妇在妊娠期接触上述因素的机会已经很少。

（三）母体因素

母体因素包括母体全身性疾病，如严重的心脏病、糖尿病、甲状腺功能低下、急性传染病等；还包括生殖器官异常，如生殖器畸形、子宫肌瘤、宫颈功能不全等；内分泌疾病如黄体功能不全、甲状腺功能低下等均可引起流产；妊娠期腹部手术操作也可以诱发流产。

（四）免疫因素

免疫因素指妊娠后由于母儿双方免疫不适应而导致母体排斥胎儿以致发生流产。常见免疫因素如抗心磷脂综合征可导致胎盘局部血栓的形成，导致胎盘功能不全而流产。母儿血型不合常引起晚期流产。

（五）其他因素

外伤、精神刺激等均可引起流产。

二、临床表现

流产的主要症状是阴道流血和腹痛。流产发生在妊娠 8 周以内时，胚胎多先死亡，胎盘绒毛发育尚不成熟，与子宫蜕膜联系不牢固，妊娠产物多数可以完整地从子宫壁剥离而排出，出血不多。妊娠 8～12 周时，胎盘绒毛发育茂盛，与蜕膜联系较牢固，此时若发生流产，妊娠产物往往不易完整地从子宫壁分离而排出，常有部分组织残留在宫腔内而影响子宫收缩，致使出血较多。胚胎组织完全排出后，由于子宫收缩，出血停止。因而早期流产的全过程均伴有阴道流血，腹痛常出现在阴道流血之后。妊娠 12 周后胎盘已形成，流产过程与早产相似，胎盘继胎儿娩出后排出，一般出血不多，特点是先有阵发性腹痛，然后出现阴道流血。胎儿在宫腔内死亡时间过久，可被血块包裹形成血样胎块而血不止，也可吸收血红蛋白形成肉样胎块，或胎儿钙化后形成石胎。

根据流产的类型不同，临床表现也有所不同，流产的类型实际上是流产发展的不同阶段，现分别叙述如下。

（一）先兆流产

表现为有停经及早孕反应，之后有阴道流血，量少于既往月经量，色红，无痛或轻微下腹痛，伴有下坠感及腰酸痛。妇科检查宫颈口未开，子宫大小与停经月份相符。妊娠试验为阳性,超声检查见到胎心搏动。治疗后一般可继续妊娠。

(二)难免流产

又称不可避免流产,指流产已不可避免,多由先兆流产发展而来,腹痛加重,阴道流血量增多,胎膜已破或未破。妇科检查宫颈口已开,子宫与停经月份相符或略小,可能在宫颈内口触及胚胎组织。

(三)不全流产

不全流产指部分妊娠物已排出,尚有部分组织残留在宫腔,影响子宫收缩,阴道流血不止,可因流血过多而导致休克。妇科检查宫颈口已开,有大量血液自宫腔内流出,有时见妊娠组织堵塞于宫颈口。一般子宫小于停经月份,但如果宫腔内积血,子宫可增大。

(四)完全流产

完全流产指妊娠物完全排出,阴道流血停止或仅见少量流血,腹痛消失。妇科检查宫颈口关闭,子宫略大或正常大小。

(五)稽留流产

稽留流产指胚胎或胎儿已死亡滞留在宫腔内尚未自然排出者。早期妊娠时表现正常,胎儿死亡后子宫不继续增长,甚至缩小。胎儿死亡时间过久可导致严重的凝血功能障碍。

(六)习惯性流产

习惯性流产指自然流产连续发生 3 次或 3 次以上者。往往每次流产发生在同一妊娠月份,其临床过程与一般流产相同。

(七)感染性流产

流产过程中,阴道流血时间过长、不全流产或非法堕胎等,均可能引起宫腔内感染,严重时可并发盆腔炎、腹膜炎、败血症及感染性休克等,称为感染性流产。

三、治疗

(一)先兆流产

卧床休息,禁忌性生活,阴道检查操作应轻柔,可给予维生素 E 以每日 100 mg 口服,对黄体功能不足的患者,使用绒毛膜促性腺激素 1 000 U 或黄体酮 20 mg 每日肌内注射。治疗两周,若症状仍不见缓解或反而加重,B 超检查发现胚胎发育异常,β-HCG 测定持续不升或反而下降,则表明流产不可避免,应终止妊娠。甲状腺功能低下者可使用甲状腺素治疗。晚期妊娠先兆流产可服用宫缩抑制药,宫颈功能不全者于妊娠 13～20 周时行宫颈环扎术。

（二）难免流产

一旦确诊,应尽早促使胚胎及胎盘组织完全排出。早期流产行负压吸宫术,晚期流产吸宫或刮宫有困难者,可用缩宫素 10U 加于 5％葡萄糖注射液 500 mL 内静脉滴注,促使子宫收缩。胎儿及胎盘排出后,需检查排出是否完全,必要时行刮宫术。

（三）不全流产

及时行吸宫术或钳刮术,清除宫腔内残留组织,流血多且有休克者,应在输血、输液纠正休克的同时行吸宫术或钳刮术,出血时间较长者,给予抗生素以预防感染。

（四）完全流产

如无感染征象,一般不需做特殊处理。

（五）稽留流产

处理前应常规检查凝血功能,并做好输血准备。若凝血功能正常,可口服炔雌醇 1 mg,每日 2 次,或己烯雌酚 5 mg 每日 3 次,连用 3 天,提高子宫肌对缩宫素的敏感性。子宫小于 12 孕周者,可行刮宫术,若胎盘机化并与宫壁粘连较紧,手术时应特别小心,防止穿孔,一次不能刮净,可于 5～7 天后再次刮宫;子宫大于 12 孕周者,应静脉滴注缩宫素（5～10 U 加于 5％葡萄糖注射液 500 mL 内）,也可用前列腺素或其他方法等进行引产。若凝血功能障碍,应尽早使用肝素、纤维蛋白原及输新鲜血等。待凝血功能好转后,再行引产或刮宫。

（六）习惯性流产

宫颈内口松弛者,于妊娠前做宫颈内口修补术。若已妊娠,最好于妊娠 13～20 周行宫颈内口环扎术,术后定期随诊,提前住院,待分娩开始之前拆除缝线,若术后有流产征象,治疗失败,应及时拆除缝线,以免造成宫颈撕裂。原因不明的习惯性流产可试行免疫治疗。黄体功能不全所致者可肌内注射黄体酮或 HCG,至妊娠 8 周后停止。

（七）感染性流产

应积极控制感染,若阴道流血不多,使用广谱抗生素 2～3 天,待感染控制后再行刮宫。若阴道流血量多,静脉滴注广谱抗生素和输血的同时,用卵圆钳将宫腔内残留组织夹出,使出血减少,切不可用刮匙全面搔刮宫腔,以免造成感染扩散,术后继续应用抗生素,待感染控制后再彻底刮宫。若已合并感染性休克,应积极纠正休克。若感染严重或腹、盆腔有脓肿形成,应行手术引流,出现败血症时可考虑全子宫切除术。

四、护理评估

（一）健康史

询问停经时间、有无早孕反应、阴道流血的情况及腹痛情况,有无妊娠物排出等,此外,还应全面了解妊娠期间有无全身性疾病、生殖器官疾病、内分泌功能失调及有无接触有害物质等。

（二）身体状况

1.症状

评估阴道流血的量和持续时间,有无腹痛及腹痛的部位、性质及程度,了解阴道有无组织物排出。

2.体征

观察患者的生命体征,评估有无贫血、休克。通过妇科检查评估宫颈是否扩张,有无组织物堵于宫颈口,子宫大小是否与妊娠月份相符,有无压痛等。

（三）心理-社会状况

评估孕妇及家属对流产的看法、心理感受和情绪的反应,评估家庭成员对孕妇的心理支持是否有力。

（四）辅助检查

根据不同的流产阶段选择的检查。常用的有妊娠试验、HCG 测定、B 超。稽留流产需检查血常规、出凝血时间、凝血酶原时间、血小板计数等。

五、护理诊断

(1)有组织灌注量改变的危险:与出血有关。

(2)有感染的危险:与反复出血致机体抵抗力下降或宫腔内有残留组织有关。

(3)预感性悲哀:与即将失去胚胎或胎儿有关。

(4)潜在并发症:出血性休克。

六、护理措施

（一）先兆流产

绝对卧床休息,告知孕妇绝对卧床休息的必要性,并协助其完成日常生活的护理,禁止性生活和避免一切刺激,必要时遵医嘱使用药物。妊娠可以继续者应进行动态评估,严密观察阴道流血、腹痛和组织物排出的情况,嘱孕妇心情要舒畅,加强营养,促进胎儿的发育。向孕妇及家人说明只有胎儿发育正常,保胎才有意义。家属应给予孕妇积极的心理支持,与其共同度过这段时期。

(二)妊娠不能继续

已发展至难免流产或不全流产者,采取积极措施,做好终止妊娠的准备,协助医生完成手术过程,使妊娠物完全排出,并送病理检查。

(三)预防感染

护理人员要严密观察患者的体温,定期检查血常规,观察阴道流血的量、色,及时发现是否有感染征象。医护人员应严格无菌操作,做好会阴护理,保持会阴部清洁,发现感染时要及时报告医生,遵医嘱进行抗感染处理。同时嘱患者流产后1个月来医院复查。

(四)心理支持及健康教育

患者由于失去胎儿,往往会出现伤心、悲观等情绪,护士应给予同情和理解,帮助患者和家属顺利度过悲伤期。同时与孕妇及家属共同讨论此次流产发生的原因,向他们讲解流产的相关知识,在妊娠早期应避免性生活,勿做重体力劳动,防止流产的发生,帮助他们为下次妊娠做好准备。有习惯性流产史的孕妇在下次妊娠确诊后应卧床休息,加强营养,治疗时间必须超过以往发生流产的妊娠月份。

第五章

儿科疾病护理

第一节　急性上呼吸道感染

急性上呼吸道感染(AURI)简称上感,俗称"感冒",是小儿最常见的疾病,主要侵犯鼻腔、咽部和喉部。如果炎症局限,可按炎症部位命名,诊断为"急性鼻炎""急性咽炎""急性扁桃体炎"等。

一、病因

各种病毒和细菌均可引起,以病毒多见,占 90％以上,主要有呼吸道合胞病毒、腺病毒、流感病毒、鼻病毒、柯萨奇病毒、埃可病毒、冠状病毒等。病毒感染后,可继发细菌感染,常见的细菌有溶血性链球菌、肺炎链球菌、流感嗜血杆菌。支原体亦可引起。

二、临床表现

症状轻重不一,与年龄、病原体和机体抵抗力有关。

(一)一般类型上呼吸道感染

多发于冬春季节,年长儿症状较轻,以呼吸道局部表现为主;婴幼儿则较重,以发热等全身症状为突出表现。局部症状主要是流涕、鼻塞、喷嚏、咽部不适、轻咳与不同程度的发热。全身症状有畏寒、高热、头痛、纳差、乏力,婴幼儿可伴有呕吐、腹泻、腹痛、烦躁,甚至高热惊厥。体检可见咽部充血,扁桃体肿大,颌下淋巴结肿大、触痛。部分患儿出现不同形态皮疹。肺部体征阴性。

(二)特殊类型上呼吸道感染

1.疱疹性咽峡炎

由柯萨奇 A 组病毒引起,好发于夏秋季,急起高热,咽痛,咽充血,咽腭弓、悬雍垂、软腭等处有疱疹,周围有红晕,疱疹破溃后形成小溃疡。病程 1 周左右。

2.咽-结合膜热

病原体为腺病毒,春夏季发病多,可在集体儿童机构中流行。表现为发热,咽痛,一侧或双侧眼结合膜炎及颈部或耳后淋巴结肿大。病程 1~2 周。

（三）并发症

急性上呼吸道炎症可并发中耳炎、鼻窦炎、咽后壁脓肿、颈淋巴结炎、喉炎、气管支气管炎、肺炎、病毒性心肌炎、病毒性脑炎等。年长儿若患溶血性链球菌性上感可引起急性肾炎、风湿热等疾病。

三、辅助检查

病毒感染者白细胞计数偏低或在正常范围内;细菌感染者白细胞计数及中性粒细胞比例明显增高。

四、治疗

以支持疗法及对症治疗为主。注意预防并发症。抗病毒药物常用利巴韦林,抗病毒的中药治疗有一定效果。原则上不用抗菌药物,但如病情较重、有继发细菌感染或发生并发症者,可选用抗菌药物。如确为链球菌感染或既往有肾炎或风湿热病史者,可用青霉素,疗程宜10~14 天。

五、护理评估

（一）健康史

询问病前有无受凉及患病后鼻塞、流涕、发热情况,有无高热惊厥。询问患儿的精神状态、饮食情况及用药情况,是否患维生素 D 缺乏性佝偻病、营养不良、贫血等疾病,有无居住环境不良及护理不当等因素存在。

（二）身体状况

评估患儿有无发热及发热程度,咽部有无充血,扁桃体有无肿大,年幼儿有无精神萎靡、呕吐、腹泻,高热患儿有无惊厥,有无眼结膜充血、咽峡部疱疹等特殊表现。了解血常规检查的结果及其意义。

（三）心理-社会状况

家长在患儿病初多不重视,当患儿出现高热等严重表现时便担心病情变化,产生焦虑、抱怨等情绪。

六、护理诊断

（一）体温过高

与上呼吸道炎症有关。

（二）不舒适

与咽痛、鼻塞等有关。

（三）潜在并发症

高热惊厥。

七、护理措施

（一）维持体温正常

（1）保持室内温度 18～20 ℃，湿度 50%～60%，每日通风 2 次以保持室内空气清新。

（2）保证患儿营养和水分的摄入，鼓励患儿多喝水，给予易消化和营养丰富的清淡饮食，必要时按医嘱静脉补液。

（3）密切监测体温变化，体温 38.5℃以上时应采用有效的降温措施，如头部冷湿敷、枕冰袋，在颈部、腋下及腹股沟处放置冰袋，或用乙醇擦浴，冷盐水灌肠。也可以按医嘱用降温药，如口服对乙酰氨基酚或肌内注射柴胡注射液等。衣服和被子不宜过多、过紧，及时更换汗湿衣服，保持口腔及皮肤清洁。

（二）促进舒适

（1）各种治疗护理操作尽量集中完成，保证患儿有足够的休息时间。

（2）及时清除鼻腔及咽喉部分泌物，保证呼吸道通畅。

（3）鼻塞严重时应先清除鼻腔分泌物后用 0.5% 麻黄碱液滴鼻，每天 2～3 次，每次 1～2 滴，对因鼻塞而妨碍吸吮的婴儿，宜在哺乳前 15 分钟滴鼻，使鼻腔通畅，保证吸吮。

（4）注意观察咽部充血、水肿、化脓情况，及时发现病情变化。咽部不适时可给予润喉含片或雾化吸入。

（三）病情观察

密切观察病情变化，警惕高热惊厥的发生。在护理患儿时应经常检查口腔黏膜及皮肤有无皮疹，注意咳嗽的性质及神经系统症状等，以便能早期发现麻疹、猩红热、百日咳及流行性脑脊髓膜炎等急性传染病。在疑有咽后壁脓肿时，应及时报告医师，同时要注意防止脓肿破溃后脓液流入气管引起窒息。

八、健康教育

指导家长掌握上呼吸道感染的预防知识，懂得相应的应对技巧。在集体儿童机构中，应早期隔离患儿，如有流行趋势，可用食醋熏蒸法将居室消毒。对反复发生上呼吸道感染的患儿应注意加强体育锻炼,多进行户外活动。穿衣要适当,以逐渐适应气温的变化,避免过热或过冷、另外,要积极防治各种慢性病,如佝偻病、营养不良及贫血。

第二节　急性气管、支气管炎

急性气管、支气管炎是指气管、支气管黏膜的急性炎症,临床以发热,咳嗽及肺部多变的干、湿啰音为主要表现。常继发于上呼吸道感染,或为一些急性传染病(麻疹、百日咳等)的常见并发症。

一、病因

凡是能引起上呼吸道感染的病原体都可引起急性气管、支气管炎,包括各种病毒、细菌、肺炎支原体,或为混合感染。免疫功能低下、特异性体质、营养不良、佝偻病和支气管局部结构异常等均为本病的危险因素。

二、临床表现

大多先有上呼吸道感染症状。咳嗽为本病的主要表现,开始为干咳,以后有痰。婴幼儿全身症状较重,常有发热,亦可伴有精神不振、呕吐、腹泻等症状。体检双肺呼吸音粗糙,可有不固定的、散在的干、湿啰音,啰音随体位改变和咳嗽后消失,一般无气促、发绀。

婴幼儿时期可发生一种有哮喘表现的特殊类型的支气管炎,称为喘息性支气管炎,又称哮喘性支气管炎。除上述表现外,其特点为:①多见于3岁以下婴幼儿,有湿疹或过敏史。②有类似哮喘症状与体征,如呼气性呼吸困难,肺部叩诊呈鼓音,听诊两肺布满哮鸣音及少量粗湿啰音。③常有反复发作史,一般随年龄增长而发作渐减少,多数能痊愈,少数于数年后发展成为支气管哮喘。

三、辅助检查

胸片显示正常,或有肺纹理增粗,肺门阴影增浓。白细胞计数,病毒感染时正常或偏低,细菌感染时明显增高。

四、治疗

主要是控制感染和对症治疗。年幼体弱儿或痰多而黄稠者,考虑为细菌感染应使用抗生素。对症治疗主要是止咳、化痰、平喘,常口服祛痰药止咳祛痰,如甘草合剂、急支糖浆,口服氨茶碱平喘,也可行超声雾化吸入。一般不用镇咳药和镇静药,以免抑制咳嗽反射,影响痰液咳出。

五、护理评估

(一)健康史

询问有无上感病史,有无患麻疹、百日咳等急性呼吸道传染病,患儿咳嗽、咳痰及用药情况,有无反复呼吸道感染史,有无佝偻病、贫血、营养不良等病史。

(二)身体状况

评估患儿咳嗽、咳痰及发热的程度,呼吸音是否粗糙,肺部有无不固定湿啰音,有无哮鸣音、叩诊呈鼓音及呼气延长等哮喘性支气管炎的表现。及时了解 X 线及血常规检查的结果及意义。

(三)心理-社会状况

本病易反复发作,尤其是哮喘性支气管炎,患儿常因呼吸困难而产生紧张和焦虑情绪,家长也因缺乏对疾病的认识,尤其担心会发展成为支气管哮喘而焦虑。

六、护理诊断

(一)清理呼吸道无效

与痰液黏稠不易咳出有关。

(二)体温过高

与感染有关。

七、护理措施

(1)保持室内空气新鲜和适宜的温湿度,避免对流风。

(2)减少活动,增加休息时间。保证充足的水分及营养,鼓励患儿多饮水,必要时由静脉补充液体。给予易消化、营养丰富的饮食,发热期间进食流质或半流质为宜。

(3)卧床时头胸部稍抬高,并经常变换体位、拍背,指导患儿有效咳嗽。

(4)对痰多而黏稠不易咳出者,可采用超声雾化吸入或蒸汽吸入。

(5)遵医嘱使用抗生素及止咳化痰、平喘药,并注意观察药物疗效和不良反应。

(6)对哮喘性支气管炎患儿,注意观察有无缺氧症状,必要时给予氧气吸入。

第三节　肺炎

肺炎是由不同病原体或其他因素引起的肺部炎症,以发热、咳嗽、气促、呼吸困难以及肺部固定细湿啰音为特征。肺炎是儿童尤其是婴幼儿时期的常见疾病。婴幼儿肺炎是我国住院小儿死亡的第一原因,已被我国卫生部列为小儿重点防治的四病之一。本病一年四季均可发病,以冬春季及气温骤变时多见,常在上呼吸道感染、急性气管、支气管炎后发病,也可为原发感染。

目前,小儿肺炎的分类尚未统一,常用的方法为:①按病理分类,分为大叶性肺炎、小叶性肺炎(支气管肺炎)、间质性肺炎等。②按病因分类,分为细菌性肺炎、病毒性肺炎、真菌性肺炎、支原体肺炎、衣原体肺炎、原虫性肺炎及非感染病因引起的肺炎如吸入性肺炎等。③按病程分类,分为急性肺炎(病程<1个月)、迁延性肺炎(病程1~3个月)、慢性肺炎(病程>3个月)。④按病情分类,分为轻症肺炎(呼吸系统症状为主,无全身中毒症状)和重症肺炎(除呼吸系统受累外,其他系统亦受累,且全身中毒症状明显)。

临床上如果病因明确,按病因分类,以便指导治疗,如病因不明,则按病理分类。

一、病因

引起肺炎的病原体在发达国家主要是病毒,常见有呼吸道合胞病毒、腺病毒、副流感病毒等,而在发展中国家则以细菌为主,常见有肺炎链球菌、流感嗜血杆菌和葡萄球菌等。近年来肺炎支原体肺炎、衣原体肺炎在逐渐增多。部分患儿为混合感染。冷暖失调、居住环境不良、维生素 D 缺乏性佝偻病、营养不良、先天性心脏病及免疫力低下等为诱发因素。

病原体一般由呼吸道侵入,也可经血行入肺,引起肺组织充血、水肿、炎性细胞浸润。炎症使支气管黏膜水肿、管腔狭窄,肺泡壁因充血水肿而增厚,肺泡腔内充满炎性渗出物,导致通气与换气功能障碍。通气不足引起 PaO_2 降低及 $PaCO_2$ 增高,换气障碍则引起低氧血症。为代偿缺氧,患儿呼吸与心率增快,出现鼻翼扇动和三凹征。重症患儿,由于缺氧和二氧化碳潴留及毒血症等,会出现循环系统、消化系统、中枢神经系统的一系列并发症,混合性中毒及器官功能障碍。

二、临床表现

(一)轻症肺炎

仅以呼吸系统症状为主,主要症状为发热、咳嗽、气促。①发热:热型不一,多为不规则发热,体温往往高达 39℃ 左右,小婴儿及重症营养不良儿可不发热,甚至体温不升。②咳嗽:较频,初为刺激性干咳,以后转为湿性有痰的咳嗽。新生儿、早产儿则表现为口吐白沫。③气促:常发生在发热、咳嗽之后,呼吸加快,并有鼻翼扇动,重者可有三凹征、唇周发绀。肺部体征:早期不明显或仅呼吸音粗糙,以后可闻及固定的中、细湿啰音,以背部两肺下方及脊柱两旁较多,于深吸气末更明显。叩诊正常,若病灶融合扩大则出现相应的肺实变体征(叩诊呈浊音,听诊呼吸音减低或有管状呼吸音)。

(二)重症肺炎

呼吸系统症状加重,高热持续不退,有明显的中毒及缺氧症状。还可累及循环、神经和消化等系统,出现相应的临床表现。

1.循环系统

循环系统常见心肌炎和心力衰竭。前者表现为面色苍白、心动过速、心音低钝、心律不齐;心电图显示,ST 段下移和 T 波低平、倒置。心力衰竭时表现为:①安静时心率突然加快,婴儿期＞180 次/分,幼儿期＞160 次/分。②呼吸突然加快＞60 次/分。③肝脏迅速增大。④突然极度烦躁不安,面色发灰或苍白,明显发绀。⑤心音低钝,呈奔马律,颈静脉怒张。⑥尿量减少或无尿,颜面眼睑及下肢水肿。

2.神经系统

轻度缺氧表现烦躁或嗜睡,严重可引起脑水肿、颅内压增高及中毒性脑病,出现昏睡、昏迷、反复惊厥、前囟膨隆,可有脑膜刺激征、呼吸不规则等。

3.消化系统

常有腹胀、吐泻、食少,重症可引起中毒性肠麻痹,肠鸣音消失。腹胀严重时,迫使膈肌上升压迫肺脏,更加重呼吸困难。

(三)并发症

早期合理治疗者并发症少见。若延误诊治或病原体致病力强,特别是金黄色葡萄球菌感染者可引起并发症。在肺炎治疗过程中,中毒症状或呼吸困难突然加重或体温持续不退或退而复升均应考虑出现脓胸、脓气胸、肺大疱等并发症。

三、辅助检查

(一)血常规检查

细菌感染时白细胞、中性粒细胞增多,但年幼、体弱、重症肺炎者,白细胞总数可正常或反而降低;病毒感染时白细胞数多正常或偏低,分类以淋巴细胞为主。

（二）病原学检查

可做病毒分离和细菌培养以明确病原体。血冷凝集试验在 $50\%\sim70\%$ 的支原体肺炎患儿中可呈阳性。

（三）X 线检查

两肺中、下野有散在的大小不等的斑片状阴影，当病灶融合扩大时，则可见大片状阴影。

四、治疗

主要是控制感染、对症治疗、防治并发症。根据不同病原体选择有效抗生素控制感染，使用原则为早期、联合、足量、足疗程，重症宜经静脉给药，用药时间应持续至体温正常后 5～7 天，临床症状消失后 3 天。病毒感染可选用利巴韦林等抗病毒药物。中毒症状明显或严重喘憋、脑水肿、感染性休克、呼吸衰竭者应用糖皮质激素，常用地塞米松，疗程 3～5 天。对症治疗主要是止咳、平喘，改善低氧血症及纠正水电解质与酸碱平衡紊乱，同时，积极防治心力衰竭、中毒性脑病、中毒性肠麻痹等并发症，发生脓胸、脓气胸者应及时穿刺引流。

五、护理评估

（一）健康史

询问患儿的发病情况，有无上呼吸道感染和急性气管、支气管炎病史，既往有无反复呼吸道感染及先天性心脏病史，是否患营养不良、维生素 D 缺乏性佝偻病、贫血等疾病。了解治疗经过和用药情况。

（二）身体状况

评估患儿的发热、咳嗽、气促、呼吸困难、肺部啰音等情况，评估有无缺氧及缺氧的程度，注意痰液的情况。观察有无循环、神经、消化系统受累的临床表现，有无脓胸、脓气胸等并发症发生。及时了解血常规、X 线、病原学检查的结果及意义。

（三）心理-社会状况

评估患儿及家长对疾病的心理反应，家长是否因担心疾病预后而会出现紧张、焦虑等心理，患儿是否因住院治疗而产生分离性焦虑和恐惧心理；了解家长对疾病的病因和防护知识的了解程度，患儿家庭的经济状况及家长对患儿的照顾能力。

六、护理诊断

（一）气体交换受损

与肺部炎症致通气、换气功能障碍有关。

（二）清理呼吸道无效

与呼吸道分泌物过多、痰液黏稠、咳嗽无力有关。

（三）体温过高

与肺部感染有关。

（四）潜在并发症

心力衰竭、中毒性脑病、中毒性肠麻痹等。

七、护理措施

（一）保持呼吸道通畅

（1）保持室内空气新鲜，定时开窗通风，避免直吹或对流风。保持适宜的温湿度，室温维持在 18～22℃，湿度以 60％为宜。

（2）给予易消化、营养丰富的流质、半流质饮食，少食多餐，避免过饱影响呼吸；喂食时应耐心，防止呛咳引起窒息。重症患儿不能进食时，采取静脉营养，保证水分摄入量，避免呼吸道黏膜干燥，痰液黏稠。

（3）经常更换体位，翻身拍背，促使痰液排出，拍背方法为：五指并拢、稍向内合掌成空心状，由下向上、由外向内地轻叩背部，以利分泌物排出；痰液黏稠不易咳出者给予雾化吸入，以稀释痰液；指导和鼓励患儿进行有效的咳嗽；必要时予以吸痰，也可进行体位引流。

（4）按医嘱给予祛痰剂，严重喘憋者给予支气管解痉剂。

（二）改善呼吸功能

（1）有缺氧症状者，如出现呼吸困难、口唇发绀、烦躁不安、面色发灰等情况应立即吸氧。一般采用鼻前庭给氧，氧流量为 0.5～1 L/min，氧浓度不超过 40％，氧气应湿化，以免损伤呼吸道黏膜。缺氧明显者可予面罩给氧，氧流量 2～4 L/min，氧浓度为 50％～60％。若出现呼吸衰竭则应使用机械通气正压给氧。

（2）病室环境要安静，护理操作应集中完成，尽量保持患儿安静，避免哭闹，以减少氧的消耗。

（3）呼吸困难者可采取半卧位，并常更换体位，以减少肺部淤血和防止肺不张。

（4）按医嘱使用抗生素或抗病毒药物治疗，促进肺部炎症消散，改善呼吸功能。

（三）维持体温正常

密切观察体温变化，警惕高热惊厥的发生，并采取相应的降温措施。

（四）密切观察病情

（1）如患儿出现烦躁不安、面色苍白、呼吸加快（＞60 次/分）、心率加快

（>160 次/分）、肝脏在短时间急剧增大等心力衰竭的表现，及时报告医生，给予氧气吸入并减慢输液速度，按医嘱给予强心、利尿药物，以增强心肌收缩力，减轻心脏负荷。若患儿突然口吐粉红色泡沫痰，应考虑肺水肿，可给予 20%～30% 乙醇湿化的氧气间歇吸入，每次吸入不超过 20 分钟。

（2）若患儿出现烦躁、嗜睡、惊厥、昏迷、呼吸不规则等，提示脑水肿或中毒性脑病，立即报告医生并配合抢救。

（3）若患儿体温不降或退而复升，咳嗽或呼吸困难加重，面色青紫，应考虑脓胸或脓气胸的可能，应立即报告医生，配合进行胸穿或胸腔闭式引流，并做好术后护理。

八、健康教育

向患儿家长讲解疾病的有关知识和防护知识，指导家长合理喂养，加强体格锻炼，增强体质；注意气候变化，及时增减衣物，避免着凉；及时治疗上呼吸道感染和急性气管、支气管炎等呼吸道感染性疾病，积极防治维生素 D 缺乏性佝偻病、营养不良、贫血等疾病；注意室内空气流通，肺炎高发季节避免去人多拥挤的公共场所，按时预防接种。让家长参与患儿的护理工作，了解所用药物的名称、用法、用量及不良反应，了解病情的进展情况，对家长护理和照顾儿童的内容和方法进行讲解和示范，提高家长的应对能力。

第四节　支气管哮喘

支气管哮喘（简称哮喘）是由嗜酸性粒细胞、肥大细胞、T 淋巴细胞等多种炎性细胞和细胞组分参与的气道慢性炎症性疾病。这种慢性炎症导致气道高反应性，引起可逆性气道阻塞。临床表现为反复发作性喘息、呼吸困难、胸闷或咳嗽。发病率近年呈上升趋势，以 1～6 岁多见，3 岁前发病者占小儿哮喘的 50%。

一、病因

哮喘的病因复杂，与遗传和环境有关。

（一）遗传因素

哮喘是一种多基因遗传病，患儿多具有特异反应性体质及家族史。

（二）环境因素

（1）吸入性变应原，如尘螨、花粉、真菌、动物毛屑、二氧化硫、氨气等。

（2）呼吸道感染，如细菌、病毒、原虫等。

（3）食物，如鱼、虾、蟹、蛋、牛奶等。

（4）药物，如阿司匹林、磺胺类等。

（5）其他，如冷空气刺激、过度兴奋、剧烈运动等。

二、临床表现

婴幼儿多为呼吸道病毒感染诱发，起病较慢；年长儿大多在接触过敏原后发作，呈急性过程。支气管哮喘以咳嗽、胸闷、喘息和呼吸困难为典型症状，发病时往往先有刺激性干咳、流涕、喷嚏，发作时呼气性呼吸困难和哮鸣声，严重者恐惧不安、大汗淋漓、面色青灰、被迫坐位。体征为胸廓饱满，呈吸气状，叩诊过清音，听诊全肺布有哮鸣音。间歇期可无任何症状和体征。哮喘发作以夜间更为严重，一般可自行或用平喘药物后缓解。若哮喘急性严重发作，经合理应用拟交感神经药物仍不能在 24 小时内缓解，称为哮喘持续状态。

病久反复发作者可并发肺气肿，常伴营养障碍和生长发育落后。约 50% 病例到成年期后症状体征完全消失，部分患者可留有轻度肺功能障碍。小儿哮喘有三种常见类型，即婴幼儿哮喘、3 岁以上儿童哮喘及咳嗽变异性哮喘（又称过敏性咳嗽）。

三、辅助检查

（一）血常规检查

发作时嗜酸性粒细胞可增多，如并发感染白细胞可增多。

（二）痰液检查

可见较多嗜酸性粒细胞。

（三）血气分析

哮喘发作时 PaO_2 降低，病初 $PaCO_2$ 可降低，病情严重时 $PaCO_2$ 升高，pH 降低。

（四）肺功能测定

在哮喘发作时有关呼吸流速的全部指标均显著下降。各指标在缓解期可逐渐恢复。

（五）胸部 X 线检查

早期在哮喘时可见两肺透亮度增加，呈过度充气状态，在缓解期无明显异常。

四、治疗

治疗包括去除病因、控制发作和预防复发。坚持长期、持续、规范和个体化的治疗。发作期可使用支气管扩张药、肾上糖腺皮质激素类、抗生素等解痉和抗炎治疗,达到控制哮喘发作的目的。吸入治疗是首选的药物治疗方法。缓解期应坚持长期抗炎和自我保健,避免接触过敏原。

五、护理评估

(一)健康史

询问起病经过,发病前有无呼吸道感染及过敏原接触史,发作时间及用药情况;了解既往有无哮喘发作史,有无患过敏性疾病史,有无对药物或食物过敏史,有无哮喘家族史。

(二)身体状况

评估患儿咳嗽、胸闷、喘息和呼吸困难情况,评估呼吸困难的程度,有无恐惧不安、大汗淋漓、面色青灰及被迫端坐位;检查有无胸廓饱满、叩诊过清音、听诊全肺布有哮鸣音。及时了解辅助检查结果及意义。

(三)心理-社会状况

本病呈慢性反复发作,发作时呼吸困难较严重,使患儿及家长产生紧张、焦虑和恐惧感。年长儿会因反复就医、长期用药及药物不良反应而产生自卑、自我否认、情绪低落等心理反应。

六、护理诊断

(一)低效性呼吸形态

与气道梗阻有关。

(二)清理呼吸道无效

与呼吸道分泌物多且黏稠有关。

(三)焦虑

与哮喘反复发作有关。

(四)潜在并发症

呼吸衰竭、心力衰竭。

七、护理措施

(一)缓解呼吸困难

(1)给患儿取舒适的半卧位或坐位,以利呼吸;给予氧气吸入,浓度以40%为宜,定时进行血气分析,及时调整氧流量,使 PaO_2 保持在 $9.3\sim12.0$ kPa($70\sim90$ mmHg)。

(2)指导患儿做深而慢的呼吸运动。

(3)监测患儿呼吸,注意有无呼吸困难及呼吸衰竭的表现,做好气管插管的准备,必要时给予机械呼吸。

(4)按医嘱给予支气管扩张药和肾上腺糖皮质激素,注意观察药物疗效和不良反应。

(二)保持呼吸道通畅

(1)保持室内空气流通和适宜的温度($18\sim22℃$)、湿度(60%)。

(2)饮食宜选清淡、营养丰富的流质或半流质,多进水,对鱼、虾、蟹类食物过敏者宜忌食,多吃水果和新鲜蔬菜。

(3)翻身拍背,鼓励患儿咳嗽,痰液黏稠者可行雾化吸入,必要时进行体位引流及吸痰。

(4)按医嘱及时准确地给予药物治疗。

(三)密切观察病情变化

密切监测患儿是否有烦躁不安、气喘加剧、心率加快、肝在短时间内急剧增大及血压下降等情况,警惕心力衰竭及呼吸骤停等合并症的发生,同时还应警惕发生哮喘持续状态,若发生哮喘持续状态,应立即吸氧并给予半坐卧位,协助医师共同处理。

(四)用药护理

1.支气管扩张药

如拟肾上腺素类、茶碱类及抗胆碱药物,可采用吸入疗法、口服、皮下注射或静脉滴注等方式给药。其中吸入治疗具有用量少、起效快、不良反应小等优点,是首选的药物治疗方法。使用时嘱患儿在按压喷药于咽喉部的同时深吸气,然后闭口屏气10秒可获较好效果,吸药后清水漱口可减轻局部和胃肠道的不良反应。拟肾上腺素类药物不良反应主要是心动过速、血压升高、虚弱、恶心、过敏反应及反常的支气管痉挛。茶碱类药物不良反应主要有胃部不适、恶心、呕吐、头晕、头痛、心悸及心律不齐等。另外,由于氨茶碱的有效浓度与中毒浓度很接近,故宜做血浓度监测,维持在 $10\sim15\ \mu g/mL$ 的最佳血浓度水平。

2.肾上腺皮质激素类

其是目前治疗哮喘最有效的药物,但长期使用可产生较多不良反应,如二重感染、肥胖等,当患儿出现身体形象改变时要做好心理护理。

3.抗生素

伴呼吸道细菌感染,特别是合并肺炎时,需合理使用抗生素控制感染。

(五)心理护理

哮喘发作时应安慰并鼓励患儿消除紧张、恐惧心理,促使患儿放松,确保安全;指导家长以积极的态度应对疾病,充分调动患儿和家长自我护理和预防复发的主观能动性,树立战胜疾病的信心。

八、健康教育

(一)指导患儿进行有效的呼吸运动

在执行呼吸运动前,应先清除患儿鼻道的分泌物。

1.腹部呼吸

(1)平躺,双手平放在身体两侧,膝盖弯曲,脚平放地板。

(2)用鼻连续吸气,但胸部不扩张。

(3)缩紧双唇,慢慢吐气直到吐完。重复以上动作 10 次。

2.向前弯曲运动

(1)坐在椅上,背伸直,头向前倾,双手放在膝上。

(2)由鼻吸气,扩张上腹部,胸部保持直立不动,由口将气慢慢吹出。

3.侧扩张运动

(1)坐在椅上,将手掌放在左右两侧的最下肋骨。

(2)吸气,扩张下肋骨,然后由嘴吐气,收缩上胸部和下肋骨。

(3)用手掌下压肋骨,可将肺底部的空气排出。

(4)重复以上动作 10 次。

(二)介绍有关用药和疾病防护知识

(1)协助患儿及家长确认哮喘发作的因素,评估家庭及生活环境的过敏原,避免接触过敏原,去除各种诱发因素。

(2)使患儿及家长能辨认哮喘发作的早期征象、症状及适当的处理方法。

(3)提供出院后使用药物资料(如药名、剂量、用法、效果及不良反应等)。

(4)指导患儿和家长选用长期预防和快速缓解的药物,并做到正确安全用药。

(5)介绍呼吸治疗仪的使用和清洁方法。

第五节 口炎

口炎是指口腔黏膜的炎症。如病变限于局部如舌、齿龈、口角,也可称为舌炎、牙龈炎或口角炎等。本病以婴幼儿多见。可单独发生,也可继发于全身性疾病,食具不洁、口腔卫生不良及机体抵抗力下降也可引起口炎。

一、病因

鹅口疮为白色念珠菌感染所致,多见于新生儿、营养不良、腹泻、长期使用广谱抗生素或激素的患儿;疱疹性口炎为单纯疱疹病毒感染所致;溃疡性口炎由链球菌、金黄色葡萄球菌、肺炎链球菌、铜绿假单胞菌等引起。

二、临床表现

(一)鹅口疮

口腔黏膜上出现白色乳凝块样物,可融合成片,不易拭去,以颊黏膜多见,舌面、齿龈、上腭等处均可受累。患处不痛,不流涎,一般无全身症状,不影响进食。重者可累及食管、肠道、喉、气管、肺等,引起真菌性肠炎或真菌性肺炎。

(二)疱疹性口炎

起病时发热,体温可达 38~40 ℃,在齿龈、舌、唇内、颊黏膜处出现散在或成簇的小疱疹,疱疹迅速破溃后形成浅溃疡,上面覆盖黄白色渗出物,周围有红晕。有时累及上腭及咽部。局部疼痛、拒食、流涎、烦躁,颌下淋巴结肿大。病程一般 1~2 周。疱疹性口炎传染性强,常在托幼机构引起流行。

(三)溃疡性口炎

口腔黏膜充血水肿,以后发生糜烂或溃疡,上有纤维素性炎性渗出物形成的白色假膜,边界清楚,易拭去。可发生于口腔的各部位,常见于舌、唇内、颊黏膜等处,局部疼痛,流涎,拒食,常发热,体温达 39~40 ℃,颌下淋巴结肿大。

三、辅助检查

鹅口疮患儿取白膜涂片,加 10%氢氧化钠 1 滴,镜检可见真菌的菌丝和孢子;溃疡性口炎血常规可见白细胞及中性粒细胞增多,涂片染色可见大量细菌。

四、治疗

去除病因,控制感染,做好口腔护理,加强营养以提高机体抵抗力。

五、护理评估

（一）健康史

向家长了解患儿有无不适当的擦拭口腔、饮食过热史；是否有奶具消毒不严史；患儿有无全身性疾病如营养不良、长期腹泻等病史；有无长期使用广谱抗生素、糖皮质激素的用药史；并应注意评估近期有无使抵抗力低下的因素存在。

（二）身体状况

观察患儿口腔局部病变情况，了解患儿有无发热、拒食、疼痛、流涎等。了解有关辅助检查结果。

（三）心理-社会状况

患儿口腔疼痛拒食、哭闹，家长可出现焦虑。疱疹性口炎传染性强，常年可发生，常在托幼机构引起小流行。应注意评估托幼机构有无采取措施等。

六、护理诊断

（一）口腔黏膜改变

与护理不当、理化因素刺激、口腔不洁、机体抵抗力低下等有关。

（二）疼痛

与口腔黏膜炎症有关。

（三）体温过高

与感染有关。

七、护理措施

（一）口腔护理

保持口腔清洁，鼓励患儿多饮水以冲淡毒素，减少口腔细菌繁殖，保持口腔黏膜湿润和清洁。年长儿可用含漱剂，进食后漱口。

（二）合理用药

鹅口疮患儿可用 2% 碳酸氢钠溶液清洁口腔，碱性环境可抑制真菌生长，制霉菌素涂患处，每日 2～3 次；疱疹性口炎患儿局部可用西瓜霜、锡类散等。也可涂疱疹净，预防继发感染可涂 2.5%～5% 金霉素鱼肝油；溃疡性口炎患儿用 3% 过氧化氢溶液清洗溃疡面后涂 5% 金霉素鱼肝油或锡类散。局部疼痛重者可在进食前局部涂 2% 利多卡因。涂药前先清洁口腔，涂药后勿立即饮水或进食。在清洁口腔及局部涂药时,动作要轻、快、准。

(三)饮食护理

供给高能量、高蛋白、富含维生素的温凉流质或半流质饮食,避免酸、粗、硬等刺激性食物。

(四)维持正常体温

密切观察患儿体温变化,体温过高时可采用物理降温措施或遵医嘱应用退热药物。

八、健康教育

教育孩子养成良好的卫生习惯,不吮指,多喝水,年长儿进食后漱口,避免粗暴擦伤口腔;合理安排小儿膳食,培养良好的饮食习惯。食具专用、定期煮沸消毒或高压灭菌消毒;向家长及患儿讲解疾病的有关防治要点及护理知识,讲解并示教口腔局部涂药的方法。

第六节　腹泻

小儿腹泻或婴儿腹泻,是由多种原因引起的以大便次数增多和大便性状改变为主的综合征,轻者以呕吐、腹泻等消化道症状为主,重者可引起脱水和电解质紊乱。本病为婴幼儿时期的常见病,1 岁以内者约占半数,是我国重点防治的儿童疾病之一。

一、病因

(一)易感因素

(1)小儿消化系统的解剖及生理特点:婴幼儿期生长发育快,所需营养物质多,消化道负担重,经常处于紧张的工作状态,而消化系统发育不成熟,胃酸和消化酶分泌少,消化酶活性低,对食物的耐受力差,加之婴儿时期神经、内分泌、循环、肝、肾功能发育不成熟,易发生消化功能紊乱。

(2)免疫系统发育不成熟:胃内酸度低,胃排空较快,对进入胃内的细菌杀灭能力弱;血液中免疫球蛋白(主要是 IgM 和 IgA)和肠道分泌型 IgA(sIgA)均较低。

(3)正常肠道菌群未建立,肠道菌群失调,正常肠道菌群可以抵抗致病菌的侵入。

(4)人工喂养:由于不能从母乳中得到免疫成分如 sIgA、乳铁蛋白、巨噬细胞、溶菌酶等,而且人工喂养的食具和食物易被污染,故人工喂养儿的肠道感染机会高于母乳喂养儿。

(二)病因

1.感染因素

(1)肠道内感染:可由病毒、细菌、真菌、寄生虫引起,以前二者为多见。人类轮状病毒是引起小儿秋冬季腹泻的最常见病原体,其次是腺病毒、埃可病毒和柯萨奇病毒等。细菌性肠炎(不包括法定传染病)的主要病原体为致腹泻大肠杆菌属,其次为空肠弯曲菌、耶尔森菌、鼠伤寒沙门菌等。

人类轮状病毒侵入肠道后,在小肠绒毛顶端的柱状上皮细胞上复制,使细胞发生空泡变性和坏死,受累的肠黏膜上皮细胞脱落而遗留不规则的裸露病变,致使小肠黏膜回吸收水、电解质的能力下降,肠液大量积聚于肠腔而引起腹泻;同时受累的肠黏膜细胞分泌双糖酶不足及活性下降,糖类消化不完全而积滞在肠腔内,被肠道内细菌分解成短链有机酸,使肠液的渗透压升高,而双糖的不完全分解也造成微绒毛上皮细胞钠转运功能障碍,造成水、电解质的进一步丧失而加重腹泻。

细菌感染时依病原菌不同,发病机制也不同。如产生肠毒素的细菌(产毒性大肠杆菌等)侵入肠道后,可释放肠毒素,抑制小肠细胞吸收钠和水,同时促进氯的分泌,使小肠液总量增多,超过结肠吸收的限度,排出大量无脓血的水样便而发生分泌性腹泻;侵袭性细菌(如侵袭性大肠埃希菌、空肠弯曲菌等)可侵入肠黏膜组织,产生广泛的炎性反应,引起肠黏膜充血、水肿、炎症细胞浸润、溃疡和渗出等病变,排出含有大量白细胞和红细胞的菌痢样大便而导致渗出性腹泻。

(2)肠道外感染:如中耳炎、上呼吸道感染、肺炎、肾盂肾炎、皮肤感染及急性传染病时可伴腹泻。可由于发热及病原体的毒素作用使消化功能紊乱,肠道外感染的某些病原体(主要是病毒)也可同时感染肠道。

2.非感染因素

(1)饮食因素:喂养不当,多发生于人工喂养儿。当摄入的食物的量和质突然改变时,消化、吸收不良的食物积滞于小肠上部,使肠内的酸度减低,肠道下部细菌上移并繁殖,产生内源性感染,食物发酵和腐败,分解产生的短链有机酸使肠腔内渗透压升高,并协同腐败性毒性产物刺激肠壁,使肠蠕动增加而引起腹泻,重者可导致脱水、电解质紊乱及出现中毒症状。

(2)气候因素:腹部受凉使肠蠕动增加;天气过热使消化液分泌减少,而由于口渴又吃奶过多,增加消化道负担而致腹泻。

二、临床表现

临床分期腹泻:病程在2周以内的为急性腹泻;病程在2周～2个月的为迁延

性腹泻;病程在 2 个月以上的为慢性腹泻。

(一)轻型腹泻

多为饮食因素或肠道外感染引起,以消化道症状为主,无明显中毒症状及水、电解质和酸碱平衡紊乱。表现起病可急可缓,主要表现为食欲不振,偶有恶心、呕吐、溢乳,每天大便多在 10 次以下,呈黄色或黄绿色,稀糊状或蛋花样,有酸臭,可有少量黏液及未消化的奶瓣(皂块)。精神尚好,偶有低热,无明显水、电解质紊乱及全身中毒症状。患儿排便前常因腹痛而哭闹不安,排便后安静。多在数日内痊愈。

(二)重型腹泻

多由肠道内感染所致或由轻型腹泻发展而来,除有较重的消化道症状外,还伴有明显的水、电解质和酸碱平衡紊乱和全身中毒症状。

1.消化道症状及全身中毒症状

表现为严重的消化道症状,腹泻频繁,每日大便 10 次以上,多者可达数十次,大便水样或蛋花样,有黏液,量多,可使肛周皮肤发红或糜烂;伴有呕吐,甚至吐出咖啡渣样物;全身中毒症状明显,高热或体温不升,烦躁不安,精神萎靡,嗜睡,甚至昏迷、惊厥。

2.水、电解质及酸碱平衡紊乱

(1)脱水是指由于丢失体液过多和摄入量不足使体液总量尤其是细胞外液量的减少。除丢失水分外,还有电解质丢失。

营养不良患儿因皮下脂肪少,皮肤弹性较差,容易把脱水程度估计过高;而肥胖小儿皮下脂肪多,脱水程度常易估计过低,临床上应予注意,不能单凭皮肤弹性来判断,应综合考虑。

(2)代谢性酸中毒:腹泻引起代谢性酸中毒的原因有:腹泻丢失大量碱性物质;进食少和肠吸收不良,热量不足,体内脂肪分解增加,酮体生成增多;脱水致血容量减少,血液浓缩,血流缓慢,组织缺氧,无氧代谢增加而乳酸堆积;肾血流量不足,尿量减少,排酸减少致酸性代谢产物堆积体内。酸中毒的表现为呼吸深快、精神萎靡、口唇樱红、恶心、呕吐、呼吸有丙酮味等,新生儿和小婴儿酸中毒时临床表现可不典型,往往仅有精神萎靡、拒食和面色苍白等。

(3)低钾血症发生原因有:呕吐和腹泻导致钾大量丢失;进食少,钾的入量不足;肾保留钾的功能比保留钠差,血钾虽低,而尿中仍有一定量的钾继续排出。久泻和营养不良的患儿低钾表现更为明显。当低钾伴有脱水、代谢性酸中毒时,由于血液浓缩,尿少而致钾排出量减少,且酸中毒时钾由细胞内转移至细胞外等原因,体内钾总量虽然降低但血清钾浓度多可正常,低钾症状也不明显;而脱水、代谢性酸中毒被纠正后,排尿后钾排出量增多、大便继续失钾、输入葡萄糖合成糖原时消耗钾等原因使血钾降低,可出现不同程度的低钾症状。表现为精神萎靡、反应低下、肌肉无力、腱反射减弱、腹胀、肠鸣音减弱、心率增快、心音低钝、心律不齐,心电图改变有 T 波低平或倒置、Q-T 间期延长、ST 段下降、出现 U 波。

（4）低钙血症和低镁血症:腹泻患儿进食少,吸收不良,从大便丢失钙、镁,可使体内钙、镁减少,但一般多不严重,腹泻较久、营养不良或有活动性维生素 D 缺乏病的患儿更多见。多在脱水和酸中毒纠正后,出现低钙症状如手足搐搦或惊厥;长期腹泻和营养不良患儿经补钙后症状仍不见好转者,应考虑可能有低血镁,其表现为烦躁不安、震颤、惊厥等。

（三）不同病原体所致肠炎的临床特点

1.轮状病毒肠炎

为小儿秋、冬季腹泻的最常见的病原,多见于 6 个月至 2 岁小儿。起病急,常伴发热和上呼吸道感染症状,多先有呕吐,每日大便次数多,量多,水样或蛋花汤样,黄色或黄绿色,无腥臭味,常出现脱水及电解质紊乱,可引起惊厥、心肌受累等。本病为自限性疾病,自然病程一般 3～8 天,预后良好。

2.大肠埃希菌肠炎

多发生在 5～8 月气温较高季节,主要表现为发热、呕吐、腹泻稀水便,重者可有脱水、酸中毒及电解质紊乱。产毒性大肠埃希菌肠炎多无发热和全身症状,侵袭性大肠埃希菌肠炎可引起细菌性痢疾类似的症状。

（四）迁延性腹泻和慢性腹泻

多与营养不良和急性期未彻底治疗有关,以人工喂养儿多见。表现为腹泻迁延不愈,病情反复,大便性质和次数极不稳定,严重时可出现水及电解质紊乱。

三、辅助检查

（一）血常规检查

白细胞及中性粒细胞增多提示细菌感染;病毒感染时白细胞多在正常范围或降低;嗜酸性粒细胞增多属寄生虫感染或过敏性病变。

（二）大便检查

轻型腹泻大便常规检查可见大量脂肪球或少量白细胞和不消化的食物残渣;发现白细胞、红细胞者,大便培养可检出致病菌;真菌性肠炎时大便涂片可发现念珠菌孢子及假菌丝;疑为病毒感染者应做病毒学相关检查。

（三）血液生化检查

血电解质（血钠）测定可提示脱水性质,血钾测定可反映体内缺钾的程度,血气分析及测定二氧化碳结合力可了解体内酸碱平衡的性质。

四、治疗

腹泻治疗原则:调整饮食;合理用药,控制感染;预防及纠正水、电解质和酸碱平衡紊乱;预防并发症。

(一)控制感染

细菌性肠炎需用抗生素治疗,应根据不同病原菌选用敏感、有效的抗生素,病毒性肠炎不可滥用抗生素。

(二)微生态制剂

如双歧杆菌、嗜酸乳杆菌等有利于恢复肠道正常菌群的生态平衡,抑制病原菌定植与侵袭。

(三)肠黏膜保护剂

如蒙脱石粉可能吸附病原体和毒素,增强肠黏膜的屏障功能,阻止病原体的攻击。早期避免用止泻剂,以免延缓腹泻病原体的排出,增加细菌繁殖和毒素的吸收。

(四)腹泻患儿能进食后即予补锌治疗

可应用硫酸锌、葡萄糖酸锌。

五、护理评估

(一)健康史

评估患儿有无喂养不当,不洁饮食史,食物过敏史,腹部着凉史及其他疾病史和长期服用广谱抗生素史等。

(二)身体状况

注意呕吐和腹泻的次数、性状、量,有无腹痛,里急后重,记录 24 小时出入量,评估脱水的程度和性质,观察患儿生命体征。了解血常规,血液生化检查,大便检查结果。

(三)心理-社会状况

家长缺乏喂养及卫生知识是导致小儿易患腹泻的重要原因。故应注意评估患儿家庭的经济状况、居住条件、卫生习惯、家长的文化程度。由于家长对本病知识缺乏,常可出现焦虑、怀疑或抱怨。

六、护理诊断

(一)体液不足

与体液丢失过多和摄入量不足有关。

（二）腹泻

与喂养不当、感染等因素有关。

（三）体温过高

与感染有关。

（四）有皮肤黏膜完整性受损的危险

与大便次数增多刺激肛周皮肤有关。

（五）知识缺乏

与患儿家长缺乏喂养知识、卫生知识及护理腹泻患儿的相关知识有关。

七、护理措施

（一）调整饮食

除对严重呕吐者可暂禁食 4～6 小时（不禁水），腹泻患儿应继续进食，食用有营养和易消化的日常食物，少量多次。避免含粗纤维的蔬菜和水果，高糖食物会加重腹泻。母乳喂养者继续喂哺母乳，可增加喂奶次数和时间，暂停或减少辅食；人工喂养儿 6 个月以内者，牛奶应加米汤或水稀释，或用发酵奶（酸奶）；6 个月以上的婴儿可用平常已经习惯的饮食，选用稀粥、面条，并加些熟的植物油、蔬菜、肉末等，但需由少到多，并逐渐过渡到正常饮食；病毒性肠炎多有继发性双糖酶（主要是乳糖酶）缺乏，可暂停乳类喂养，改喂豆制代乳品或酸奶，以减轻腹泻、缩短病程；对牛奶和大豆过敏者应改用其他饮食；腹泻停止后逐渐恢复营养丰富的食物，每天加餐1 次，持续 1 周。

（二）严格消毒隔离

护理患儿前后要认真洗手，防止交叉感染。食物应新鲜、清洁。患儿的食具、奶具要认真清洗，严格消毒。

（三）严密观察病情

观察记录大便次数、颜色、性状、量，及时送检，注意采集黏液脓血部分。观察患儿有无脱水、电解质紊乱及代谢性酸中毒等表现，遵医嘱进行相应治疗。

（四）发热的护理

密切观察患儿体温变化，体温过高应给予头枕冰袋、乙醇擦浴、温水擦浴等物理降温措施或遵医嘱给予药物降温。鼓励患儿多喝水，做好口腔及皮肤护理。

（五）维持皮肤完整性

由于腹泻频繁，大便呈酸性或碱性，含有大量肠液及消化酶，臀部皮肤常处于被大便腐蚀的状态,容易发生肛门周围皮肤糜烂,严重者引起溃疡及感染。每次便后要用温水清洗臀部并拭干,局部皮肤发红处涂以 5%鞣酸软膏或 40%氧化锌油并按摩片刻,促进血液循环;应选用消毒软棉尿布并及时更换;避免使用不透气塑料布或橡皮布,防止尿布皮炎发生。

八、健康教育

(1)向家长介绍患儿腹泻的原因、表现、治疗和护理,指导如何调整饮食。

(2)指导如何预防小儿腹泻,合理喂养,提倡母乳喂养,指导喂养方法等。培养良好卫生习惯,注意饮食卫生,食物要新鲜,食具、奶具应定期煮沸消毒。让儿童养成饭前便后洗手的习惯。增强体质,适当进行户外活动,气候变化时防止受凉或过热。避免长期滥用广谱抗菌素。

第七节　先天性心脏病

一、临床常见的先天性心脏病

小儿先天性心脏病中最常见的是室间隔缺损、房间隔缺损、动脉导管未闭、法洛四联症和肺动脉狭窄等。

(一)室间隔缺损

室间隔缺损(VSD)是最常见的先天性心脏病,发生率占小儿先天性心脏病的25%～40%。室间隔缺损是心脏胚胎发育异常形成的左、右心室间的异常通道,它可单独存在,也可与其他畸形同时存在。根据缺损位置不同,可分为 4 种类型:①膜部:位于主动脉瓣及室上嵴下方,是缺损最常见的部位。②漏斗部:位于室上嵴上方,肺动脉瓣下方,又称干下型缺损或流出道型缺损。③三尖瓣后方:又称流入道型缺损。④室间隔肌部:较少见。缺损可以只有一个,也可同时存在几个缺损。根据缺损的大小分为:①小型缺损:缺损直径<5 mm。②中型缺损:缺损直径5～15 mm。③大型缺损:缺损直径>15 mm。

1.病理生理

室间隔缺损主要是左、右心室之间有一异常通道。由于左心室压力高于右心室,血液从左向右分流,所以一般不出现发绀。缺损小时分流量少,临床可无症状。随着病情的发展或分流量大时,体循环血流量减少,肺循环血流量增加,左心房和左心室的负荷加重,产生肺动脉高压,此时左向右分流量显著减少,最后出现双向分流或逆向分流而呈现发绀。肺动脉高压显著时,血液自右向左分流,临床出现持久性发绀,称为艾森曼格综合征。

2.临床表现

临床表现取决于缺损的大小和肺循环的阻力。

小型室间隔缺损,患儿无明显症状,生长发育正常,胸廓无畸形,临床上多于体检时发现杂音。中、大型室间隔缺损,在新生儿后期及婴儿期即可出现症状,表现为喂养困难,吸吮时气促、苍白、多汗,体格发育迟缓,易反复呼吸道感染及心力衰竭。长期肺动脉高压的患儿多有活动能力的下降、发绀和杵状指。体检可见心前区隆起,心界扩大,胸骨左缘 3～4 肋间可闻及Ⅲ～Ⅳ级粗糙的全收缩期杂音,向心前区广泛传导,并可在杂音最响处扪及收缩期震颤;肺动脉区第二心音增强。明显肺动脉高压者,肺动脉区第二心音显著亢进而心脏杂音较轻,此时右心室肥大较明显,左向右分流减少,当出现右向左分流时,患儿出现青紫。

室间隔缺损易并发支气管炎、支气管肺炎、充血性心力衰竭、肺水肿和亚急性细菌性心内膜炎。

室间隔缺损的自然病程取决于缺损的大小。小型缺损预后良好,膜部和肌部的室间隔缺损自然闭合率高(35%～80%),大部分在 5 岁以内关闭,尤其 1 岁以内。小型缺损即使不关闭,一般也无碍,一般不致发生心力衰竭或肺动脉高压。干下型室间隔缺损未见自然闭合者。大型室间隔缺损在婴儿期易出现心力衰竭,甚至死亡,年长后可发展成梗阻型肺动脉高压,错失手术的时机。

3.辅助检查

(1)心电图:小型缺损者心电图基本正常;中型缺损者左心室肥大;大型缺损者有左、右心室肥大。

(2)胸部 X 线:小型缺损者无明显改变;中、大型缺损者肺血量增多,心影增大,肺动脉段凸出,搏动强烈,肺门阴影扩大,心脏以左心室增大为主,左心房也异常增大,晚期可出现右心室增大。

(3)超声心动图:可见左心室、左心房和右心室内径增大,主动脉内径缩小。二维超声心动图可显示室间隔回声中断,并可提示缺损的位置和大小。多普勒彩色血流显像可直接见到分流的位置、方向和区别分流的大小,还能确定多个缺损的存在。

(4)心导管检查:近年来非侵入性检查如超声心动图等可对多数室间隔缺损作出诊断,而小型缺损心电图和 X 线检查基本正常亦无手术指征,都不必进行创伤性心导管检查和心血管造影。如合并重度肺动脉高压、合并其他心脏畸形或对解剖有疑点,须做右心导管检查,检查可发现右心室血氧含量明显高于右心房,右心室和肺动脉压力增高。

4.治疗

小型室间隔缺损者有自然闭合可能,不主张外科手术,一般也不限制体力活动。为预防亚急性细菌性心内膜炎,应在拔牙、做扁桃体或其他咽部手术时预防性使用抗生素,并定期随访。大、中型室间隔缺损者出现难以控制的充血性心力衰竭,肺动脉压力持续升高超过体循环的1/2,或肺循环血量与体循环血量的比大于2:1时,应及时手术修补。过去只能在体外循环心内直视下做修补术,随介入医学的发展,应用可自动张开和自动置入的装置(Amplatzer装置)经心导管阻塞成为非胸治疗的新技术。

(二)房间隔缺损

房间隔缺损(ASD)占先天性心脏病发病总数的$20\%\sim30\%$,女孩多见。由于小儿时期症状较轻,不少患者到成年后才被发现。根据解剖病变的不同可分为卵圆孔未闭、第一孔未闭型缺损、第二孔未闭型缺损,以后者常见。房间隔缺损可合并其他心血管畸形,较常见的有肺静脉畸形引流入右心房。

1.病理生理

出生后随着肺循环血量的增加,左心房压力超过右心房压力,分流自左向右,分流量的大小取决于缺损的大小和两侧心室顺应性。分流造成右心房和右心室负荷过重而产生右心房和右心室增大,肺循环血量增多和体循环血量减少。分流量大时可产生肺动脉压力升高。晚期当右心房压力大于左心房压力时,则可产生右向左分流,出现持续性发绀。第一孔未闭型缺损伴有二尖瓣关闭不全时,左心室也增大。

2.临床表现

房间隔缺损的症状随缺损的大小而不同。缺损小者可无症状,仅在体检时发现胸骨左缘第2~3肋间有收缩期杂音。缺损大者由于体循环血量减少而表现为活动后气促、乏力,易患呼吸道感染及生长发育迟缓,当哭闹、患肺炎或心力衰竭时,右心房压力可超过左心房,出现暂时性发绀。体检:可见体格发育落后,消瘦,心前区隆起,心尖搏动弥散,心浊音界扩大,胸骨左缘第2~3肋间可闻及Ⅱ~Ⅲ级收缩期喷射性杂音,肺动脉瓣区第二心音增强或亢进,并呈固定分裂。

本病一般预后较好。小型房间隔缺损在1岁以内有自然闭合的可能;1岁以上自然闭合的可能性很小。常见的并发症为肺炎,至青中年期可合并心律失常、肺动脉高压和心力衰竭。

3.辅助检查

(1)心电图:典型心电图表现为电轴右偏和不完全性右束支传导阻滞,部分病例尚有右心房和右心室肥大。第一孔未闭伴二尖瓣关闭不全者,则左心室也增大。

（2）胸部 X 线：心脏外形呈轻、中度扩大，以右心房、右心室增大为主，肺动脉段突出，肺门血管影增粗，可见"肺门舞蹈征"，肺野充血，主动脉影缩小。

（3）超声心动图：示右心房和右心室内径增大。二维超声心动图可见房间隔回声中断，并可显示缺损的位置和大小。多普勒彩色血流显像可观察到分流的位置、方向且能估测分流的大小。

（4）心导管检查：可发现右心房血氧含量高于上、下腔静脉平均血氧含量。心导管可由右心房通过缺损进入左心房。

4.治疗

缺损较大影响生长发育者宜于学龄前做房间隔缺损修补术。也可通过介入性心导管用扣式双盘堵塞装置、蚌状伞或蘑菇伞关闭缺损。

（三）动脉导管未闭

动脉导管未闭（PDA）占先天性心脏病发病总数的 $15\%\sim20\%$，女多于男，比例为$(2\sim3):1$。动脉导管是胎儿时期肺动脉与主动脉间的正常通道，是胎儿循环的重要途径。小儿出生后，随着呼吸的开始引起肺循环压力降低，血氧分压提高，动脉导管于生后数小时至数天在功能上关闭。多数婴儿于生后 3 个月左右解剖上亦完全关闭。若持续开放并出现左向右分流者即为动脉导管未闭。未闭的动脉导管大小、长短和形态不一，一般分为管型、漏斗型、窗型 3 型。

1.病理生理

由于主动脉血流入肺动脉，故周围动脉舒张压下降而致脉压增大。分流量的大小与动脉导管的粗细及主、肺动脉之间的压差有关。由于主动脉压力高于肺动脉压力，故无论收缩期或舒张期血液均自主动脉向肺动脉分流，肺循环血量增加，左心室舒张期容量负荷过重，出现左心房和左心室扩大，室壁肥厚。分流量大者，长期大量血流向肺循环冲击造成肺动脉管壁增厚，肺动脉压力增高，可致右心室肥大和衰竭，当肺动脉压力超过主动脉时，即产生右向左分流，患儿呈现下半身发绀，左上肢轻度发绀，右上肢正常，称为差异性发绀。

2.临床表现

临床症状取决于动脉导管的粗细。导管口径较细者，分流量小，临床可无症状，仅在体检时发现心脏杂音。导管粗大者分流量大，影响生长发育，患儿疲劳无力、多汗，易合并呼吸道感染，表现为气急、咳嗽等。如合并重度肺动脉高压，即出现发绀。偶因扩大的肺动脉压迫喉返神经而引起声音嘶哑。

体检：患儿多消瘦，轻度胸廓畸形，心前区隆起，心尖搏动增强，胸骨左缘第 $2\sim3$ 肋间可闻及粗糙响亮的连续性机器样杂音，占据整个收缩期和舒张期，向左上和腋下传导，可伴有震颤，肺动脉瓣区第二心音增强或亢进。婴幼儿期及合并肺动脉高压或心力衰竭时,主动脉与肺动脉舒张期压力差很小,可仅有收缩期杂音。由于肺动脉分流使动脉舒张压降低,收缩压多正常,脉压多大于 40 mmHg (5.3 kPa),可有水冲脉、毛细血管搏动和股动脉枪击音等周围血管征。伴有显著肺动脉高压者可出现差异性发绀,多限于左上肢及下半身发绀。

患儿预后与导管的粗细及分流量的大小有关。导管口径较细、分流量较小者,预后良好;导管口径较粗、分流量较大者,婴儿期易患肺部感染及心力衰竭,是本病死亡的常见原因。若不予治疗,最终因严重的肺动脉高压,出现反流及右心衰竭而于成人期死亡。

充血性心力衰竭、心内膜炎、肺血管的病变等是本病常见的并发症。

3.辅助检查

(1)心电图:导管细者心电图正常,导管粗和分流量大者可有左心室肥大和左心房肥大,合并肺动脉高压时右心室肥大。

(2)胸部 X 线:导管口径较细、分流量小者可无异常发现。导管粗、分流量大者有左心室和左心房增大,肺动脉段突出,肺门血管影增粗,肺野充血。有肺动脉高压时,右心室亦增大,主动脉弓往往有所增大。

(3)超声心动图:示左心房和左心室内径增宽,主动脉内径增宽,左心房内径/主动脉内径>1.2,二维超声心动图有时可显示肺动脉与降主动脉之间有导管的存在,多普勒彩色血流显像可直接见到分流的方向和大小。

(4)心导管检查:典型病例不需心导管检查,如有肺动脉高压或伴其他畸形者,进行心导管检查。右心导管检查显示肺动脉血氧含量高于右心室,说明肺动脉部位有左向右的分流。肺动脉和右心室的压力可正常或不同程度升高。部分患者心导管可通过未闭的动脉导管,由肺动脉进入降主动脉。

4.治疗

手术结扎或切断缝扎导管即可治愈,宜于学龄前施行,必要时任何年龄均可手术。对早产儿动脉导管未闭,可于生后 1 周内应用消炎痛,以促使导管平滑肌收缩而关闭导管。近年来介入性治疗已成为动脉导管未闭首选治疗方法,可采用微型弹簧圈或蘑菇伞堵塞动脉导管。

(四)法洛四联症

法洛四联症(IDF)是存活婴儿中最常见的青紫型先天性心脏病,其发病率占各类先天性心脏病的 10%～15%,男女发病比例接近。

法洛四联症由以下 4 种畸形组成:①肺动脉狭窄:以漏斗部狭窄多见。②室间隔缺损。③主动脉骑跨:主动脉骑跨于室间隔之上。④右心室肥厚:为肺动脉狭窄后右心室负荷增加的结果。以上 4 种畸形中以肺动脉狭窄最主要,对患儿的病理生理和临床表现有重要影响。

1.病理生理

由于肺动脉狭窄,血液进入肺循环受阻,引起右心室代偿性肥厚,右心室压力增高;狭窄严重时,右心室压力超过左心室,此时为右向左分流,血液大部分进入骑跨的主动脉。由于主动脉骑跨于两心室之上,主动脉除接受左心室的血液外,还直接接受一部分来自右心室的静脉血,因而出现青紫。另外由于肺动脉狭窄,肺循环进行气体交换的血流减少,更加重了青紫的程度。在动脉导管关闭前,肺循环血流量减少的程度轻,随着动脉导管关闭逐渐加重,青紫日益明显。

2.临床表现

(1)青紫:为主要表现。青紫严重程度及出现早晚与肺动脉狭窄程度成正比。一般出生时青紫多不明显。3～6个月后渐明显,并随年龄的增加而加重。肺动脉狭窄严重或肺动闭锁的患儿,在生后不久即有青紫。青紫常于唇、球结合膜、口腔黏膜、耳垂、指(趾)等毛细血管丰富的部位明显。由于血氧含量下降致患儿活动耐力差,稍一活动,如吃奶、哭闹、走动等,即出现气急和青紫加重。

(2)缺氧发作:2岁以下的患儿多有缺氧发作,常在晨起吃奶、大便、哭闹时出现阵发性呼吸困难、烦燥和青紫加重,严重者可引起突然晕厥、抽搐或脑血管意外,这是由于在肺动脉漏斗部狭窄的基础上,突然发生该处肌肉痉挛,引起一时性肺动脉梗阻,使脑缺氧加重所致。每次发作可持续数分钟至数小时,常能自行缓解。年长儿常诉头晕、头痛。

(3)蹲踞症状:婴儿期长期采用胸膝卧位。年长儿多有蹲踞症状,于行走、活动或站立过久时,因气急而主动下蹲片刻再行走,为一种无意识的自我缓解缺氧和疲劳的体位。蹲踞时下肢受压,体循环阻力增加,使右向左分流减少,肺循环增加,同时下肢屈曲,使静脉回心血量减少,减轻了右心室负荷,使右向左分流减少,从而缺氧症状暂时得以缓解。

(4)杵状指(趾):由于长期缺氧,指、趾端毛细血管扩张增生,局部软组织和骨组织也增生肥大,随后指(趾)末端膨大如鼓槌状,称为杵状指(趾)。

体检:可见患儿生长发育迟缓。心前区可稍隆起,胸骨左缘第2～4肋间可闻及Ⅱ～Ⅲ级喷射性收缩期杂音,一般以第3肋间最响,其响度取决于肺动脉狭窄程度。狭窄重,流经肺动脉的血液少,杂音则轻而短。肺动脉区第二心音减弱或消失。

由于长期缺氧、红细胞增多,血液黏稠度高,血流变慢引起脑栓塞。若为细菌性血栓,则易形成脑脓肿。常见并发症还有亚急性细菌性心内膜炎。

本病的预后与肺动脉狭窄的严重程度、并发症及手术的早晚有关,若不手术,其自然生存率平均10年左右。

3.辅助检查

(1)血液检查:周围血红细胞计数增高,血红蛋白和红细胞压积增高。

(2)心电图:心电轴右偏,右心室肥大,也可右心房肥大。

(3)胸部X线:心脏大小正常或稍增大。典型者心影呈靴形,系由右心室肥大使心尖上翘和漏斗部狭窄使心腰凹陷所致。肺门血管影缩小,肺纹理减少,透亮度增加。

(4)超声心电图:二维超声心电图可显示主动脉内径增宽并向右移位。右心室内径增大,流出道狭窄。左心室内径缩小。多普勒彩色血流显像可见右心室直接将血液注入骑跨的主动脉。

(5)心导管检查:导管较易从右心室进入主动脉,有时能从右心室入左心室。心导管从肺动脉向右心室退出时,可记录到肺动脉和右心室之间的压力差。根据压力曲线可判断肺动脉狭窄的类型。股动脉血氧饱和度降低,证明有右向左的分流存在。

(6)心血管造影:造影剂注入右心室,可见主动脉和肺动脉几乎同时显影。主动脉位置偏前、稍偏右。此外,尚可显示肺动脉狭窄的部位、程度和肺血管时情况。

4.治疗

以根治手术治疗为主。手术年龄一般在2岁以上。在体外循环下做心内直视手术,切除流出道肥厚部分,修补室间隔缺损,纠正主动脉右跨。如肺血管发育较差不宜做根治手术,则以姑息分流手术为主,以增加肺血流量。待年长后一般情况良好时再做根治术。

缺氧发作时的处理:①置患儿于膝胸位。②及时吸氧并保持患儿安静。③皮下注射吗啡0.1~0.2 mg/kg,可抑制呼吸中枢和消除呼吸急促。④静脉应用碳酸氢钠,纠正代谢性酸中毒。⑤可静脉注射β受体阻滞药普萘洛尔(心得安)减慢心率,缓解发作。

(五)肺动脉狭窄

肺动脉狭窄(PS)为右室流出道梗阻的先天性心脏病,发病率占先天性心脏病总数的10%~20%。按狭窄部位的不同,可分为肺动脉瓣狭窄、漏斗部狭窄、肺动脉干及肺动脉分支狭窄,其中以肺动脉瓣狭窄最常见。狭窄可各自单独存在,也可并存。

1.病理生理

由于肺动脉瓣狭窄,右心室排出受阻,收缩期负荷加重,压力升高,导致右心室肥厚。当右心室失代偿时,右心房压力也升高,出现右心衰竭。如伴有房间隔缺损或卵圆孔未闭,可产生右向左分流而出现青紫。

2.临床表现

本病症状和病情发展与狭窄程度有关,轻度肺动脉狭窄一般无症状,只有在体检时才发现。狭窄程度越重,症状越明显,主要为活动后有气急、乏力和心悸。重症肺动脉瓣狭窄婴儿期即可出现发绀及右心衰竭,青紫主要为通过未闭的卵圆孔的右向左分流所致。发生心力衰竭前,生长发育尚可。

体检:可见心前区隆起,胸骨左缘搏动较强。肺动脉瓣区可触及收缩期震颤,并可闻及响亮的喷射性全收缩期杂音,向颈部传导。轻、中度狭窄杂音为Ⅱ～Ⅳ级,重度狭窄可达Ⅴ级,但极重度狭窄时杂音反而减轻。杂音部位与狭窄的类型有关:瓣膜型以第2肋间最响;漏斗部狭窄以第3、第4肋间最响。如右心室代偿失调而扩大,则于三尖瓣区可闻及收缩期吹风样杂音,同时可有颈静脉怒张、肝大、下肢水肿等右心衰竭表现。

3.辅助检查

(1)心电图轻者正常。中度以上狭窄者,显示不同程度的电轴右偏,右心室肥大,部分患者有右心房肥大。

(2)胸部X线检查示肺野清晰,肺纹理减少。右心室扩大,有时右心房也扩大,肺动脉段明显凸出。

(3)超声心动图示右心室和右心房内径增宽,右心室前壁和室间隔增厚。扇形切面显像可见肺动脉瓣增厚和活动受限。漏斗部狭窄可见右心室流出道狭小。多普勒超声检查可估测跨瓣压差。

(4)心导管检查右心室收缩压增高,而肺动脉收缩压降低,心导管从肺动脉向右心室退出时的连续曲线显示明显的无过渡区的压力阶差。

4.治疗

经皮囊导管成形术目前在临床应用广泛,对多数中、重度肺动脉瓣膜型狭窄效果良好。肺动脉瓣膜显著增厚、漏斗部有狭窄或合并其他心脏结构异常时宜及早外科手术治疗。

二、常见先天性心脏病患儿的护理

(一)护理评估

1.健康史

了解母亲妊娠期,尤其妊娠初期2～3个月有无感染史,有无接触放射线、用药史,以及吸烟、饮酒史;母亲是否患有代谢性疾病,家族中是否有先天性心脏病患者。了解发现患儿心脏病的时间,详细询问有无青紫、出现青紫的时间,小儿发育的情况,体重的增加情况,与同龄儿相比活动耐力是否下降,有无喂养困难、声音嘶哑、苍白多汗、反复呼吸道感染,是否喜欢蹲踞,有无阵发性呼吸困难或突然晕厥发作。

2.身体状况

体检注意患儿精神状态、生长发育的情况,皮肤黏膜有无发绀及其程度,有无周围血管征;有无呼吸急促,心率加快、鼻翼扇动,以及肺部啰音、肝脏增大等心力衰竭的表现;有无杵状指(趾)、胸廓畸形,有无震颤。听诊心脏杂音位置、时间、性质和程度,特别注意肺动脉瓣区第二心音是增强还是减弱,是否有分裂。

了解 X 线、心电图、超声心动图、血液检查的结果和临床意义。较复杂的畸形还应该取得心导管检查和心血管造影的诊断资料。

3.心理-社会状况

评估患儿是否因患先天性心脏病生长发育落后,正常活动、游戏、学习受到不同程度的限制和影响而出现抑郁、焦虑、自卑、恐惧等心理。了解家长是否因本病的检查和治疗比较复杂、风险较大、预后难预测、费用高而出现焦虑和恐惧等。

(二)护理诊断

1.活动无耐力

与体循环血量减少或血氧饱和度下降有关。

2.生长发育迟缓

与体循环血量减少或血氧下降影响生长发育有关。

3.有感染的危险

与肺血增多及心内缺损易致心内膜损伤有关。

4.焦虑

与疾病的威胁和对手术担忧有关。

5.潜在并发症

心力衰竭、感染性心内膜炎、脑血栓。

(三)护理措施

1.建立合理的生活制度

安排好患儿作息时间,保证睡眠、休息,根据病情安排适当活动量,降低心脏负担。集中护理,避免引起情绪激动和大哭大闹。病情严重的患儿应卧床休息。

2.供给充足营养

注意营养搭配,供给充足能量、蛋白质和维生素,保证营养需要,以增强体质,提高对手术的耐受。对喂养困难的小儿要耐心喂养,可少量多餐,避免呛咳和呼吸困难。心功能不全时有水钠潴留者,应根据病情,采用无盐或低盐饮食。

3.预防感染

根据体温变化及时加减衣服,避免受凉引起呼吸系统感染。注意保护性隔离,以免交叉感染。做各种口腔小手术时应给予抗生素预防感染,防止感染性心内膜炎发生,一旦发生感染应积极治疗。

4.注意观察病情,防止并发症发生

(1)观察病情:防止法洛四联症患儿因活动、哭闹、便秘引起缺氧发作,一旦发生应将小儿置于膝胸卧位,此体位可增加体循环阻力,使右向左分流减少,同时给予吸氧,并与医生合作给予吗啡及普萘洛尔抢救治疗。

(2)法洛四联症患儿血液黏稠度高,发热、出汗、吐泻时,体液量减少,加重血液浓缩易形成血栓,因此要注意供给充足液体,必要时可静脉输液。

(3)观察有无心率增快、呼吸困难、端坐呼吸、咳泡沫样痰、水肿、肝大等心力衰竭的表现,如出现上述表现,立即置患儿于半卧位,给予吸氧,及时与医生取得联系,并按心力衰竭护理。

5.心理护理

对患儿关心爱护、态度和蔼,建立良好的护患关系,消除患儿的紧张。对家长和患儿解释病情和检查、治疗经过,取得他们理解和配合。

(四)健康教育

指导家长掌握先天性心脏病的日常护理,建立合理的生活制度,合理用药,预防感染和其他并发症。定期复查,调整心功能到最好状态,使患儿能安全到达手术年龄,安度手术关。

第八节　病毒性心肌炎

病毒性心肌炎是病毒侵犯心脏所致的炎性过程,除心肌炎外,部分病例可伴有心包炎和心内膜炎。本病临床表现轻重不一,轻者预后大多良好,重者可发生心力衰竭、心源性休克,甚至猝死。近年统计,小儿病毒性心肌炎的发病率在上升,但重症患儿仍占少数。

一、病因

很多病毒感染可引起心肌炎。主要是肠道和呼吸道病毒,尤其是柯萨奇病毒B 1～6 型最常见,占半数以上,其次为埃可病毒。其他病毒如腺病毒、脊髓灰质炎病毒、流感和副流感病毒、单纯疱疹病毒、腮腺炎病毒等均可引起心肌炎。轮状病毒是婴幼儿秋季腹泻的病原体,也可引起心肌损害。本病发病机制尚不完全清楚,一般认为与病毒及其毒素早期经血液循环直接侵犯心肌细胞有关,另外病毒感染后的变态反应和自身免疫也与发病有关。

病变分布可为局灶性、散在性或弥漫性,多以心肌间质组织和附近血管周围单核细胞、淋巴细胞和中性粒细胞浸润为主,少数为心肌变性,包括肿胀、断裂、溶解和坏死等变化。慢性病例多有心脏扩大、心肌间质炎症浸润和心肌纤维化形成的瘢痕组织。心包可有浆液渗出,个别发生粘连。病变可波及传导系统,甚至导致终身心律失常。

二、临床表现

病毒性心肌炎临床表现轻重不一。轻症患儿可无自觉症状,仅表现心电图的异常;重症者则暴发心源性休克、急性心力衰竭,常在数小时或数天内死亡。典型病例在起病前数日或1～3周多有上呼吸道或肠道等前驱病毒感染史,常伴有发热、胸痛、周身不适、咽痛、肌痛、腹泻和皮疹等症状;心肌受累时患儿常诉疲乏无力、气促、心悸和心前区不适或腹痛。检查发现心脏扩大、心搏异常,安静时心动过速,第一心音低钝,出现奔马律,伴心包炎者可听到心包摩擦音。严重时甚至血压下降,发展为充血性心力衰竭或心源性休克。

多数患儿预后良好,病死率不高。半数经数周或数月后痊愈。少数重症暴发病例,因心源性休克、急性心力衰竭或严重心律失常在数小时或数天内死亡。部分病例可迁延数年,仅表现为心电图或超声心动图改变。

三、辅助检查

(一)实验室检查

1.血常规及红细胞沉降率

急性期白细胞总数轻度增高,以中性粒细胞为主;部分病例红细胞沉降率轻度或中度增快。

2.血清心肌酶谱测定

病程早期血清肌酸激酶(CK)及其同功酶(CK-MB)、乳酸脱氢酶(LDH)及其同功酶(LDH_1)、血清谷草转氨酶(SGOT)均增高。心肌肌钙蛋白 T(cTnT)升高,具有高度的特异性。恢复期血清中检测相应抗体,多有抗心肌抗体增高。

3.病毒分离

疾病早期可从咽拭子、大便、血液、心包液或心肌中分离出病毒,但阳性率低。

4.PCR

在疾病早期可通过 PCR 技术检测出病毒核酸。

(二)X 线检查

透视下心搏动减弱,胸片示心影正常或增大,合并大量心包积液时心影显著增大。心功能不全时两肺呈淤血表现。

(三)心电图检查

呈持续性心动过速,多导联 ST 段偏移和 T 波低平、双向或倒置 QT 间期延长、QRS 波群低电压。心律失常以早搏多见,尚可见到部分性或完全性窦房、房室或室内传导阻滞。

四、治疗

本病为自限性疾病,目前尚无特效治疗,主要是减轻心脏负担,改善心肌代谢和心功能,促进心肌修复。

(1)休息十分重要,可以减轻心脏负担。

(2)抗生素和抗病毒药物治疗急性期可加用抗生素,有报道联合应用三氮唑核苷和干扰素可提高生存率。

(3)保护心肌和清除自由基的药物治疗。

①大剂量维生素 C 和能量合剂:维生素 C 有清除自由基的作用,可改善心肌代谢及促进心肌恢复,对心肌炎有一定疗效。剂量为每日 $100\sim200$ mg/kg,以葡萄糖注射液稀释成 $10\%\sim20\%$ 溶液静脉注射。每日 1 次,疗程 $3\sim4$ 周。病情好转可改维生素 C 口服。能量合剂有加强心肌营养、改善心肌功能的作用,常用三磷酸腺苷 20 mg、辅酶 A 50 U、胰岛素 $4\sim6$ U 及 10% 氯化钾 8 mL 溶于 10% 葡萄糖注射液 250 mL 中静脉滴注,每日或隔日 1 次。

②辅酶 Q_{10}:有保护心肌和清除自由基的作用,1 mg/(kg·d),分 2 次口服,疗程 3 个月以上。

③1,6-二磷酸果糖(FDP):可改善心肌细胞代谢,$150\sim250$ mg/(kg·d),静脉滴注,疗程 $1\sim3$ 周。

④中药:在常规治疗的基础上加用丹参或黄芪等中药。

(4)应用肾上腺皮质激素:肾上腺皮质激素有改善心肌功能、减轻心肌炎性反应和抗休克作用,一般病程早期和轻症者不用,多用于急重病例,常用泼尼松,每日 $1\sim1.5$ mg/kg 口服,共 $2\sim3$ 周,症状缓解后逐渐减量至停药。对于急症抢救病例可采用静脉滴注,如地塞米松每日 $0.2\sim0.4$ mg/kg,或氢化可的松每日 $10\sim20$ mg/kg。

(5)应用丙种球蛋白:用于重症病例,2 g/kg,单剂 24 小时静脉缓慢滴注。

(6)控制心力衰竭:强心药常用地高辛或毛花苷丙。由于心肌炎时对洋地黄制剂比敏感,容易中毒,故剂量应偏小,一般用有效剂量的 2/3 即可。重症患儿加用利尿药时,尤应注意电解质平衡,以免引起心律失常。

(7)救治心源性休克:大剂量静脉滴注肾上腺皮质激素或大剂量静脉推注维生素 C 常可取得较好的效果,如效果不满意可应用调节血管紧张度的药物如多巴胺、异丙肾上腺素和阿拉明等加强心肌收缩、维持血压和改善微循环。

五、护理诊断

（一）活动无耐力

与心肌收缩力下降,组织供氧不足有关。

（二）潜在并发症

心律失常、心力衰竭、心源性休克。

六、护理措施

（一）休息,减轻心脏负担

急性期卧床休息,至体温稳定后3～4周基本恢复正常时逐渐增加活动量。恢复期继续限制活动量,一般总休息时间不少于6个月。重症患儿心脏扩大者,有心力衰竭者,应延长卧床时间,待心力衰竭控制、心脏情况好转后再逐渐开始活动。

（二）严密观察病情,及时发现和处理并发症

（1）密切观察和记录患儿精神状态、面色、心率、心律、呼吸、体温和血压变化。有明显心律紊乱者应进行连续心电监护,发现多源性期前收缩、频发室性期前收缩、高度或完全性房室传导阻滞、心动过速、心动过缓时应立即报告医生,采取紧急处理措施。

（2）胸闷、气促、心悸时应休息,必要时可给予吸氧。烦躁不安者可根据医嘱给予镇静药。有心力衰竭时置患儿于半卧位,尽量保持其安静,静脉给药应注意滴注的速度不要过快,以免加重心脏负担。使用洋地黄时剂量应偏小,注意观察有无心律过慢,出现新的心律失常和恶心、呕吐等消化系统症状,如有上述症状暂停用药并与医生联系处理,避免洋地黄中毒。

（3）心源性休克使用血管活性药物和扩张血管药时,要准确控制滴速,最好能使用输液泵,以避免血压过大的波动。

七、健康教育

对患儿及家长介绍本病的治疗过程和预后,减少患儿和家长的焦虑和恐惧心理。强调休息对心肌炎恢复的重要性,使其能自觉配合治疗。告知预防呼吸道感染和消化道感染的常识,疾病流行期间尽量避免去公共场所。带抗心律失常药物出院的患儿应让患儿和家长了解药物的名称、剂量、用药方法及不良反应。嘱患儿家长出院后定期到门诊复查。

第六章

护理管理

第一节　计划

一、概述

（一）计划的概念及作用

1.计划的概念

计划是根据需要解决的问题,经过科学的预测,权衡客观的需要和主观的可能,制定出组织目标,统一指导组织内部各部门及人员的活动,以实现组织的宗旨。计划是人们对未来的筹划和安排。古人云:"凡事预则立,不预则废",其中的"预"就是指计划。计划一词在汉语表述中可以理解为名词或者动词。作为名词意义来理解,计划是指用文字或者指标设定的未来一定时期内的组织目标,包括行动方向、内容、完成方式、具体安排的管理文本。作为动词意义来理解,计划是指为了实现设定的目标,制定计划的活动过程及预先进行的行动安排,是对决策所确定的任务和目标提供一种合理的实现方法。包括制定计划、执行计划和检查计划等。

计划要根据实际工作情况,运用科学预测手段,通过全面分析和权衡,提出在未来一定阶段中要达到的目标,并设定实现目标的途径。任何计划是为了解决三个问题,一是确定组织目标;二是确定达成目标的行动时序;三是确定行动所需要的资源比例。

计划可通过做什么、为什么做、谁去做、何地做、何时做、怎么做来进行清晰的描述,即通常所说要通过5W1H来回答。What:决定做什么? 指设立目标和内容,明确计划工作的具体任务和要求。Why:说明为什么要做? 弄清原因和理由,明确计划的宗旨、目标和战略。Who:由何人来做? 落实执行人员,规定计划的每个阶段由哪些部门和人员来负责、协助、监督执行等。Where:在什么地方做? 确定实施计划的地点和场所,掌握和控制环境条件和空间布局。When:什么时间开始做?

明确计划的开始及进度,以便进行有效的控制和对能力及资源的平衡。How:用什么手段方式来完成?制定实施措施,对人财物等资源的合理使用和分配。

2.计划的作用

(1)明确工作目标和努力的方向:通过计划所设立的目标,使组织中的每一个成员明确了应承担的任务、要求和努力的方向,思考为达到目标应采取的步骤,并为实现组织目标形成精诚合作、步调一致的协作团队,努力完成工作。

(2)有利于应对突发事件及减少工作中的失误:计划虽然无法消除环境的变化和未来不确定的因素的影响,但在计划中,管理者必须预期未来的可能变化,预测变化趋势及考虑对组织活动的影响,做出正确评估,制定适宜变化的最佳方案。因此减低了工作中的不确定因素,有效回避风险,并有利于减少工作中可能的失误,保证组织长期稳定的发展,达到预期的结果。

(3)提高管理效率和效益:计划提供了明确的工作目标和实现目标的最佳途径,使组织中的成员能够按照实现目标的方案对人力、物力、财力、时间和信息等资源的合理的分配和使用,最大程度的避免重复和浪费以及不协调的行为的发生,产生管理高效率和经济最好效益。

(4)形成管理控制工作的基础:控制和计划密切相连,是管理职能中两个重要环节。计划为组织活动提供了工作内容、指标、任务要求、进度、步骤及预期目标等,都成为管理工作中控制活动的标准和依据。管理者可根据计划要求进行对照,发现问题和偏差,及时采取措施纠正,修订和调整原计划以保持正确的方向。计划成为保障工作质量和效果的基础及促进因素。

(二)计划的种类及形式

1.计划的种类

(1)按计划的层次分类:按计划制定的层次可分为战略计划、战术计划和作业计划三种类型。①战略计划:指决定整个组织的目标和发展方向的计划。战略计划是对如何实现战略目标所进行的谋划,也是制定其他计划的依据。一般由高层管理者制定,时间跨度较大,对组织影响深远,涉及的职能范围较广。②战术计划:是战略计划的实施计划,较战略计划更加具体。一般由中层管理者负责制定,通常按照组织的职能进行制定,涉及的范围是指定的职能领域,时间跨度较短。③作业计划:是战术计划的具体执行计划。是为各种作业活动制定的详细具体的说明和规定,是实际执行和现场控制的依据。一般由基层管理者负责制定。

(2)按计划的时间分类:根据计划的时间长度可分为长期计划、中期计划和短期计划三种类型。①长期计划:一般指 5 年以上的计划。是建立在对未来发展趋势的一定预测、评估论证的基础上,规定了组织的各个部门在较长时期内从事某种活动应达到的目标和要求,制定了组织长期发展方向、方针和蓝图。由高层管理者制定,对组织具有一定的战略性、纲领性和指导性。②中期计划:一般介于长期和短期计划之间。是根据组织的总体目标的完成要求进行制定,衔接短期计划和长期计划。③短期计划:一般指1年或一年以内的计划。是具体的工作部署、活动安排和应达到的要求,为各组织成员在近期内的行动提供了依据。

(3)按计划的重复性分类:计划是为了完成目标而设置的,按照目标使用的次数可把计划分为持续性计划和一次性计划。持续性计划是为了重复完成某些目标而进行重复行动的计划;一次性计划是为了完成某一特定目标而制定的计划,目标完成后即废弃。

(4)按计划的范围分类:根据计划的范围可把计划分为整体计划和职能计划。整体计划是整个组织范围的全面计划,又称总计划;职能计划是各个职能部门以其业务为范围进行的计划。

(5)按计划的约束程度分类:可分为指令性计划和指导性计划。指令性计划是由主管部门制定,以指令的形式下达给执行单位,要求严格按照计划的方法和步骤执行,具有强制性的计划。易于执行、考核及控制,但缺少灵活性。指导性计划是由上层管理层下达下级单位,按照计划完成任务、目标和指标,对完成计划的具体方法不做强制性规定。

2.计划的形式

计划的形式是指用文字和指标等形式所表述的组织以及组织内不同部门和不同成员,在未来一定时期内关于行动方向、内容和方式安排的管理事件。由于计划的内容涉及广泛,计划存在多种多样的形式。哈罗德·孔茨和海因·韦里克从抽象到具体,把计划划分为:目的或使命、目标、战略、政策、程序、规则、方案以及预算。

(1)目的或使命:它指明一定的组织机构在社会上应起的作用,所处的地位,是社会赋予一个组织机构的基本职能。它决定组织间的区别。目的或使命使一个组织的活动具有意义。如世界卫生组织提出护士的职责任务是"保持健康、预防疾病、减轻痛苦、促进健康"。

(2)目标:是在抽象和原则化的目的或使命基础上,进一步具体化,使整个组织达到一定的成果,为组织一定时期的目标和各部门的目标。目标是具体的、可测量的和可评价的。组织各个时期的目标和各部门的目标是围绕组织存在的使命所制定的,并为完成组织使命而努力的。

(3)战略:是为了实现组织总目标而采取的行动和利用资源的总计划,指出工作的重点和顺序以及人力、物力、财力、时间、信息等资源的分配原则,是实现目标的指导和方向。

（4）政策：是指导或沟通决策思想的全面的陈述书或理解书。政策具体地规定了组织成员行动的方向和界限。政策一般比较稳定，由组织高层管理者进行确定，政策能帮助事先决定问题的处理方法，比目标更加具体，操作性更强。如医院护士休假政策、绩效考核政策等。

（5）程序：是制定处理未来活动的一种必需方法的计划。它详细列出完成某类活动的切实方式，规定处理问题的例行办法、步骤，并按时间顺序对必要的活动进行排列，是行动的指南。组织中每个部门都有程序，并且在基层，程序更加具体化、数量更多。如完成护理计划的过程中，就是运用护理程序，详细规定了护理工作中处理问题应运用的方法和步骤。

（6）规则：是根据时间顺序而确定的一系列互相关联的活动。规则通常是最简单形式的计划。它详细、明确地阐明行动要求，约束和管理执行者的行为，起到行动的指导作用，成为员工实现目标而遵守的行为规范。如各类规章制度、技术操作规则、护理常规等。

（7）方案（或规划）：是一个综合的计划，为完成既定行动方针所采取的目标、政策、程序、规则、任务分配、要采取的步骤、资源分配以及所需要的其他因素。通常情况下，一个主要方案（规划）可能需要很多派生计划或支持计划。在主要计划进行之前，必须要把这些支持计划制定出来，并付诸实施。所有这些计划都必须加以协调和安排时间。

（8）预算：是一份用数字表示预期结果的计划。预算是文字计划实施的支持和保障，通过预算起到控制和指导工作的作用，使计划更加精准和科学。

（三）计划的步骤及应用

1.计划的步骤

计划是管理的基本职能，计划是根据社会的需要以及组织的自身能力，通过计划的编制、执行和检查，确定组织在一定时期内的奋斗目标，有效地利用组织的人力、物力、财力等资源，协调安排好组织的各项活动，以取得最佳的经济效益和社会效益。计划是一种连续不断的程序，经过此程序，组织可预测其发展方向，建立目标并采取适宜行动方案以达到组织目标。计划的步骤分为7个阶段。

（1）估量机会：认识发展机会是计划的第一步，对做好计划工作十分关键。分析评估可以采用SWOT分析法。S指组织内部的优势；W指组织内部的劣势；O指来源于组织外部可能存在的机遇；T指来源于组织外部可能的威胁或不利影响。通过分析评估组织现存形势和资源，外部条件和内部条件，组织自身优势和劣势等，预测未来可能出现的变化，清晰而完整地认识到组织发展的机会，组织利用机会的能力以及不确定因素对组织可能发生的影响程度等。

（2）确定目标：目标是指期望达到的成果，在认识机会的基础上，为整个组织及其所属的下级单位及个人确定目标。计划的主要任务，就是将组织目标进行层层分解，以便落实到各个部门、各个活动环节，形成组织的目标结构，为组织整体、各部门和各成员指明方向，通过目标进行层层控制，作为标准可用来衡量实际的绩效。

（3）建立计划工作前提条件：计划工作的前提条件即计划实施时的预期环境。为了使计划切实可行，计划制定者要预测未来环境因素及可能发生的变化。按照组织的内外环境，可以将计划工作的前提条件分为外部前提条件和内部前提条件；还可以按可控程度，将计划工作前提条件分为不可控的、部分可控的和可控的三种前提条件。分析环境状况及优劣形势，了解得愈细愈透彻，则计划工作也将做得越协调。

（4）拟定备选的可行方案：实现某一目标的方案途径是多条的，一个计划往往有几个备选方案。寻求、拟定、选择可行的行动方案要体现方案的合理性、适宜性和创新性。方案不是越多越好，对可供选择方案的数量加以限制，以便把主要精力集中在对少数最有希望的方案的分析方面。拟定备选方案应考虑几个方面：①方案与组织目标的相关性。②可预测的投入和效益之比。③可接受程度。④时间因素等。

（5）评价和比较备选方案：认真考查和论证每一个计划，综合评价每一个方案。包括计划的可靠性、科学性、可行性、经费预算合理性、效益显著性等。评估可供选择的方案要注意考虑到：①每一个计划的制约因素和隐患。②要用总体的效益观点来衡量计划。③既要考虑可量化的因素，又要考虑到无形的定性因素。④要动态地考察计划的效果，特别注意潜在的、间接的损失。

（6）选定方案：选择方案是最重要的抉择阶段。备选方案根据上述步骤的分析、比较及优先次序的排列后，结合组织、部门或成员的实际情况和可以完成的具体条件，选择出最优的计划方案。

（7）制定辅助或派生计划：计划方案选定后，基本计划还需要主要辅助计划和派生计划的支持，来扶持该计划的落实。是要更清楚的确定和描述总计划下的分计划，确保有效执行并达到预期计划目标的具体措施。

（8）编制预算：在做出决策和确定计划后，计划工作的最后一步就是把计划转变成预算的形式，使计划数字化。编制预算，一方面是为了计划的指标体系更加明确，另一方面是使组织更易于对计划执行进行控制。预算促使组织对各类计划进行汇总和综合平衡，也成为衡量计划完成进度的重要标准。

2.计划的应用

（1）计划的原则：计划的根本目的在于保证管理目标的实现。为使计划有效地发挥作用,就必须把握计划的原则。

①计划的目的性:任何计划都是围绕某个目标进行的,以实现特定的功能、作用和任务。在制定计划时,应认真分析目标所要达成的结果,搞清楚任务的方向和内容,明确计划制定的目的性。

②计划的首位性:计划是管理职能的首位,计划也是任何管理人员的基本职能。从管理过程的角度看,计划先行于其他管理职能,计划具有首位性的原因,在于计划影响和贯穿于组织、领导、协调和控制等各项管理职能当中。因此做任何工作都必须首先在上级规定的政策许可的范围内做好自己的计划工作。

③计划的科学性:计划工作必须要有求实的科学态度,一切从实际出发,不能主观臆断;同时必须遵循客观要求,符合事物本身发展的规律,有可靠的科学依据,包括准确的信息,完整的数据资料做基础;其次必须运用科学预测、系统分析、综合平衡、方案优化等方法,才能使整体计划建立在科学的基础上,使计划富有创造性和可行性。

④计划的有效性:计划要追求效率和效益的最大发挥。计划的选择应从众多的方案中进行优化分析而选择最优的方案,以合理利用资源和提高效率。计划的效率,可以用计划对组织目标的贡献来衡量。贡献是指实现的组织目标及所得到的利益,扣除制定和实施这个计划所需要的成本、代价和其他因素后,能得到的剩余。尤其要注意的是,还要衡量个人和集体的满意程度。

⑤计划的动态性:计划在完成目标的过程中,环境在不断的变化,使计划的实施有可能偏离基准计划。因此计划要随着环境和条件的变化进行动态调整和修正,这种动态性作为适应内部、外部环境和状况的不断变化所做出的改变,起到保证完成目标的作用。

⑥计划的相关性:计划是一个系统的整体,在制定总计划、分计划或子计划时,要充分考虑到组织各部门的关联性、协同性以及计划间的相关性。某一部分计划的任何变化都会影响到其他部分计划的制定和执行,最终影响到整个计划的正常实施。因此计划制定要充分考虑计划间的相关性。

⑦计划的职能性:计划的制定和实施要以组织的整体目标为基准,涉及各个部门和机构,从管理总体及职能为出发点进行,而不能以自身利益和要求为出发点进行考虑。

⑧计划的系统性:计划是一个系统工程,是由一系列子计划组成的。进行计划制定时,各个子计划间要做到相对独立又密不可分,使整个计划成为一个具有目的性、整体性、层次性和相关性的有机整体。

(2)计划的方法及运用

①组织目标确定后,要考虑用什么方法去实现预期目标,需要进行计划的编

制。实践中计划编制行之有效的方法主要有目标管理、滚动计划法等方法。a.目标管理（MBO）。b.滚动计划法：滚动计划法是用滚动的方法对可预见的将来逐步制定详细计划，即按照"近细远粗"的原则制定一定时期内的计划，随着计划的执行情况，分阶段重新评估计划的进度和预算，根据环境变化和计划的实际执行情况，适时主动调整和修订未来的计划，并将计划期限顺序逐期向前推进一个滚动期。

由于在计划工作中管理者很难准确地预测将来影响组织生存与发展的经济、政治、文化、技术、产业、顾客等各种变化因素，而且计划期越长，不确定性就越大，管理者在制定计划时就有必要使计划保持足够的弹性。滚动计划法就是根据计划的执行情况和环境变化定期修订未来的计划，并逐期向前推移，使短期计划、中期计划有机地结合起来，并有回旋的余地，使静态计划为动态计划，是使计划保持弹性和灵活性的有效方法。如果机械地按几年以前编制的计划实施或机械地、静态地执行战略性计划，则可能导致巨大的错误和损失。滚动计划法可以避免这种不确定性带来的不良后果，提升组织的应变能力。

②计划在护理工作中的应用：护理管理工作中的计划涉及护理业务的多个方面，尤其注重以下几点：a.护理安全质量及服务计划：主要是围绕保障患者安全，提高护理专业能力和服务水平，提升护理质量方面的计划。如医疗护理服务行动改善计划、优质护理服务计划、患者及陪护管理计划、降低不良事件发生率计划、质量控制计划、应急突发事件及风险应对计划等。b.护士管理计划：主要是为了实现目标所必须的优质人力资源计划以及促进专业发展，学科建设等方面的计划。如护士的留用、继续教育、晋升晋级、考评、奖惩计划，护士中长期专科护士培养计划，人才梯队建设计划等。c.预算计划：包括人力预算、物资预算、日常护理运转预算、教育经费预算、科研经费预算等。

二、项目管理

项目管理最早起源于美国，是第二次世界大战后期发展起来的重大新管理技术之一。项目管理是让项目活动中相互竞争的各类制约因素：质量、进度、资源、风险等取得平衡的艺术，同时也是平衡项目干系人的各种需要、关注和期望，带领不同的人朝着相同目标迈进的领导艺术。随着信息时代的到来，项目管理得到了广泛的应用。

（一）项目管理的概念及特性

1.项目管理的概念

项目管理就是通过项目相关人的合作，把各种资源应用于项目，以实现项目目标和满足项目相关人的需求。美国项目管理学会标准委员会在《项目管理知识体系指南》中将项目管理定义为"项目活动中运用专门的知识、技能、工具和方法,使项目能够实现或超过项目相关人的需要和期望"。

2.项目管理的特性

(1)普遍性:项目作为一种一次性和独特性的社会活动而普遍存在于我们人类社会的各项活动之中,甚至可以说是人类现有的各种物质文化成果最初都是通过项目的方式实现的,因为现有各种运营所依靠的设施与条件最初都是靠项目活动建设或开发的。

(2)目的性:项目管理的目的性要通过开展项目管理活动去保证满足或超越项目有关各方面明确提出的项目目标或指标和满足项目有关各方未明确规定的潜在需求和追求。

(3)独特性:项目管理的独特性是项目管理不同于一般的企业生产运营管理,也不同于常规的政府和独特的管理内容,是一种完全不同的管理活动。

(4)集成性:项目管理的集成性是项目的管理中必须根据具体项目各要素或各专业之间的配置关系做好集成性的管理,而不能孤立地开展项目各个专业或专业的独立管理。

(5)创新性:项目管理的创新性包括两层含义:一是指项目管理是对于创新(项目所包含的创新之处)的管理;二是指任何一个项目的管理都没有一成不变的模式和方法,都需要通过管理创新去实现对于具体项目的有效管理。

3.项目管理的意义

(1)综合控制,提高效率。通过实施项目管理,护理管理者能够合理地安排各项任务的先后顺序,有效利用资源,尤其是对关键资源和重点资源的利用,进而有效减少了资源和时间的浪费,保证项目的顺利实施。

(2)加强整体合作,共同发展。项目的实施需要各方相关人员的参与。在项目管理的过程中,护理管理者要与项目参与者进行沟通,增强团队合作,提高项目组内成员的工作积极性,保证项目目标的实现。

(3)提升技术和知识。项目管理过程中,项目结束时对项目进行总结,以便将更多的项目经验转化为护理组织财富,为以后护理工作的开展提供参考。

(二)项目管理的过程

1.项目提出

项目来源于人们生活和社会发展的要求,也来源于科学研究和科学发现,还可来源于体制改革的要求。明确需求后,辨明做什么项目来满足需求的过程,称为项目识别。借鉴他人的经验而提出项目的识别过程,称为项目构思。项目构思有创新和突破两种方法。创新是将新技术应用到项目中,但还是生产原产品或提供原服务。突破是应用新技术生产新产品,提供新服务。

2.项目选择

结合多种因素综合考虑,权衡必要和可能,对可能的项目设想进行比较、筛选、研究,进而付诸实践的过程称为项目选择。项目选择要以科学理论为指导,尊重事物的客观规律。要广泛征求意见,反复论证,避免凭个人主观经验决策。全面考虑和协调处理与项目有关的各方面信息。追求最优的项目效益,微观效益与宏观效益相统一,近期效益和远期效益相统一。

项目选择的过程包括:①项目构思的产生和选择:在调查的基础上,以创新和突破为手段,并获得权力部门的批准。②项目的目标设计和项目定义:制定项目目标,形成目标体系,对目标加以说明形成项目定义,其内容包含项目的构成和界限的划定及项目说明。③可行性研究:提出实施方案,并对实施方案进行全面的技术论证,论证结果作为项目确定的依据。

3.项目确定

要求项目发起人或委托人确定拟付诸实践的项目,并以书面文件的形式说明项目目标、项目的必要性、项目可能产生的效益、需要投入的资源的数量预算等,申请上级主管部门的承认和批准。

4.项目实施与控制

首先要进行项目实施准备,进行计划核实和计划签署,并实施动员,激发员工的工作热情。然后进行项目执行,由项目管理人员管理各种技术和组织机构,协调项目内各子系统和项目内外的关系,保证项目顺利执行。为保证项目按计划开展,要对项目进行控制,需要随着对项目内容认识的加深、个人能力的提高和环境条件变化,制定和修改控制标准,持续监测项目进度,注重采取预防性控制。

(三)项目管理在护理管理中的应用

项目管理作为一种全新的运作模式,为护理管理人员提供了具体的管理工具和管理思路。护理管理者在运用项目管理时需要把握以下几个关键点。

1.周全计划

项目开始前建立一个周全的计划对任何护理项目的成功都是必要的,计划可以使护理项目在合适的时间向着既定的方向前进,以保证项目目标的实现。

2.明确目标

一个好的护理项目必须有一个明确界定的目标,这个目标可能是一个期望的结果或服务。目标具有方向性,可以避免由于走弯路而造成资源的浪费及护理项目目标的延迟。

3.全面沟通

护理工作的特点是相对独立而又与其他部门密切相配合的,日常工作中护理管理者更要与上下级之间、与患者之间及与相关科室之间不断进行沟通,因此沟通对于成功的项目管理是必要的。它们能防止问题产生或者在问题产生时将其对项目目标的影响最小化。其中,与服务对象的沟通尤为重要。如果护理管理者能将服务对象作为一个合作伙伴,使其积极参与到整个项目过程中,则能更好地推动护理项目的成功。

4.领导支持

由于项目管理方法是在原有组织职能不变的情况下,打破传统管理结构中的条块分割和各自为政的局面,将相关部门紧密联系在一起。项目的实施既需要由某一职能部门负责,又需要其他部门协助和配合,需要对部门的职能权利进行再分配,所以领导的支持是确保项目成功的关键。护理管理者在进行项目管理时应首先获得医院领导的授权,再牵头负责并与其他部门协作,共同解决问题。

5.定期监测

及时、定期监测项目实际进程,并与计划进程相比较是有效护理项目管理的关键。如发现问题,则立即采取纠正措施。

6.及时评估

项目结束后,护理管理者应该注意听取服务对象和项目团队的反馈,对项目绩效进行评估,这样如果未来执行一个相似项目,则可知晓能够从哪些方面加以改进。

三、时间管理

时间待人是平等的,而时间在每个人手里的价值却不同。时间是由分秒积成的,善于利用零星时间的人,才会做出更大的成绩来。因此,在同样的时间消耗情况下,进行必要的时间管理,能够提高时间的利用率和效率。

(一)时间管理的概念

时间管理是指在同样的时间消耗情况下,为提高时间的利用率和有效率而进行的一系列活动,它包括对时间进行的计划和分配,以保证重要工作的顺利完成,并留出足够的余地处理那些突发事件或紧急变化。

(二)时间管理的过程

1.评估

(1)评估时间使用情况:有效时间管理的第一步是了解自己工作时间的具体使用情况。管理者可准备一本日志或记事本,按时间顺序记录所从事的活动;评估时间是如何消耗的? 每一项管理活动需要多少时间? 时间安排的依据是什么? 你的处理方法是什么? 紧急的事物是什么? 自己每日最佳的工作时段及工作效率最低的时段,以便让管理者了解每一项活动所用时间是多少。然后再计算每一类活动所消耗的时间占整个工作日时间的百分比,如果分析结果显示时间分配不均或与重要程度不符合,则管理者必须重新修订工作方案,以提高工作效率。

(2)分析浪费时间的原因:评价分析浪费时间是时间管理的重要环节,浪费时间是指所花费的时间对实现组织和个人目标毫无意义的现象。造成时间浪费原因主要有主观因素和客观因素两个方面,见表6-1。

表6-1 浪费时间的原因

主观原因	客观原因
1.缺乏有效使用时间的意识和知识	1.意外的电话或来访
2.工作日程计划不周或无计划	2.计划内或计划外的会议过多
3.为制定明确目标和优先顺序	3.无效或不必要的社会应酬过多
4.工作目标不当或不足	4.信息不够丰富
5.不善于拒绝非本职工作、非自己熟悉的工作、非感兴趣的工作	5.沟通不良或反复澄清误会
6.处理问题犹豫不决,缺乏果断性	6.缺乏反馈
7.缺乏决策力	7.合作者能力不足
8.文件、物品管理无序	8.政策程序要求不清晰
9.工作时精神不集中、有拖拉习惯	9.文书工作过多,手续繁杂
10.随时接待来访者	10.上级领导工作无序无计划

(3)确认个人最佳工作时间段:充分认识并利用个人最佳工作时间段能提高工作成效。在个人感觉精神体力最好的时段里,最好安排从事集中精神及创造性的管理活动,而在精神体力较差的时段中可从事团体活动、整理文本资料等,提高时间的利用率。

2.时间管理的方法

管理者应在评价浪费的时间和分析影响的因素的基础上,做到有计划、有标准、定量化的时间管理,充分利用自己的最佳工作区,同时注意保持时间利用的相对连续性和弹性,运用有效的时间管理方法,提高工作的效率。

(1)ABC时间管理法:ABC时间管理法是美国管理学家艾伦·莱金于1976年提出的。他建议每个管理者为了有效管理和利用时间制定以下3个阶段的工作目标,即今后5年、半年及现阶段要达到的目标。可将事情分为ABC3类:A类目标最重要,必须完成;B类目标较重要,应该完成;C类目标较不重要,可暂时搁置。

ABC时间管理法的核心是抓住主要问题解决主要矛盾,保证重点工作,兼顾全面,管理步骤如下。①列清单:每天工作开始时对全天要工作的事情列出日程清单。②安排工作:常规工作安排好时间处理,对清单上的工作分类处理。③确定顺序:根据事件重要性和紧急程度,按流程确定 ABC 顺序。④填写分类表:根据 ABC 工作分类工作项目进行分类统计,以利用方便实施时间管理。⑤实施:首先全力投入 A 类工作,直到完成,取得效果再转入 B 类、C 类工作,主要以授权为主,避免浪费时间。⑥评价:每日不断自我总结评价,有利于提高时间效率。

(2)"四象限"时间管理法:著名管理学家史蒂芬·科维提出的一个时间管理理论。把工作按照重要和紧急两个不同程度进行划分,可以分为四个"象限":重要又紧急、重要但不紧急、不重要但紧急、不重要也不紧急(表 6-2)。

表 6-2　时间管理的 4 个"象限"

项目	重要	不重要
紧急	Ⅰ(危机任务)	Ⅲ(日常事务)
不紧急	Ⅱ(新的机遇)	Ⅳ(杂乱琐事)

Ⅰ(重要而且紧急):需要护理管理者马上去处理,如抢救患者、人员短缺、资源缺乏等。

Ⅱ(重要但不紧急):包括那些对于完成目标很重要,但可能不会引起即刻注意的工作,如定期检查工作质量、制订计划训练下属、建立人际关系等,需要好好规划。管理者主要的精力和工作时间应有重点地放在此类工作上,可以做到未雨绸缪,防患于未然。

Ⅲ(不重要但很紧急):常常占用管理者大部分时间,如接电话、按照上级要求书写报告和建议、制订计划、接待不速之客等。管理者可采取马上办但只花一点时间或请人代办或集中处理。

Ⅳ(不重要也不紧急):常是时间浪费的主要原因,如组织不完善的会议、电话漫谈、处理重复性公文等,可等有空再做。

3.授权

护理管理者可以通过授权使自己的工作时间更有价值。首先要识别可以授权的下属,可以对勇于创新开拓、善于团结协作、善于独立处理问题或偶尔犯错但知错就改的人授权。其次管理者应赋予下属一些特定的权利,并以书面形式向其他工作人员说明授权行为及附加条件。值得指出的是,授权不等于将责任授予他人。

4.学会避免"时间陷阱"

典型的时间使用误区有:因欠缺计划而导致时间浪费;因不好意思拒绝他人来访而导致时间浪费;因拖延而导致时间浪费;因不速之客的干扰而导致时间浪费;因电话的干扰而导致时间浪费;因会议过多与过长而导致时间浪费;因文件满桌而导致时间浪费;因"事必躬亲"而导致时间浪费;与同事之间因欠缺协调而导致时间

浪费等。管理者要学会分析时间浪费的原因,学会拒绝的艺术,避开"时间陷阱"。

5.拒绝艺术

管理者应该掌握拒绝艺术是合理使用时间的有效方法之一。护理管理者在面临各项工作时,应学会拒绝艺术,做到有所为有所不为。管理者应注意拒绝下列情况:①所请求的事情不符合个人专业或职务目标。②请求的事情不是力所能及,且需花费时间较多。③对请求的事情感到无聊或不感兴趣。④一旦承担请求后会阻碍自己工作。管理者在使用拒绝艺术时,要注意如何巧妙地说不,尽可能不解释为什么,避免对方利用解释当拒绝的借口。

6.养成良好工作习惯

护理管理者在处理日常工作中应注意节约时间和工作效率。养成良好的工作习惯:①减少电话的干扰,打电话时要抓住重点,避免社交性的电话,减少不必要的干扰,在电话旁备笔、纸方便记录。②接待来访者,在办公室以外的走廊或过道谈话,如有重要事情,再到办公室商谈,以节约时间。③尽量控制说话时间,如交谈中发现内容不重要,可利用礼貌性的方法提示谈话可以结束。④鼓励预约谈话,可安排护理人员在每日工作不忙的下午谈话。⑤对护理档案资料要进行分档管理,按重要程度或使用频率分类,便于及时阅读、处理等。

第二节　组织

一、我国医疗卫生组织系统

(一)卫生组织的分类和功能

1.卫生组织分类

按照性质和职能,我国卫生组织大致分为三类:卫生行政组织、卫生事业组织和群众性卫生组织。

(1)卫生行政组织:从中央、省(自治区、直辖市)、行政署、省辖市、县(市、省辖市所辖区)直到乡镇各级人民政府均设有卫生行政机构。

(2)卫生事业组织:卫生事业组织是具体开展卫生业务工作的专业机构。按照工作性质可以分为:医疗预防机构;卫生防疫机构;妇幼保健机构;有关药品、生物制品、卫生材料的生产、供销及管理、检测机构;医学教育机构和医学研究机构。

(3)群众性卫生组织:群众性卫生组织是由专业或非专业人员在行政部门的领导下,按照不同任务所设置的机构。可以分为由国家机关和人民团体的代表组成的群众卫生组织、由卫生专业人员组成的学术性团体、由广大群众卫生积极分子组成的基层群众卫生组织三类。

2.卫生组织的功能

(1)卫生行政组织:卫生行政组织是贯彻执行党和政府的卫生工作方针政策,领导全国和地方卫生工作,制定卫生事业发展规划,制定医药卫生法规和督促检查的机构系统。

(2)卫生事业组织:卫生事业组织是具体开展卫生业务工作的机构。

①医疗预防机构:医疗预防机构是以承担治疗疾病任务为主的业务组织,是分布最广、任务最重、卫生人员最多的卫生组织。包括综合医院、专科医院、医疗保健所、门诊部、疗养院等。

②卫生防疫机构:卫生防疫机构是承担预防疾病任务为主的业务组织。防治疾病,并对危害人群健康的影响因素进行监测、监督,包括各级疾病与预防控制中心,寄生虫病、地方病、职业病防治机构及国家卫生检疫机构。

③妇幼保健机构:妇幼保健机构承担保护妇女儿童健康的任务。包括妇幼保健院(站、所)、产科医院、儿童医院等。计划生育专业机构也属于妇幼保健机构。

④药品、生物制品、卫生材料的生产、供销及管理、检测机构。包括药品鉴定所、生物制品研究所等。主要承担并保障国家用药任务及用药安全。

⑤医学教育机构:医学教育机构由高等医学院校、中等卫生学校及卫生进修学院(校)等组成。是培养和输送各级、各类卫生人员,对在职人员进行专业培训的专业组织。

⑥医学研究机构:这类组织的主要任务是推动医学科学和人民卫生事业的发展,为我国的医学科学的发展奠定基础。包括中国医学科学院等。此外,各省市自治区有医学科学院的分院及各种研究所。医学院校及其他卫生机构也有附属医学研究所(室)。

(3)群众性卫生组织:群众性卫生组织包括以下几点:

①由国家机关和人民团体的代表组成的团体。主要任务是:协调有关方面的力量,推进卫生防病的群众性卫生组织。如爱国卫生运动委员会。

②由卫生专业人员组成的学术性团体,包括中华医学会、中华护理学会等。这类组织的主要任务是组织会员学习,开展学术活动,提高医药卫生技术,交流工作经验,对提高学术水平尤为重要。

③由广大群众卫生积极分子组成的基层群众卫生组织,主要任务是发动群众开展卫生工作,宣传卫生知识,组织自救互救活动,开展社会服务活动和福利救济工作等。

(二)医院组织系统

1.医院的分类

根据不同划分标准,可将医院划分为不同类型。按照收治范围不同,可分为综合医院和专科医院;按照经营目的不同,可分为非营利性医疗机构和营利性医疗机构;按照所有制不同,可分为全民、集体、个体和中外合资医院;按照特定任务不同,可以分为军队医院、企业医院、医学院附属医院;按照分级管理,又可分为一级医院(甲、乙、丙等)、二级医院(甲、乙、丙等)、三级医院(甲、乙、丙等)。

综合医院:是设有一定数量的病床,分内、外、妇产、儿等各专科及药剂、检验、影像等医技部门和相应人员、设备的医疗服务机构。

专科医院:是为防治专科疾病而设置的医院。如传染病医院、结核病医院、精神卫生中心、肿瘤医院、口腔医院等。设置专科医院有利于集中人力、物力、财力,充分发挥技术设备优势,开展专科疾病的预防、治疗、护理。

非营利性医疗机构:指为社会公众利益而设立和运营的医疗机构,不以营利为目的,其收入用于弥补医疗服务成本,实际运营中的收支结余不能用于投资者的回报,只能用于自身的发展,如改善医疗条件、引进技术、开展新的医疗服务项目等。

营利性医疗机构:指医疗服务所得收益可用于投资者经济回报的医疗机构。其医疗服务项目和价格依法由市场进行调节。

1989年我国医院开始实行分级管理制度,医院实行标准化管理,实施分级管理,我国的医院机构设置已初步形成模式。根据医院的功能和相应规模、服务地域范围和隶属关系、技术力量、管理水平及服务质量等综合水平,将医院划分为三级(一、二、三级)、十等(每级分甲、乙、丙,三级医院增设特等)。

一级医院:是直接向具有一定人口(≤10万)的社区提供医疗、护理、预防保健和康复服务的基层医疗卫生机构。一级医院是提供初级卫生保健的主要机构。如乡镇卫生院、地市级的区医院和某些企事业单位的职工医院。

二级医院:是向多个社区(半径人口在10万以上)提供连续的医疗、护理、预防保健和康复服务的卫生机构,能与医疗相结合开展教学科研工作及指导基层卫生机构开展工作。如一般的市、县医院和直辖市的区医院。

三级医院:是指国家高层次的医疗卫生服务机构,是省(自治区、直辖市)或全国的医疗、预防、教学和科研相结合的技术中心,提供全面连续的医疗、护理、预防保健、康复服务和高水平的专科服务。并指导一、二级医院的业务工作和相互合作。如省级医院和医学院校的附属医院。

2.医院的组织机构

不同级别的医院在机构的设置规模上有所不同。医院的组织机构分医院的行

政管理组织机构和医院的业务组织机构两大类。根据医院各组织中的不同职能作用,医院的组织系统分为:

(1)党群组织系统:包括党组织书记、党委办公室、工会、共青团、妇女、宣传、统战、纪检、监察等部门。

(2)行政管理组织系统:包括院长、院长办公室、医务、科教、人事、护理、设备、信息、财务、总务、基建、门诊等部门。

(3)临床业务组织系统:包括内、外、妇、儿、口腔、皮肤、麻醉、中医、传染等临床业务科室。

(4)护理组织系统:包括病房、急诊、供应室、手术室及有关医技科室的护理岗位。

(5)医技组织系统:包括药剂、检验、放射、病理、理疗、超声、心电图、同位素、中心实验室等部门。

在大型医院的组织系统中,为进一步做好协调和联系各部门的工作,也可增设某些管理系统,如专家委员会、院务会等以专家为主的智囊团组织,为领导决策提供参谋作用或协调各职能部门的工作。这些组织机构可采取兼职或与相应机构兼容的方式,不一定独立设置,以达到精简增效的原则。

(三)医院的特点和功能

1.医院的概念

医院是对个人或特定人群进行防病治病的场所,备有一定数量的病床设施、医疗设备和医务人员等,运用医学科学理论和技术,通过医务人员的集体协作,对住院或门诊患者实施诊治与护理的医疗事业机构。

2.医院的基本性质

随着我国卫生改革与发展,政府已确定卫生事业是公益的福利事业,属于第三产业,卫生事业的性质决定了医院的性质。《全国医院工作条例》指出:医院是治病防病、保障人民健康的社会主义卫生事业单位,必须贯彻党和国家的卫生工作方针政策,遵守政府法令,为社会主义现代化建设服务。

3.医院工作的特点

(1)以患者为中心,医疗为主体:医院的一切部门都要围绕患者进行工作。要保证患者的安全,强调医疗质量和医疗效果,加强医务人员的职业道德和技术水平,不断提高医疗服务质量。医疗是医院工作的主体,医疗质量是医院的生命线,而医疗工作就是为患者服务的。

(2)医院工作的科学性和技术性强:医院是以医学科学技术为服务手段的,而患者又是一个非常复杂的有机整体,因此要求医务人员按照生物-心理-社会的现代医学模式去工作,没有扎实的医学基础知识和熟练的技术操作能力,是无法完成医疗任务的,医护人员必须得按照医疗规律,借助现代科学仪器设备,进行专业性技术操作。

(3)医院工作的整体性与协作性强:医院是一个有机统一、各科室相互协调配合的整体,在工作过程中要讲求团结协作,互相支持。患者的治疗,除了医生的诊治外,还需要护理人员的护理、后勤人员的服务等。一台手术,也是需要众多医护人员同心配合才能完成。搞好医院的工作离不开社会的支持,也需要调动各方面的因素为医疗服务。

(4)医院工作的随机性与规范性强:医院各科的病种复杂繁多,病情千变万化,需要临时调配人员,加上突发事件和难测性灾害等抢救任务很重,医院工作的随机性很大,必须具有随机应变的能力。另一方面,医院的医疗行为又关系到人的生命安全,因此必须要有严格的规章制度,明确岗位责任制,在医疗工作程序、技术操作程序上达到规范化,符合质量标准。

(5)医院工作的时间性和连续性强:医院在诊治抢救工作中必须分秒必争。时间就是生命,但是在抢救过程中,既要严密又要连续不断地观察病情,所以医院的工作是长年日夜不断的,医院管理要顺应这个特点安排工作时间。

4.医院的基本功能

(1)医疗:医疗为医院的主要功能和中心任务。诊疗、护理两大业务为医疗工作的主体,并和医院的医技及其他辅助科室协作配合形成医疗整体。医院医疗一般分为门诊医疗、住院医疗、康复医疗和急救医疗。门诊、急诊医疗是医疗工作的第一线,住院医疗是对较复杂或疑难危重患者进行诊疗的重要方式。康复医疗是利用理疗或体育、心理等方法对疾病或外伤等原因造成的功能障碍进行诊治和调节,以促进体能和器官功能恢复到良好状态。

(2)教育:临床医学是实践医学,一个合格的医务人员不可缺少医院实践训练和技能培养。因此,除了承担医疗服务的任务外,医院还应承担一定的教学任务。按医学教育的对象划分,医院的医学教育可分为:①医学院校学生临床教育与毕业实习。②毕业后继续教育。③继续医学教育。无论哪一层次、哪一类型的医院,医学教育总是其基本任务之一,只是各医院的医学教育任务占医学任务的比重不同而已。

(3)科研:疾病诊断和治疗的复杂性及其临床上新问题新困难的不断出现使科研成为医院的另一项重要任务。医学的许多课题,首先在临床实践中提出,又通过临床观察和实践得以完成,并以此来实现医疗质量的提高和医疗技术的发展。

(4)预防和社区卫生保健服务:要提高居民的健康水平,单凭院内的医疗服务是很难实现的。随着医学模式的转变,加强预防和社区卫生保健工作已成为医院的一个发展动向。医院必须对社会保健做出自己的贡献,要扩大预防,指导基层,开展计划生育的技术工作,同时要开展健康咨询、门诊和住院体格检查、疾病普查、妇幼保健指导、卫生宣教等业务。

(四)护理管理组织系统

1.各级卫生行政护理管理组织机构

我国卫生行政部门的护理管理系统是:国务院卫健委下设医政司护理处,是卫健委主管护理工作的职能机构,负责为全国城乡医疗机构制定有关护理工作的政策法规、人员编制、规划、管理条例、工作制度、职责和技术质量标准等;配合教育人事部门对护理教育、人事等进行管理;并通过"卫健委护理中心"进行护理质量控制、技术指导、专业骨干培训和国际合作交流。

各省、自治区、直辖市政府卫生厅下设医政处以及地(市)、自治州政府卫生局下设的医政科,普遍配备了一名主管护师(或主管护师以上技术职称者)全面负责本地区的护理管理,部分县(市)卫生局也配备了专职护理干部。此外,卫生厅(局)均有一名副厅长(副局长)分管医疗和护理工作,对加强护理管理工作发挥了重要的作用。

2.医院护理管理组织系统

护理管理组织架构的基本要求是:300张病床以上的医院设护理部,实行护理部主任、科护士长、病室护士长三级负责制;300张病床以下的医院实行科护士长、病室护士长二级负责制;100张病床以上或3个护理单元以上的大科以及任务繁重的手术室、急诊科、门诊部设科护士长一名,在护理部主任领导和科主任的业务指导下,全面负责本科的护理管理工作,有权在本科范围内调配护理人员。病房护理管理试行护士长负责制,病房护士长在科护士长领导下和病房主治医师配合做好病室管理工作。目前,我国医院护理管理体制主要有以下三种:

(1)在院长领导下,护理副院长-护理部主任-科护士长-病室护士长,实施垂直管理。

(2)在医疗副院长领导下,护理部主任-科护士长-病区护士长,实施半垂直管理。

(3)病床不满300张,规模较小的医院,不设护理部,只设总护士长。

3.医院护理部的地位和作用

护理管理是医院医疗质量和实现医疗工作目标的关键。护理部发挥作用主要体现在以下几个方面:

(1)护理部在医院管理中的作用:护理管理是医院管理工作的重要组成部分,良好的护理管理是搞好整个医院工作的重要环节,护理水平的高低很大程度上影响着医院的管理水平。

(2)护理部在完成医疗护理任务中所起的作用:护理工作既要与医生配合完成诊疗任务,又要完成对患者的身心两方面的护理,应加强部门管理,制定与医院工作效率和质量符合的护理工作标准,使护理服务及管理达到标准化、规范化、程序化、系统化。同时通过建立各种护理制度、操作流程、各项护理质量标准等,使医院护理工作得到各方面的支持和配合,提高护士工作积极性,达到为患者提供最佳服务的目的。这些方面体现在护理服务过程中,护理部起着决定性作用。

(3)护理部在教学、科研、预防保健工作中的作用:医院除了完成医疗工作外还承担不同层次的医、护,药、技等专业学生的临床实习和在职专业人员的培训进修任务。护理部负责护理专业的本科、大专、中专学生临床实习的计划、组织、实施和检查考核。随着护理学专业教育的发展,有的医院护理部分管教学工作的主任兼管护理学教研室主任的工作,这样更有利于护理教学和科研工作的开展,对培养临床带教人员,提高护理师资队伍的整体水平具有积极作用。

二、组织变革

组织完成了结构设计和人员配备后,管理任务并没有结束,因为内、外环境随时都在变化,组织必须适时进行变革和再造才能应对各种挑战。一个健康有活力的组织必须时刻评估自己的组织效能,掌握组织自身发展变化之规律,敏锐洞察外界环境的变化,不断自我完善并寻求变革以求生存和发展。

(一)组织变革的概念

组织变革,是指运用行为科学和相关管理方法,对组织结构、组织关系、职权层次、指挥和信息系统所进行的调整和革新,以适应组织所处的内外环境、技术特征和组织任务等方面的变化,提高组织效能。

(二)组织变革的原因

组织变革的原因可分为外部和内部两方面。

1.外部因素

(1)社会政治发展:新旧政治制度的交替促使组织的行政制度全面重新设计;另外,根本政治制度不变,某些具体政治制度的改变,如国有企业转制、外资企业竞争,行政组织的具体职能和机构也会相应出现变革。

(2)技术发展:科学技术的发展是促使组织变革的强大动因。新的科学技术,如新材料、新工艺、新设备的出现,会带动组织管理、产品、专业分工等一系列的变化,改变组织方式和生活方式的各个方面。

(3)市场竞争:全球化经济形成新的伙伴关系、战略联盟和竞争格局,迫使企业改变原有的经营和竞争方式。同时,国内市场竞争也日趋激烈,使得企业为提高竞争能力而进行改革和转型。

2.内部因素

(1)组织目标:组织目标是组织各种类型变革的动因之一,组织目标一旦变化,组织的任务、各项工作的进程、组织稳定和决策的依据都会发生变化。

(2)组织结构:组织内部结构技能障碍是组织变革重要的内部动力,包括组织要素的不完整、组织结构的不完整、组织功能低下、适应性差等问题。

(3)人力资源管理:由于劳动人事制度的改革不断深入,组织员工来源和技术背景构成更为多样化,组织需要更为有效的人力资源管理。

(4)团队工作模式:各类组织日益关注团队建设和目标价值观的更新,形成了组织变革发展的新的推动力。组织成员的价值观念、工作态度、工作行为、知识技能等的改变,与组织目标、组织结构相互矛盾或不相适应时,往往需要对组织或组织的一部分进行相应的变革。

(三)组织变革的方式

1.以人为中心的变革方式

管理者首先致力于改变人员的价值观念、态度、需求层次等,通过沟通与交流,改变组织文化、改变决策和问题解决过程来改变成员的态度和行为,达到提高组织效率的目的。

2.以技术为中心的变革方式

现今许多技术变革通常涉及新的设备、工具和方法以及实现自动化与计算机化等。如医院建有复杂的管理信息系统,提供适时的管理数据,都是组织的技术变革。

3.以组织为中心的变革方式

管理者对一个或多个结构要素加以变革。主要通过改变组织机构、沟通渠道、管理政策等实现变革。例如,将几个部门的职责组合在一起或者精简某些纵向层次、拓宽管理宽度,以使组织扁平化,减少官僚机构特征。组织变革还包括提高组织的正规化程度,通过制定更多的规章和制度,提高分权程度,以加快决策执行的过程。

(四)组织变革的阻力

1.个体阻力

个体抵制变化的因素有个体的习惯、安全、经济因素、对未知的恐惧和选择性信息加工五方面。

2.组织阻力

(1)结构惯性:指组织习惯于原有的结构与工作模式。如组织的制度规范化提供了工作说明书、规章制度和员工遵从的程序,这些固有机制保持了稳定性,组织变革时结构惯性就成了反作用力。

(2)有限的变革点:组织由一系列相互依赖的子系统组成,一个子系统的变革必然会影响其他的子系统,其他子系统为维护其稳定性而成为阻碍因素。

(3)群体惯性:是指组织中群体规范行为。即使个体想改变他们的行动,群体规范也会成为约束力。

(4)对专业知识的威胁:组织中的变革可能会威胁到专业群体的专业技术知识。如分散化的个人计算机可以使管理者直接从主要的部门获得信息,对集中化的信息部门所掌握的专门技术构成了威胁。

(5)对已有权力关系的威胁:任何决策权力的重新分配都会威胁到组织长期以来形成的权力关系,如在组织中引入参与决策或自我管理的工作团队的变革,就常常被基层主管和中层主管视为一种威胁。

(6)对已有原资源分配的威胁:组织中控制一定数量资源的群体常常视变革为威胁,对资源分配中获利的群体会感到忧虑。

3.领导者的阻力

变革时精简机构,影响到某些领导者的地位和权力。比如采用民主选举,对那些由上级任命的终身干部,职位可能不好安排,他们害怕失去手中的权力,因而会阻挠变革,对变革持消极态度。

(五)消除组织变革阻力的管理策略

1.做好宣传和沟通

加强与员工沟通,尤其在改革前,广泛地听取员工的意见。宣传旧体制的弊端和建立新体制的好处,让员工了解变革的目的、内容、过程和方式等,激励员工改革的动机,使其感到非改不可的迫切性,愿意接受新的工作模式。

2.大力推行组织变革

即使不存在对变革的抵制,也需要时间来完成变革。加快人才培训计划,大胆起用具有开拓创新精神的人才。

3.鼓励员工参与和投身改革

员工参与组织变革决策,使员工把改革的成败看成是自己的事,变阻力为动力。创造一种开放的氛围和心理上的安全感,减少变革的心理障碍,提高变革成功的信心。

4.群体促进和支持

包括创造强烈的群体归属感,设置群体共同目标,培养群体规范,建立关键成员的威信,改变成员态度、价值观和行为等。

第三节 人力资源管理

一、护理人员招聘

人员招聘的前提是人力资源规划,聘用到具备护理职业资格和能力的护理人员,是组织实现目标和保证护理服务质量的基础。护理人员招聘过程主要包括职务分析、寻找符合护理岗位候选人、招聘考核和面试、录用体检与试用考察、录用决策及招聘工作评估几个步骤。

(一)职务分析

工作分析又称职务分析,是指通过观察和研究,对某岗位性质进行全面评价获得确切信息的过程。职务分析的概念包括几个要素:分析岗位的工作内容,确定职务固有的性质和组织内职务之间的相互关系和特点,确定组织成员在履行职务时应具备的知识、技术、能力和责任。职务分析一般分为四个阶段:准备阶段、信息收集阶段、分析阶段和提出分析报告阶段。职务分析的结果是职务说明书。职务说明书一般包括两大部分:工作描述和任职资格。

工作描述又称工作说明,是对岗位的性质、任务、责任、工作内容、处理方法等与工作相关的环节所做的书面说明。护理工作分析是通过收集数据、工作要素分析、对特定护理工作(如专科护士、辅助护士、临床教学老师、护士长等)的实质进行评价,确定工作的具体特征,由此形成工作描述。护理工作描述包含工作名称、工作活动和程序(包括工作任务、职责、工作流程、工作中的上下级关系等)、工作条件和物理环境、社会环境(如同事的特征及相互关系)。任职资格是根据工作描述拟订的工作资格,主要内容包括文化程度、工作经验、有关岗位的技术和能力要求、工作态度、生活经历和健康状况以及各种特殊能力要求等。

护理工作分析在组织中的应用:工作分析的结果可为组织的护理人事决策提供多方面依据,包括为护理人员的招聘/选择提供挑选的标准;确定任职的基本条件;明确护理人员的具体岗位职责和工作权限;掌握护理人员的培训需要,确定培训方案;是护理人员绩效评价的依据,促进绩效改进;判断具体岗位的工作价值,确定薪酬标准等。

(二)寻求符合护理岗位要求的候选人

在组织护理空缺岗位分析的基础上,医院护理管理和人事部门的工作就是寻求足够数量符合岗位标准的职位申请人,将合适的人安排在合适的岗位上,满足组织用人需求。护理人员招聘是指医院采取科学有效的方法寻找、吸引具备资格的个人到医院应聘、医院根据需要和应聘者条件从中选出适合入选予以录用的管理过程。招聘宣传是传播招聘信息、动员潜在合格人员参与应聘的过程。一旦护理人员招聘决策做出后,如何吸引更多的应聘护理人员供组织和部门挑选就成为人员选择的首要任务。招聘途径多种多样,如直接申请、员工推荐、职业介绍机构推荐、招聘广告等,招聘广告为最常见的途径。应聘人员填写求职申请表是人员选择的首要环节,主要用于用人单位或部门的资格审查。求职申请表格内容可根据岗位要求设计。为保证招聘宣传的有效性,招聘广告应包括以下基本内容:招聘医院简介、招聘的职位或工作种类及其特点、招聘职位或工作的工资等报酬待遇、应聘者的资格条件(性别、年龄、学历、专业、工作经历、身体条件以及对知识技能的特殊要求等)、申请时间、地点、程序以及其他有关信息。

(三)招聘考核和面试

1.招聘考核

招聘考核的目的是将适当的人放在适当的岗位上,为了保证应聘人员的质量能够满足护理工作岗位的需要,进行知识和技能考核是必要的环节。考核的方式主要包括理论知识考核、工作相关技能考核、面试、真实工作考核等。知识考核主要是通过笔答的形式进行,以了解应聘护士对要求的专业知识深度和广度的掌握程度。由于所有应聘人员都参加同样的笔试内容,同时笔试结果也是录用的依据之一,因此笔试考核具有公平性和客观性,能够较好地反映应试者的知识水平。由于护理是一门应用学科,对应聘护士的专业技能考核也十分必要。考核内容针对具体护理岗位的职责要求选择。一般情况下,对应聘护理人员的理论考核内容重点是护理基础知识、专科护理知识及护理相关知识;技能考核主要是基础护理操作和专科护理操作技能。如果是选择护理管理人员,除上述考核内容外,还有必要进行管理相关知识和能力的考核。

2.招聘面试

对应聘者仅仅通过笔试和操作考核是不够的。面对初选合格的应聘者,真正直接可以了解本人具体情况并能对众多的应聘者进行比较的方法就是招聘面试。面试是组织评价者与应聘者面对面进行的,可以了解到一些笔试无法知晓的关于应聘者的信息,因此面试具有直观性。另外,与笔试相比,面试的内容可以根据招聘岗位的不同要求选择不同的测试方式,因而具有灵活性。面试的主要目的为用人单位和主考人员提供了解和观察应聘护士的机会,面试主要了解应聘护理人员三方面的信息:专业技术能力、个人特点和个人潜力。通过面试,主考人员可以对应聘者的专业知识,沟通表达能力、判断能力、思维能力、反应等有一个初步了解,以考察应试者对护理岗位的适合程度。主考人员根据招聘表格内容进行询问,得到有关信息。表格的设计可根据招聘岗位的要求而定。但无论哪种表格，都应简单明了，易于操作。

3.招聘测试的可靠性和有效性

组织对申请人测试的目的是对人准确的预测。管理者要做出正确的人员筛选决策，就需要采用不同的测试技术。不论选择哪种方法进行测试，组织都必须确定所提供信息的可靠性和有效性。

(1)测试信度：信度指测试的方法在不同的测试条件下具有稳定性或可重复性，反映测评结果的准确性和一致性。评价可靠性的常用方法是比较申请人在同种测试中的两次测量结果。一个测量结果如果具有可靠性，那么在相同情况下重复进行时，获得的测评结果应该基本一致。当测试工具是个人的主观判断（招聘面试）时，可靠性通常是依靠两个或更多面试者评价结果的相互一致程度。

(2)测试效度：效度指收集的资料预示候选人能够获得多大程度的成功。主要反映测试的目标是什么以及测量的准确程度如何。招聘测试技术的效度就是对应聘者将来胜任工作的可能性进行准确预测。护理人力资源管理涉及的主要效度是内容有效性。内容有效性指考试、面试或绩效考评对技能、知识和工作能力能够测量到什么程度的测试，如对急诊科应聘护士进行预检分诊、心肺复苏等知识和技能测试，这种测试能基本反映急诊护士真实工作时所做的工作，那么就认为这种测试具有内容有效性。

（四）录用体检和试用考察

通过对应聘护士的资格认定、专业知识和技能测试、面试等综合分析后，组织人力资源管理部门就需要对具有合格资格应聘人员进行录用体格检查。体检的主要目的是确认应聘护士身体状况是否达到岗位要求，胜任工作。医院是否对应聘者提供工作也要根据体检的结果而定。健康检查作为招聘程序之一具有灵活性，一些医院在招聘护士时没有进行这一步骤。但从对组织和应聘者个人负责的观点看，进行有关项目的健康检查还是有必要的。

在上述所有程序完成后做出初步录用决策，但并不马上与应聘者签订聘用合同。而是采取试用的办法在实际工作中对拟聘护理人员进行真实工作能力的考察，以提高人员招聘的有效性。试用时间一般为3个月。试用期满后，具体试用部门对拟聘护士在试用期的表现是否符合条件和是否胜任工作做出鉴定，以供医院人事和护理管理部门在招聘决策时参考。对在试用期中不符合录用条件的人员，可给予辞退。

（五）录用决策及招聘工作评估

录用的过程是对应聘者筛选的过程，护理管理部门和人事部门应对应聘者的所有资料进行全面审查,同时进行背景调查,包括信用状况、护士执业许可证等以保证为组织挑选出合格的候选人。通过将应聘人员与任职岗位要求比较和应聘人员之间的相互比较,使候选人的数量逐步接近组织或部门需要的数量。在人员录用决策中,应尽量避免错误的录用和错误的淘汰。参与和最终做出用人决策的人应当是熟悉护理人力资源的护理管理部门和医院人事部门。

护理人员招聘活动的最后步骤是评价。主要活动包括测算获得的求职护理人员数量和质量情况,每位受聘人员的工作胜任和工作成功程度以及整个招聘过程投入和产出效率的总结分析。

二、护理人员的使用

(一)护理人员的配备

护理人员的配备是指根据护理岗位数量及各病区工作量配置适当护理人员,保证护理人员-岗位-护理服务目标合理匹配的过程。护理人力资源配备主要包括人员合理分配和人员的科学组合两项活动。人员编配是否正确合理、是否比例适当,直接影响到工作效率、护理质量、服务水平及成本消耗,甚至影响护理人员的流失率。因此,护理管理者要重视护理人员的编配工作,根据服务对象的需要及护理工作的特点合理编配护理人员。

1.护理人员配备原则

(1)人员保障原则:医院和管理部门进行护理人员配备时要依据卫生行政主管部门护士人力配置要求,根据医院各护理单元服务任务和目标,配置相应数量的护理人员以满足患者层面、护士层面和医院层面的需要。

(2)合理配置原则:护理管理者应分析护理业务范围、服务种类、服务对象需要及各护理单元护士人力结构现状,科学合理配置护理人员,有效避免各护理单元因患者数量和病情变化等导致的护士人力不足和人员过剩的现象发生。

(3)成本效率原则:提高组织效率是人力资源管理的出发点及最终目的。管理者在人力资源配备过程中应结合实际不断寻求和探索灵活的配备模式,注重护理人员的能级对应和分层化使用,根据各护理单元的工作量变化及时调整人员,由此降低成本,提高组织效率。

(4)结构合理原则:护理单元的整体效率受个人因素和群体结构的影响。群体结构是指护理单元中不同类型护理人员的配备及其相互协同工作关系。管理研究证明,良好的整体效率关键在于人力资源的优化配置。有效发挥护理人力的整体价值,就必须合理要求护理人员在专业结构、文化知识结构、能力结构、年龄结构、生理结构等方面形成一个劳动力互补的群体。

(5)个人岗位对应原则:护理人员个体素质存在差异,表现在性格、工作能力、气质、价值观、工作动机、专业技术水平、从业经验等。这些因素直接影响各护理单元的工作效率,也制约着个人素质之间的各要素。管理者应根据个人特点及岗位要求有效利用护理人力资源实现个体与具体岗位的最佳结合,有效调动护理人员的工作积极性。

2.常用护理人员配备方法

医院护理人员配置主要以我国卫生行政主管部门的相关政策和法律法规为依据结合医院的经济基础来配置。其测算方法有比例配置法、工时测量法和患者分类法。

(1)比例配置法:指按照医院规模、总床位数和护士数量的比例确定护理人力配置的方法。卫生部颁布的相关文件中分别规定了医院床护比例、医护比例及护理管理者设置要求等。

比例配置举例:

某医院妇产科病房设置床位 60 张,按照病区护士总数与实际开放床位数 0.6∶1 配置护士。

病房护士人数＝0.6×60＝36 人(不含机动人数)

(2)工时测量法:指根据按需设岗原则,科学测量某项护理工作过程中每一项程序完成所消耗的时间,这是确定护理工作量最基本的方法。主要步骤包括:①确定被测量者。②列出所测项目的所有操作步骤。③测定工时。④计算护理工时和人员编制。测量工时主要按各护理单元的实际工作动态来计算。

护士人数＝(各级别护理所需时间＋间接护理时数)÷8(护士每日工作时间)＋机动数

工时测量举例:

某病房一级护理 25 人、二级护理 20 人、三级护理 15 人,每位患者护理时间按一级护理 4.5 小时、二级护理 2.5 小时、三级护理 0.5 小时计算,病房间接护理时数 30,机动护士数 20%,则总人数为:

所需护士＝(25×4.5＋20×2.5＋15×0.5＋30)÷8＝25

机动护士＝25×20%＝5

该病区护士人数＝25＋5＋(护士长 1～2 人)＝31 人或 32 人

(3)患者分类法:此类方法首先要确定护理工作负荷和护理人员的数量需求。主要方法是根据患者、病种、病情等来建立相应标准的护理时间,通过测量和标准化每种患者每天所需要的直接护理时间和间接护理时间,进而得出总的护理需求和工作量,管理者由此预测护理人力需求。

（二）护理岗位分类及职责

1.护理管理岗位

护理管理层次可以根据医院的规模设置 2 个或 3 个层次。我国的三级医院要求实行三级管理体系，即护理部主任、科护士长、护士长；两级管理体制主要是护理部主任或总护士长-护士长两个层次。

（1）护理部主任岗位职责：①以决策者角色参与医院的发展策略和远期规划的制定。②以领导者角色把控临床护理和护理管理的目标和方向。③分配与实现组织目标相关的护理人力、物力和财力资源。④制定和评价护理服务标准和程序，推进护理服务预期目标的实现。⑤运用评判性思维在护理组织中起领导作用。⑥在护理人力资源的培养、使用和管理等方面起领导作用。⑦确保对护理服务单元和护理整体服务质量进行连续的评价和改革。⑧促进临床护理、健康管理和护理管理领域中科学研究的实施、总结和应用。⑨作为护理专业角色模范和顾问，激励、培养、招收和保留未来的护理管理人才等。

（2）科护士长岗位职责：①负责将医院及上级护理管理部门的宗旨、目标、规划传达给本部门护理人员，负责所管辖科室的护理质量。②参与护理部门临床护理质量的督察与评价、护理人力资源管理、病室环境管理、所管辖科室相关护理活动的组织与沟通，积极参与各级护理专业活动，负责个人及管辖科室护理人员的专业发展、科室临床护理教学、意外事件和特殊任务的协调处理等。

（3）护士长岗位职责：①协调本护理单元的有关工作、协调护士及其他工作人员之间的关系，使之团结协作。②负责护理单元的护理工作目标、任务、计划和护理服务标准的实施。③保障良好的临床治疗和护理环境，保证日常护理工作的正常运作。④评价护理服务质量和安全性。⑤对下属的日常护理服务活动进行督导。⑥负责本护理单元护理人员工作安排和排班。⑦以患者为中心，协调配合与其他健康专业人员的医疗服务。⑧根据需要参与护理人员的招收、选拔和保留，负责本护理单元的护理人员资格认证、培训、教育和继续专业发展，评价本护理单元护理人员的绩效和工作表现。⑨参与并带领本部门护理人员进行临床护理科研、护理教学和教学管理。⑩参与成本监督管理。

2.临床护理岗位

（1）病房护士岗位：主要包括医院各类病房（含监护病房）、急诊、门诊、手术室、产房、血液净化等直接服务于患者的护理岗位。病房护士的主要工作职责：以整体护理工作模式和护理程序实施护理服务；以患者为中心，落实分级护理制度，正确执行医嘱，完成专业照顾，进行病情观察、治疗处置、心理护理、健康教育等各项护理任务。

（2）专科护士岗位：为保证临床护理质量和患者安全，对临床护理专科性强、技术要求较高的护理单元，如重症监护、急诊急救、手术室、血液净化等需要设置专科护理岗位。其职责：负责本单元危重患者的护理，参与专业护理实践标准的制定，承担护理单元护理质量管理、专科护理疑难问题会诊、专科护士培训、专科健康教育和专科护理研究等工作。

（三）护理人员的工作模式

1.个案护理

个案护理是指由专人负责一名患者所需的全部护理。此方法适应于需特殊护理的患者，如危重抢救患者、大手术后的患者等。

2.功能制护理

功能制护理是以工作为中心的护理方式。护士长将患者所需的护理按工作性质机械地分配给护理人员，护理工作的主要内容是执行医嘱和各项护理技术操作。这是一种流水作业的工作方式，其优点：护士分工明确，易于组织管理；节省人力；工作效率高。其缺点：护理人员对患者的病情无法获得整体性概念，容易忽略患者的心理、社会需求；患者所获得的护理缺乏连贯性；护患关系机械被动，缺乏沟通和理解，容易产生工作压力和冲突；因重复机械操作，护理人员容易疲劳、产生厌烦情绪，降低对工作的满意度。

3.小组护理

小组护理是将护理人员和患者分成若干小组，一组护士负责一组患者的护理。小组成员由不同级别的护理人员组成，由小组长负责制订护理计划和措施，指导小组成员共同参与并完成护理任务。一般一个小组有3～4名成员，负责10～15名患者的护理。这种护理方式的优点是：小组任务明确，成员彼此合作，成果显著，可提高护理人员的工作满意度，并可维持良好的工作气氛；能发挥各级护理人员的作用，调动其工作积极性，避免职级间的工作压力。其缺点是：护理人员的个人责任感相对减弱；患者没有一个固定的护士负责，缺乏所属感。

4.责任制护理

责任制护理是以患者为中心的护理方式，是由责任护士和相应的辅助护士按护理程序的要求对患者进行有计划、有目的的整体护理。要求患者从入院到出院，所有的护理始终由一名责任护士承担并实行8小时在班、24小时负责制。责任护士不在岗时，由辅助护士按责任护士的计划实施护理。这种护理方式的优点是：护士责任明确，能全面了解患者的情况，为患者提供连续、整体、个体化护理；护理人员的责任感增强，易培养"我的患者"的概念；患者的安全感增强，有"我的护士"的所属感，护患之间沟通加强，护士与患者均能获得较多的满足；护士的独立功能加强,有紧迫感,可促使护理人员不断钻研,提高业务水平。其缺点是:对责任护士的业务知识和技能水平要求较高;护士需担负较大的责任,容易产生压力感;护理人力需求较大。

5.系统化整体护理

系统化整体护理是近年来开展的新型护理模式,是责任制护理的进一步发展与完善。它是以人的健康为中心,以现代护理观为指导,以护理程序为核心,将护理临床业务和护理管理的各个环节系统化的工作模式。这种护理模式提出了新型护理管理观,强调一切管理手段与护理行为均应以增进人的健康为目的,增强了护士的责任感;护士有更多的机会与患者交流,为患者提供身、心、社会和文化的全方位的最佳护理。但此种模式对护理人员的需求量较大。

6.临床路径

从 20 世纪 80 年代中期开始,国外许多医疗机构相继采用临床路径方法。21世纪初,我国部分医院相继开展了这一新型的综合照顾模式。临床路径是指医疗健康机构里的一组成员(医师、护士和其他人员)对特定的诊断和手术,以实证为基础,制订最恰当、有顺序和有时间性的照顾计划,并通过多专业人员合作,使患者从入院到出院都依此计划接受治疗护理。它是一种跨学科的、综合的整体医疗护理工作模式。

临床路径可界定标准住院日,缩短平均住院日;降低医疗成本,限制医疗费用的增长;规范治疗护理手段,使患者得到最佳的医疗护理服务;提升患者的满意度,提高医院的社会效益和经济效益;培养各类人员的自律性,加强各专业的合作。

(四)护理人员的排班

1.排班的原则

(1)以患者为中心的原则:掌握护理工作的规律,以满足患者的护理需要为中心,根据护理工作 24 小时不能间断的特点及工作忙闲与患者病情轻重,合理安排护理人力,使各班次相互衔接,并要保证医疗、教学、科研等工作全面顺利进行。

(2)弹性排班原则:排班应有弹性,既要保证护理人员在一定时间内的稳定性,又要保证紧急情况下的随时调度以及护理人员的休息和学习时间。要增加护理高峰时段的护理人力,特殊科室如手术部(室)、急诊科、重症医学科、麻醉后恢复室等可排二线班,二线班人员接到呼叫后应在 15 分钟内到岗。

(3)人性化原则:在保证护理工作质量和患者安全的前提下,尽量满足护士对排班的个体需求。

(4)合理搭配原则:根据患者人数、病情、护理难度、技术要求与护士的能力等要素,对护士进行合理分工与搭配,以充分发挥高年资护士的传、帮、带作用,同时促进年轻护士尽快成长。

2.排班的方法

(1)周期性排班:又称循环排班,即每隔一定周期各个班次固定轮回,使护理人员熟悉排班规律及值班与休假时间,以利于个人安排。一个周期的长短,根据医院或病区人力配备情况决定,一般以 4 周为一个排班周期,依次循环。其特点:排班模式相对固定,每位护士对自己未来较长时间的班次可以做到心中有数,从而提前做好个人安排;节省排班所花费的时间;班次变化少,上班人力固定。缺点是当部门突发人力不足时,临时调整有一定的难度。

(2)连续性排班(APN 排班):APN 排班总体思路是按 A 班(8:00～16:00)、P 班(16:00～0:00)、N 班(0:00～8:00)三班的原则安排班次,将不同层级、不同工作能力和不同工作经验的护士分成几个小组进行排班,并保证每班至少有两个护士值班。优点是:减少了交接班环节中的时间浪费和安全隐患;加强了中、晚班薄弱环节中的人员力量,降低了以往中、晚班由于人员不足而存在的安全隐患;在 A 班和 P 班均有 1～2 名护师以上职称的高年资护士担任责任组长,对护理工作中的高难度护理及危重患者的护理进行把关,充分保证了护理安全;有利于护士更好地安排自己的工作,避开上下班的高峰等。但是需要护士的数量较多。

(3)电脑资讯系统排班:将单位所有的护理人力、护理形态、医院排班规则及单位班别等输入电脑,由电脑每周或每月一次安排员工上班或休假。实行电脑排班的方式,可依据资料存档而立即查出每个工作人员的休假、工作时间与夜班津贴的核算等。

三、护理人员的培训

护理人员培训是指有组织、有计划地为护理人员提供教育、培训的活动,目的在于使护理人员获得和改进其知识、能力、态度和行为,达到提高工作效率,促进个人和组织共同发展的目的。

(一)护理人员培训类型

1.脱产培训

脱产培训指医院根据护理工作的实际需要,选派有培养前途的护理骨干离开工作岗位,到专门的学校、研究机构或其他培训机构进行学习或接受教育。这种培训较系统,从长远观点看,对医院有利。但培训成本较高,在培训人员数量上受到一定限制。

2.在职培训

在职培训指护理人员在完成规范化专业培训后,以学习新理论、新知识、新技术、新方法为主的一种终身性护理教育。主要采取轮科和实习分派的形式进行,新护士通过执行不同的护理任务和跟经验丰富的护士一起工作,得以尽快积累实践经验和规范护理活动。简单方便成本低,可能会增加工作失误和其他的工作干扰。

3.岗前培训

岗前培训是指新护士上岗前的基本教育。目的是帮助新护士适应角色转换,尽快熟悉组织、适应环境和岗位,以利于新护士减轻心理压力,自觉遵守医院规章制度。岗前培训内容包括介绍医院基本情况、护理职业道德规范、工作制度、医疗风险防范、护理文书规范等。培训时间通常为 1～2 周。

4.护理管理人员的培训

对护理管理人员培训是提高组织有效管理的关键环节。其目的是向管理人员提供管理岗位所需要的相关知识和技能,使管理人员的管理能力得以不断提高。

(二)护理人员培训原则

1.按需施教、学以致用原则

护理人员培训要从护理人员的知识结构、能力结构、年龄情况和岗位的实际需要出发,注重将培训结果向生产力转化的实际效果。

2.综合素质与专业素质培训相结合原则

护理人员培训除了要注意与护理岗位职责衔接、提高护理人员专业素质外,还应包括护理组织文化建设的内容,使护理人员从工作态度、文化知识、理想、信念、价值观、人生观等方面符合组织文化要求,使护理人员在提高职业素质的同时完成在组织中的社会化过程。

3.重点培训和全员培训相结合原则

培训工作要做到"点"和"面"相结合。既要做好全员培训,又要有所侧重,在普遍规范化培训和继续教育的基础上,选拔和重点培养优秀人才。要针对护士的不同年资、学历、技术职称,提出不同要求,进行多层次培养,以利于护理骨干人才的成长。

4.长期性与急用性相结合的原则

护理人员只有通过不断学习新的知识和信息,才能保证自己的专业能力适应医疗护理发展要求。另外,护理人员培训目的是为了更好地完成本职工作,如果岗位职责和工作内容发生变化,就应该及时针对岗位需要增加急需的知识和技能,满足新业务、新技术等对人员素质的基本要求。

(三)护理人员培训程序

护理人员培训程序分为确认培训需求、制订和实施培训计划及评价培训效率3 个主要阶段。

1.确认培训需求

确认培训需求指通过了解培训对象的特点进行培训需求分析。护理人员培训需求分析包括医院发展、工作岗位及护理人员个人 3 个方面。护理管理者根据需求分析结果制定目标和计划,确定培训内容。

2.制订和实施培训计划

在确认培训需求的基础上,培训者要根据目标制订有针对性的培训计划。培训计划应包括培训的组织管理人员、受训对象、培训内容和方式、培训师资、培训的时间地点、培训资料选择、培训考核方式等内容。

培训实施就是落实培训计划,并在执行过程中根据实际情况进行必要调整。培训目的是否能达到,确定于受训护理人员是否能把学到的知识和技能应用于护理工作中,解决实际问题,提高工作效率。

3.评价培训效率

培训评价主要是从培训过程监控、培训环节、培训效果评价、培训投入成本与培训产出的效益评价 4 个方面进行。培训评价可用一些可衡量的指标或受训人行为改变来进行评价。常用的方法有书面评估表、追踪评估、征求意见和建议、学习后考核等。

(四)护理人员培训的方法

1.讲授法

讲授法是一种以教师讲解为主、学习对象接收为辅的传统知识传授方法。讲授法可同时对数量较多的人员进行培训,传授护理专业相关理论、解决问题的技能和人际关系知识,通过教学人员的讲解可帮助学员理解有一定难度的内容,有利于受训人员较系统地接受新知识。但这种方法存在局限性:受训人员不能自主选择护理人员配备原则学习内容;学习效果容易受教师讲授水平的影响,没有反馈,受训人员之间不能讨论。

2.演示法

演示法是借助实物和教具进行实际操作,使受训者了解操作流程,如六步洗手法演示、监护仪的使用演示等。演示法的主要优点:感官性强,能激发学习者的学习兴趣;有利于加深对学习内容的理解,效果明显。局限:适应范围有限,准备工作较费时。

3.讨论法

讨论法是通过组织受训人员间的讨论来帮助学员对知识的理解、掌握和应用,并能解决疑难问题的培训方法。优点:参与性强,受训者能够提出问题,表达个人感受和意见,集思广益;受训者之间能取长补短,利于知识和经验交流;促使受训者积极思维,有利于能力锻炼和培养。局限:讨论题目的选择和受训者自身的水平将直接影响培训效果,不利于学员系统掌握知识。

4.临床实践法

通过进修、实习等方式,安排人员到医院相应的科室进行短期临床实践,以达到理论联系实际的目的。

四、护理人员绩效考核

绩效考核是指按照特定的标准和指标,评估员工岗位职责的履行程度、工作效果及效率,以确定其工作业绩的一项动态性考评工作。目前绝大多数医院都引进了"绩效管理"的理念,护理人员绩效考核也成为护理人力资源管理的一个重要组成部分,它不仅是各级护理人员工作价值的一种直观体现方式,也是提高护理人员专业素养和医院综合水平的必然条件。

(一)护理人员绩效考核的原则

1.全面性原则

对各级护理人员考核内容不但与其聘任职务要求匹配,而且考核内容方面需对政治思想、遵纪守法、道德品质、工作态度、专业知识水平、专业技术水平等方面进行全面、综合评定。

2.公平性原则

对各级护理人员的绩效考核内容必须与其聘任职务相符合,各类考核内容符合客观情况,并用科学的方法制定考核标准,采用定性考核和定量考核相结合,努力减少考核者的主观因素对考核结果的影响,做到结果实事求是、公平合理对待每一位被考核者。

3.经常性原则

采用定期考核与不定期考核相结合、平时考核和年底考核相结合、重点考核与全面考核相结合、直接考核与间接考核相结合、终末考核与过程考核相结合,使考核作为一种制度。

4.务实性原则

考核内容能够体现被考核者的实际业绩,是具体的工作质与量的体现,是实际工作效果的体现。

5.反馈性原则

通过对护理人员的考核,为护理管理者提供人力资源管理信息,不断地调整护理人员的考核标准,修改各级护理人员的培训计划,与实际相结合,达到提高护理管理质量的目的。

（二）护理人员绩效考核的内容

护理人员绩效考核主要考查护理人员在护理活动中完成任务的情况、为组织做出的成绩和贡献。目前医院常用的绩效考核内容为德、能、勤、绩四方面的考核。德，即政治素质、思想品德、工作作风、职业道德等；能，即具备本职工作要求的知识技能和解决实际问题的能力；勤，即工作态度、进取心、出勤率等；绩，即工作质量、数量和成绩等。具体细化的指标由各医院护理管理者根据实际情况按照上述原则执行。

（三）护理人员绩效考核方法

护理人员绩效考核方法的选择取决于绩效考核目的。目前常用的方法主要有以下几种。

1.排序法

排序法是评价者把同一部门或小组中的所有护理人员按照绩效顺序排列起来进行比较的方法。如病房中业绩最好的护士被排在最前面，最差的排在最后面。其特点是简单、省时、省力，便于操作。主要局限是当护士业绩水平相近时难以进行排序。

2.绩效评价表

绩效评价表是一种根据评定表上所列出的指标（评价要素），对照被评价人的具体工作进行判断和记录。护理人员所选择的指标一般有两种：一是与工作相关的指标，如工作质量、工作数量；二是与个人特征相关的指标，如积极性、主动性、合作精神、适应能力等。除了设计评价指标外，还应对每一项指标给出不同的等级，评价者通过指明最能描述被评价人及其业绩的各种指标比重来完成评价工作。对各项指标和等级定义得越确切，其评价结果就越可靠。

3.描述法

描述法是评价者用陈述性文字对护理人员的工作能力、工作态度、业绩状况、优势和不足、培训需求等方面做出评价的方法。这种方法侧重于描述护理人员在工作中的突出行为，而不是日常业绩。描述法由于没有统一的标准，在对护理人员进行评价比较时有一定的难度，使用时应重视评价目的和用途并结合其他方法。

4.比例分布法

比例分布法是将工作单元或小组的所有人员分配到一种近似于正态频率分布的有限数量的类型中去的一种评价方法。如将一个病房中最好的5%的护士放在优秀等级组中；次之20%的护士放在良好等级组中；再次之的50%放在中间的平均水平等级组中；再次20%放在低于平均水平等级组中；剩下的5%在最低的等级组中。比例分布法基于一个有争议的假设，即所有组织和部门中都有优秀、良好、一般、合格、较差表现的员工分布。

5.关键事件法

关键事件法是将被评价人员在工作中的有效行为、无效或错误行为记录下来，作为评价依据的方法。当护士的某种行为对部门或组织的工作和效益产生积极或是消极的重大影响时，护理管理者应当及时把它记录下来，这样的事件称为关键事件。

6.目标管理法

目标管理重视护士对医院或科室的个人贡献，是一种评价护士业绩的有效方法。运用目标管理评价可以将评价关注的重点从护理人员的工作态度转移到工作业绩方面，使管理者的作用转变为工作顾问和促进者；被评价护理人员在评价中从消极的旁观者转变为积极的参与者。

7.全视角评价

又称360度绩效评价，由被评价人的上级、同事、下级及被评价人自己从多个角度对被评价人工作业绩进行的全方位衡量并反馈的方法。360度绩效评价的出发点是扩大评价者的范围和类型，从不同层次的人员中收集关于护理人员的绩效信息，多视角对组织成员进行综合客观评价，使考核结果公开全面。360度绩效评价与传统的自上而下评价方法的本质区别是信息来源具有多样性，因此，保证了评价的准确性、客观性。

（四）护理人员绩效考核的程序

1.确定目标

即考核要达到什么目的，是绩效考核的前提。考核目标不同，考核内容不同、考核标准和实施方法也不同。

2.制订计划

即制定考核的总体规划，包括确定考核对象、考核内容、评判标准及考核要求，拟定考核时间、程序和步骤，选择合适的考核方法。根据考核目的的不同，制定合理的考核内容、考核标准，并征求对考核的方式的建议，以确保考核的顺利实施。

3.实施方案

实施方案是考核工作中的具体实施过程。实施过程中应有连续性，保证在规定的时间内完成考核计划；并尽可能多收集各种反馈信息，为修订下次考核计划做准备。

4.效果评价

效果评价是对绩效考核工作过程的评价。根据考核实施中存在的问题，提出整改方案和措施，总结改进方法，进一步完善计划，准备下一次的考核。

五、护理人员的职业生涯管理

近年来,职业生涯管理这一人力资源管理技术逐渐得到国内外各行各业的关注。护士作为全球紧缺行业,如何稳定护理队伍,降低离职率,吸引和留住优秀护理人才,不断满足护理人员成长和发展的愿望和需求,提高护理队伍整体素质成为护理管理者面临的难题。

(一)相关概念

1.职业生涯

职业生涯是人的一生中与工作有关的全部经历,这种经历包括客观和主观两个层面。客观上的职业生涯是指一个人在一生中所从事的各个职业,包括工作职位和职责的变化过程;主观上的职业生涯是指一个人的工作抱负、期望、自我价值和职业需求的变化过程。护士职业生涯是指护士在从事护理专业领域过程中的行为历程。

2.护士职业生涯管理

护士职业生涯管理是组织和护理人员通过制定职业生涯规划等一系列活动,满足护理人员个人、组织和管理者三者发展需要的动态过程。制订护士职业发展计划帮助护理人员提升工作生活,卫生组织为护理人员提供信息、评估和培训,帮助个人实现护理职业目标,同时也留住护理人才。

(二)护理人员职业生涯规划的基本原则

1.个人特长和组织需要相结合原则

个人的职业生涯发展离不开组织环境,有效地职业生涯设计就应该将个人优势在组织需要的岗位上得到充分发挥。认识个人的特征和优势是职业生涯发展的前提,在此基础上分析所处环境、具备的客观条件和组织需要,才能找到自己恰当的职业定位。只有找准个人和组织需要最佳的结合点,才能保证个人和组织共同发展,达到双方利益的最大化。

2.长期目标和短期目标相结合原则

目标的选择是职业发展的关键,明确的目标可以成为个人追求成功的行为动力。目标越简明具体,越容易实现,就越能促进个人发展。长期目标是职业生涯发展的方向,是个人对自己所要成就职业的整体设计,短期目标是实现长期目标的保证。长短期目标结合更有利于个人职业生涯目标的实现。

3.稳定性与动态性相结合原则

人才的成长需要经验的积累和知识的积淀,职业生涯发展需要一定的稳定性。但人的发展目标并不是一成不变的,当内外环境条件发生改变时就应调整自己的发展规划。

4.动机与方法相结合原则

有了明确的发展目标和职业发展动机,还必须结合所处环境和自身条件选择自己的发展途径。设计和选择科学合理的发展方案是避免职业发展障碍、保证职业发展计划落实、个人职业素质不断提高的关键。

(三)护理人员职业生涯各阶段管理策略

每个人一生中都要经历不同阶段的职业生涯,只有了解不同阶段的特征、知识水平的要求,才能更好地促进个人的职业生涯发展。职业生涯发展阶段划分理论很多,各有侧重面。就工作阶段而言,划分为 3 个时期,在每个时期内都有特定的职业生涯管理策略。

1.职业生涯早期阶段

职业生涯早期阶段主要指护士从学校进入工作单位,在工作中逐渐社会化,实现从学生到护士的转变,并为新的组织所接纳的过程。这一阶段主要特征是:工作时间短,工作绩效不明显,稳定性低,职业锚不确定,易迷失自我。

管理策略:护理管理者应引导护士自我评估,对其进行基本素质测评,使他们了解自己的兴趣、学识水平、组织管理能力和优缺点,帮助他们准确定位,明确工作动机,确立目标。加强专业思想教育,引导护士爱岗敬业,制订科学的规范化培训计划,并做好规范化培训,使他们尽快掌握职业技能和尽早适应临床工作。

2.职业生涯中期阶段

职业生涯中期阶段主要特征是:在医院工作 10～25 年,护士个人职业能力稳步提高,能够接受比较重要的工作任务,已经成为工作中的骨干,兼顾工作和家庭,没有足够的时间和精力进行自我反省,容易忽视自我发展。

管理策略:护理管理者依据各个护士的兴趣和发展潜力,指导其进行规划,帮助其制定职称晋升目标,如发表论文、开展护理研究、开设护理讲座及承担护理教学等;鼓励其不断学习新的知识和技能、参与护理管理工作、正确处理工作和家庭之间的矛盾冲突,努力工作并争取有所成就。

3.职业生涯后期阶段

大约发生在工作 25 年以上,年龄 50 岁以上。本阶段护士个人的工作、生活及身心状况都将发生显著变化,各方面能力逐渐下降,不再有过多的奢望和追求,安于现状,照顾家庭已成为他们最大的需求。

管理策略:护理管理者应引导护士为年轻人树立榜样,承担良师益友的角色,继续在职业岗位上发挥自己的作用;同时要注意保护面临退休护士的职业情感,妥善安排他们的退休事宜,使其做好退休的思想准备,完成权力和责任的交接,调整心态,接受和发展新的社会角色。

六、护理人员薪酬管理

薪酬管理是护理人力资源管理的重要管理功能,其目的是为医院吸引、激励和留住有能力的护理人才。护理人员的薪酬管理最优模式的构建是医院和护理管理人员长期以来不断改革探索的重要课题。

(一)薪酬的分类

薪酬包括直接经济薪酬和间接经济薪酬;从员工绩效考评的角度看,薪酬又可分为固定薪酬和浮动薪酬。直接经济薪酬指组织以工资、薪水、佣金、奖金和红利等形式支付给员工的全部薪酬;间接经济薪酬,又称福利,包括直接薪酬以外各种形式的经济补偿,如组织为员工提供的各种福利、保险、休假等内容;固定薪酬一般包括基本工资、津贴和福利等;浮动薪酬主要包括奖金、佣金等短期激励手段和员工长期服务年金、职工股票等。

(二)薪酬管理原则

1.合法原则

即要求医院在制定薪酬制度、设计薪酬方案时要按照国家现行人事、劳动与社会保障政策、法律法规,如劳动法、工资法、劳动者权益保护法等有关要求进行。

2.公平原则

公平原则要求医院的薪酬体系所体现的护士薪酬水平应与护理岗位的工作性质、工作数量与质量匹配。只有公平,才能取得护理人员的信任,发挥薪酬的激励作用。

3.竞争原则

薪酬水平的高低直接决定其所能吸引到护理人才能力和技术水平的高低。医院要想获得具有竞争力的护理人才,就必须制定一套对人才具有吸引力并在,行业中具有竞争力的薪酬制度。

4.激励原则

激励原则是指薪酬分配要在组织内部各类工作岗位、各级职务的薪酬水准上适当拉开差距,真正体现员工的薪酬水平与其对组织的贡献大小密切相关,使组织的薪酬系统充分发挥激励作用。

(三)薪酬管理的作用

有效的薪酬管理可刺激员工的潜能,激发其工作积极性,充分发挥其聪明才智,为组织创造更多的财富。管理者通过薪酬中可自主调节的部分,利用优惠政策与丰厚的待遇(如设立特殊职务奖、突出贡献奖、提高福利待遇等)吸引并留住人才,这些人才在为医院做出贡献时,医院的经济效益与社会效益都能得到提高。

(四)护理人员薪酬设计

薪酬设计的关键在于体现"对内具有公平性,对外具有竞争性"的特点。薪酬管理受到国家的法律法规与政策、地区的经济发展水平、劳动市场的供需情况、医院的所有制与经济效益、护理人员的个人条件等因素的影响。科学设计薪酬的体系和制度包括工作岗位分析、工作岗位评价、薪酬调查、薪酬定位、薪酬结构设计、薪酬体系实施和修正等步骤。

(五)薪酬制度的发展趋势

过去那种过于稳定甚至僵死的薪酬制度现在已经越来越少用,取而代之的是薪酬与绩效紧密挂钩的、灵活的薪酬制度。这种薪酬制度能激发护理人员最大的积极性,使医院能适应瞬息万变的技术升级和创新的需要。

参考文献

[1]申海燕,罗迎霞.泌尿外科护理健康教育[M].北京:科学出版社,2018.

[2]王慧,梁亚琴.现代临床疾病护理学[M].青岛:中国海洋大学出版社,2019.

[3]徐其林.外科护理学[M].合肥:中国科学技术大学出版社,2017.

[4]冯丽华,史铁英.内科护理学[M].北京:人民卫生出版社,2018.

[5]魏秀红,张彩虹.内科护理学[M].北京:中国医药科技出版社,2016.

[6]胡艺.内科护理学[M].北京:科学出版社,2018.

[7]黄人健,李秀华.内科护理学高级教程[M].北京:科学出版社,2018.

[8]田姣,李哲.实用普外科护理手册[M].北京:化学工业出版社,2017.

[9]赵伟波,苏勇.实用急诊科护理手册[M].北京:化学工业出版社,2019.

[10]金静芬,刘颖青.急诊专科护理[M].北京:人民卫生出版社,2018.

[11]缪景霞,蔡娇芝,张甫婷.肿瘤内科护理健康教育[M].北京:科学出版社,2018.

[12]刘书哲,卢红梅.肿瘤内科护理[M].郑州:河南科学技术出版社,2017.

[13]刘素霞,马悦霞.实用神经内科护理手册[M].北京:化学工业出版社,2019.

[14]杨蓉,冯灵.神经内科护理手册[M].北京:科学出版社,2018.